増刊 レジデントノート

Vol.21-No.14

集中治療の基本、まずはここから!

臓器別の評価のしかたと
重症患者管理のポイントがわかる

瀬尾龍太郎／編

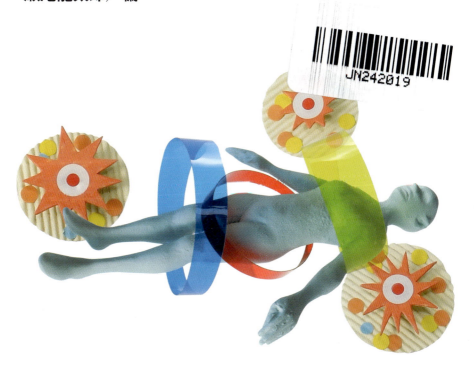

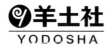

羊土社
YODOSHA

謹告

　本書に記載されている診断法・治療法に関しては，発行時点における最新の情報に基づき，正確を期するよう，著者ならびに出版社はそれぞれ最善の努力を払っております．しかし，医学，医療の進歩により，記載された内容が正確かつ完全ではなくなる場合もございます．

　したがって，実際の診断法・治療法で，熟知していない，あるいは汎用されていない新薬をはじめとする医薬品の使用，検査の実施および判読にあたっては，まず医薬品添付文書や機器および試薬の説明書で確認され，また診療技術に関しては十分考慮されたうえで，常に細心の注意を払われるようお願いいたします．

　本書記載の診断法・治療法・医薬品・検査法・疾患への適応などが，その後の医学研究ならびに医療の進歩により本書発行後に変更された場合，その診断法・治療法・医薬品・検査法・疾患への適応などによる不測の事故に対して，著者ならびに出版社はその責を負いかねますのでご了承ください．

序

　世のなかには優れた集中治療の本がたくさんあります．ここ数年以内に出版または改訂された日本語の教科書だけでも，「重症患者管理マニュアル」（メディカル・サイエンス・インターナショナル），「ワシントン集中治療マニュアル」（メディカル・サイエンス・インターナショナル），「集中治療，ここだけの話」（医学書院），「ICU/CCUの薬の考え方，使い方 ver.2」（中外医学社），「ICU実践ハンドブック改訂版〜病態ごとの治療・管理の進め方」（羊土社），「集中治療999の謎」（メディカル・サイエンス・インターナショナル）と，枚挙にいとまがありません．トピックスを絞った教科書も合わせると，膨大な数になります．

　それらの教科書に手を伸ばして読む… そう，それで十分です．本当は．

　さてさて，そんな素晴らしい教科書を読む前に，この本の中身をパラパラと見てください．今回の増刊のコンセプトは，

① 集中治療の「基本の基本」の知識が得られる（これだけでも十分！っていう方も多いはず）
② 集中治療の「基本の基本」の考え方がわかる（他の教科書を読むときに，ムッチャ読みやすくなる）

です．すなわち，最初にちょろっとこの本を読んでおくと，集中治療の下地ができて，少し苦手なICUの患者さんのベッドサイドに堂々と向かうことができる，もしくはさらに上をめざして他の教科書を読むことができる，というわけです．

　今回は特に，「どの地域やどの医療機関に行っても使える知識」を意識して編集しました．いずれの項目も，病院が変わろうが，診療科が変わろうが，活動地域が変わろうが，上級医が変わろうが，絶対に使える知識であると胸を張っていえる内容を，フロントラインにいる一級の先生方に執筆していただいています（第1〜4章）．

　さらに，看護師・薬剤師・理学療法士・臨床工学技士のスーパーエキスパートにも執筆してもらいました（第3章）．彼らの項目を読むことで，集中治療の知識だけでなく，患者さんと家族のために誰をどんなタイミングで頼ればいいかもわかるようになっています．

　きわめつけは，「協働」の項目（第4章3）です．チーム医療を実践するにあたり，非常に大切なことにもかかわらず日本の医学生に隠され続けてきた（大学であまり教えられずにきた），「何かを誰かとともに行うための方法論」の基礎の基礎を，わかりやすく書いてもらいました．これらの知識はもはや常識となりつつありますが，まだまだ医師の世界では触れる機会が多いとはいえません．この項でその必要性や重要性をわかっていただけると思います．

　…ワクワクしてきませんか？ ぜひ，楽しみながら，読んでください！

2019年11月

神戸市立医療センター中央市民病院 救命救急センター・EICU
瀬尾龍太郎

増刊 レジデントノート

Vol.21-No.14

集中治療の基本、まずはここから！

臓器別の評価のしかたと
重症患者管理のポイントがわかる

序 ………………………………………………………………瀬尾龍太郎	3	（2361）
Color Atlas ………………………………………………………………	8	（2366）
付録 ICU回診チャート ………………………………………………	13	（2371）

第1章　ICUの基本のき

1. 重症度の評価 ………………………………………………是永　章　16　（2374）
　　1. 患者対応のSTEPと重症度評価　● Advanced Lecture：トリアージについて　2. 命の危険性とは？：酸素の流れを考えよう　3. ABCの評価　● Advanced Lecture：毛細血管再充満時間（capillary refill time：CRT）について　4. 重症度評価の実際の流れ　● Advanced Lecture：酸素ダイナミズムと計算式

2. 急変に対応する ………………………………齋藤隆介，渥美生弘　27　（2385）
　　1. 患者さんが急変！何をすればいいですか？　2. 最終的にどこで，誰が治療する？いつ搬送する？
　　3. RRS/METとは何ですか？もしあれば頼ってもいいのですか？　● Advanced Lecture

第2章　臓器別に評価し対応する

第2章のはじめに ………………………………………………瀬尾龍太郎　35　（2393）

1. 神経系の異常に対応する ………………………………………江川悟史　37　（2395）
　　■ by systemにおける神経の評価　● Advanced Lecture：非痙攣性てんかん重積状態：NCSE

2. 循環の異常に対応する ……………………………………亀井　純, 岡本洋史　47 (2405)
　　1. ショックの認知　2. ショックの管理

3. 呼吸の異常に対応する ……………………………………………中島幹男　56 (2414)
　　1. AとBは分けて考える　2. Ⅰ型呼吸不全とⅡ型呼吸不全　3. 酸素化（oxygenation）の異常
　　4. 換気（ventilation）の異常　5. 分時換気量と呼吸仕事量　6. 介入方法　7. 原因推定

4. 腎臓の異常に対応する ……………………………………………岡本賢太郎　64 (2422)
　　1. AKIの定義　2. AKI bundle　3. 腎臓内科に相談すべきタイミング　4. 血液透析（腎代替療法）
　　に関して　● Advanced Lecture：急性尿細管壊死と腎前性腎不全

5. 電解質の異常に対応する ………………………………………………下薗崇宏　74 (2432)
　　1. ナトリウム（Na）/ 自由水　● Advanced Lecture：浸透圧と張度　● Advanced Lecture：浸
　　透圧性脱髄症候群（ODS）　2. カリウム（K）　3. マグネシウム（Mg）　4. カルシウム（Ca）/ 無
　　機リン（P）

6. 消化管・肝胆膵の異常に対応する …………………………鈴木秀鷹, 安田英人　85 (2443)
　　1. by systemにおける消化器評価　2. 重症患者で遭遇しやすい消化器領域プロブレム

7. 血液・凝固の異常に対応する ……………………………………………今長谷尚史　96 (2454)
　　1. 白血球数異常や分画異常を見つけたら　2. 重症患者の貧血から何を優先して考えるか？　3. 血
　　小板減少症に対して，安易にDICと診断しない　4. 凝固・線溶系の管理について　● Advanced
　　Lecture：1. 全血凝固検査を紹介します　2. 血小板数がいくつになったら輸血しますか？

8. 感染・炎症に対応する
　　focusを探せ！ ……………………………………………日比野将也, 植西憲達　103 (2461)
　　1. 初期評価　2. 治療中の評価　● Advanced Lecture：CRPやPCT（プロカルシトニン）は使え
　　るのか？

第3章　重症患者対応で重要な知識

1. 血液ガス分析
　　血液ガスは診断ツールだ，使いこなそう!! ……………金城昌志, 岩永　航　113 (2471)
　　Step1. pHに注目！ アシデミア or アルカレミアを判断する！　Step2. 酸塩基平衡異常の原因は？
　　代謝性 or 呼吸性を判断する！　Step3. 代償性変化は適切か？ 混合性障害の可能性はあるか？
　　Step4. アニオンギャップ（AG），補正AGの計算　Step5. 補正HCO₃ の計算　■ 混合性障害が
　　ある場合はどうしたらいいの!?

2. NPPV と高流量鼻カニュラ（HFNC） ……………………森實雅司 121 (2479)

1. NPPVとは　2. HFNCとは　3. NPPVとHFNCの使い分け

3. 人工呼吸管理 ………………………………………………田中竜馬 130 (2488)

CQ1. 初期設定はどうするか？　CQ2. 低酸素血症が悪化したときの対応は？　CQ3. 高二酸化炭素血症が悪化したときの対応は？　CQ4. 人工呼吸器から離脱するには？　CQ5. 人工呼吸器離脱後にNPPVやHFNCを使用するか？

4. 栄養管理 ………………………………………………野浪　豪，伊藤次郎 144 (2502)

1. 重症患者のエネルギー収支バランス　2. 栄養を始める前に押さえておくこと　3. 経腸栄養を始めよう　4. 経静脈栄養っていつするの？　5. 栄養療法開始後のモニタリングと合併症

5. 鎮痛・鎮静・せん妄 ………………………………………卯野木　健 152 (2510)

1. 鎮痛　2. 鎮静　3. せん妄

6. 敗血症と敗血症性ショック …………………………土屋りみ，牧野　淳 161 (2519)

1. 敗血症・敗血症性ショックの定義　2. 敗血症の診断　3. 敗血症・敗血症性ショックの初期治療
● Advanced Lecture：Hour-1 bundle

7. ICU内の予防 ……………………………………………助永親彦 170 (2528)

1. 人工呼吸器関連肺炎　2. 上部消化管出血　3. 静脈血栓塞栓症（深部静脈血栓症／肺塞栓症）
4. 医療安全的観点から一言

8. ICUにおける薬剤管理 ……………………………………前田幹広 178 (2536)

1. 薬物相互作用の確認はどうすればよいですか？　2. 腎機能障害や肝機能障害の調整はどのようにしたらいいですか？　3. 透析で除去されてしまう，もしくは除去できる薬剤にはどのような特徴がありますか？　4. 内服薬で胃管から投与できない薬剤はありますか？　5. 静注薬で投与ルートに気をつける薬剤はありますか？

9. ICU内のリハビリテーション ……………………………玉木　彰 185 (2543)

1. 早期離床とは？　2. なぜICUで早期離床が必要なのか？　3. 早期離床は誰にするのか？　4. 早期離床は実際にどのようにして行うのか？　5. ICUにおける理学療法士・作業療法士・言語聴覚士の役割の違いは？

第4章　重症患者の評価でできるようになっておきたい

1. 重症患者管理におけるエコー ……………………………松冨裕之，櫻谷正明　192 (2550)

　1. Aの異常：気管挿管の確認，輪状甲状靱帯の同定　2. Bの異常：急性呼吸不全の鑑別　3. Cの異常：ショックの鑑別　4. Dの異常：頭蓋内圧評価

2. 循環動態のモニタリング ………………………………………小尾口邦彦　206 (2564)

　1. 輸液の指標としてかつてCVPが重視された　2. Frank-Starling曲線　3. 静的指標・動的指標とは？　4. 輸液チャレンジテスト　5. 実臨床は難しい!!　6. フロートラックの仕組みと精度

3. 協働とは ………………………………………………………………小西竜太　214 (2572)

　1. 医療におけるリーダーシップとは　2. 協働とは

4. 重症患者の管理で他に大事なこと ………………………………瀬尾龍太郎　219 (2577)

　1. その他のby systemの項目　2. 重症患者管理における重要な視点　3. 重症患者管理お助けツール

● **索引** …………………………………………………………………………………… 225 (2583)

● **執筆者一覧** ……………………………………………………………………………… 228 (2586)

Column

Thank you for callingの精神と焼き肉 …………… 33	腹部コンパートメント症候群………………………… 89
適切な酸素化の判断にはCも意識する ………… 59	$Na^+－Cl^-$について ………………………… 118
正常な1回換気量と分時換気量 ………………… 61	静脈血ガスで代用できるか？ ………………… 120

■ $PaCO_2$，PaO_2などの生体内圧力の単位について

本増刊では$PaCO_2$，PaO_2などの生体内圧力の単位は，「Torr」に統一しています．

Color Atlas

第2章1 (❶)

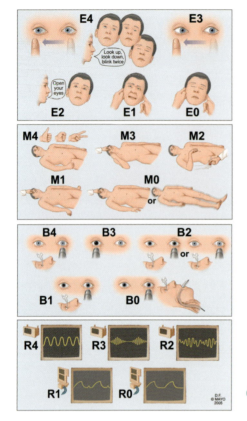

❶ FOUR score 判定のイメージ
文献4より転載 (p39, 図1参照)

第2章4 (❷)

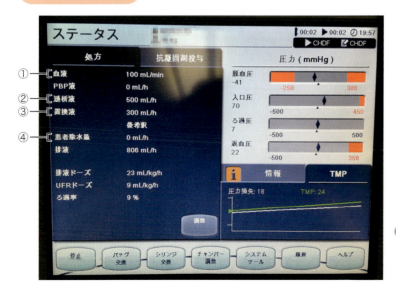

❷ CHDF 施行時のコンソール画面
①血液流量（Qb），②透析液流量（Qd），③置換液流量（Qs），④除水量（p.70, 図2参照）

第3章9（❸）

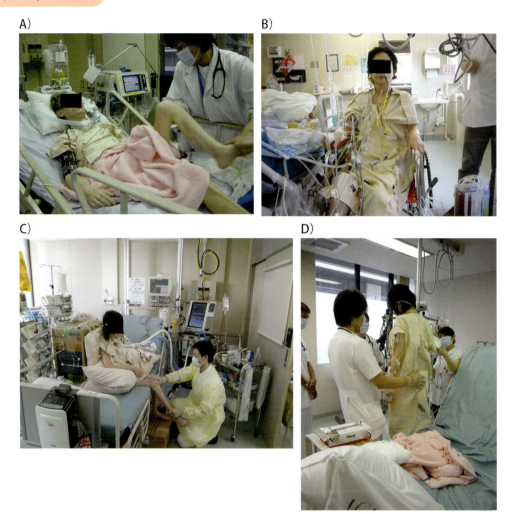

❸ ICUにおけるリハビリテーション（理学療法）
A）臥位で下肢筋力トレーニング，B）車椅子坐位の練習，C）端坐位練習および下肢筋力トレーニング　D）立位の練習（p.190，図2参照）

Color Atlas

第4章1 (❹〜❼)

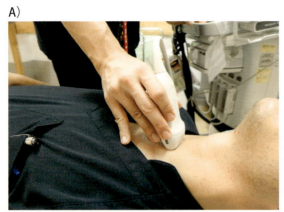
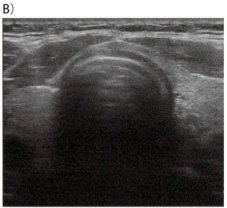

❹ 気道の横断像
　A) プローブを当てている様子．B) 気道の横断像．C) Bと同一画像．食道が気管（☆）の左側（○）に描出されている（p.193, 図1参照）

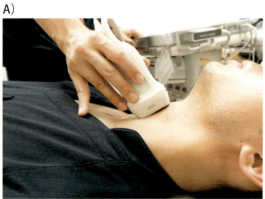
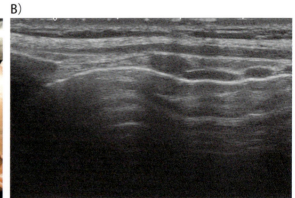
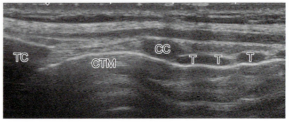

❺ 気道の矢状断像
　A) プローブを当てている様子．B) 気道の矢状断像．C) Bと同一画像に名称を追加．TC：甲状軟骨，CTM：輪状甲状靱帯，CC：輪状軟骨，T：気管軟骨（p.194, 図3参照）

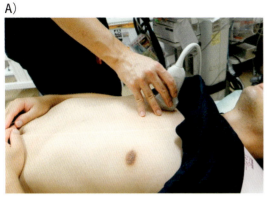
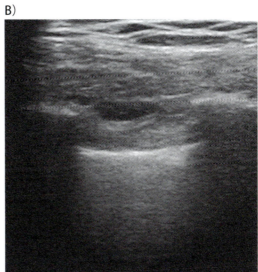
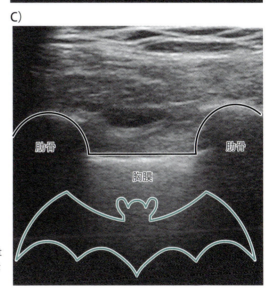

❻ bat sign
A）肋骨と直行するようにプローブを当てる．B）bat sign．C）Bと同一画像に説明を追加．肋骨と胸膜をコウモリに見立てている（p.197，図5参照）

Color Atlas

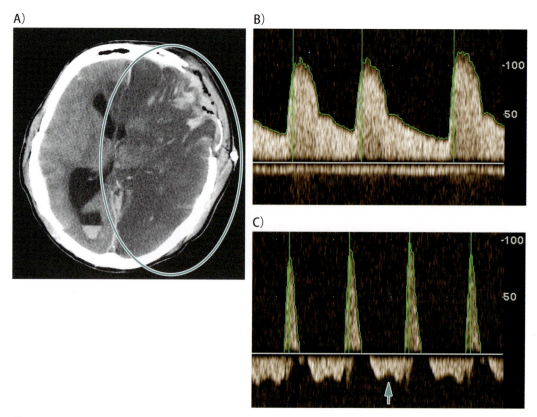

7　経頭蓋エコーの測定

A）頭部CT：左大脳半球の広範な脳梗塞（〇）により，頭蓋内圧が上昇しています．B）TCCFI：左中大脳動脈の波形を示します．プローブに対して向かってくる方向のため，通常の動脈圧波形と同様な上向きの波形がみられます（正常）．C）TCCFI：Aの患者での左中大脳動脈の波形を示します．拡張期血流の逆流を認め（→），著明に脳圧亢進していることが示唆されます（p.204，図14参照）

付録 ICU回診チャート

編者の施設で回診時に利用している評価表を示します.

●ICU回診チャート（表）

自治医科大学附属さいたま医療センター集中治療部 讃井將満教授の御厚意によりいただいたものを改変し掲載.

Name : _____   Room : _____   Date : ___ / ___ / (___)

ICU Day POD Weight kg (kg) Height cm	
Short Summary	
Past Medical History	
Event/24 hours	

Vital Signs	**Drugs** – Sedatives/Vasopressor/Diuretics/
HR /min Rhythm	H₂Blocker/PPI/Anticoagulants/Antimicrobials
BP / ( ) mmHg	
PAP / mmHg CVP / mmHg	
SvO₂ % CI	
RR /min SpO₂ %	
Tmax Tcurrent	
Respirator	
Preset Value : Mode	
FiO₂ PEEP cmH₂O PS cmH₂O	
RR /min TV mL	
Observed Value :	
TV mL MV L/min	**ABG** – pH/PaCO₂/PaO₂/HCO₃
Plateau Airway Pressure cmH₂O	
Physical Examination – General/HEENT Chest/Abdomen/Ext/Neuro/Skin	**Nutrition** – Oral Intake/Tube feeding/TPN Type
	Total Calories kcal/day (Goal kcal/day)
	Protein g/day (Goal g/day)
	Problem
In/Out	**Lines/Tubes** (days)
In mL Out min	
(Urine mL, Drainage mL)	
Balance mL	
Blood Exam	
CBC Chem7 LFT PT/APTT Others	
eGFER →	
Radiology/Physiology/Pathology	**Microbiology**

●ICU回診チャート（裏）

自治医科大学附属さいたま医療センター集中治療部 讃井將満教授の御厚意によりいただいたものを改変し掲載.

Review of System	Check!!
Neuro	☐ リハビリ依頼
	☐ 歯科診
Cardiovascular	☐ 潰瘍予防薬
	☐ DVT 予防
Respiratory	☐ 全ての指示の見直し
	☐ 腎機能を考慮し薬剤投与量変更
GI/Liver	**ToDo List**
	☐
Renal/Lytes/InOut	☐
	☐
Nutrition/Glucose	☐
	☐
Endocrine	☐
	☐
Hematology/Coagulation	☐
	☐
Inflammation/Infection	☐
	Consultation
Skin/Tubes	
Prophylaxis	

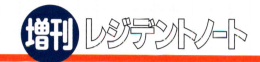

集中治療の基本、まずはここから！

臓器別の評価のしかたと
重症患者管理のポイントがわかる

瀬尾龍太郎／編

第1章　ICUの基本のき

1. 重症度の評価

是永　章

●Point●

- ・重症度評価は，最初の数秒で行う「迅速評価」と，5分間で行う「一次評価」の2つから構成される
- ・評価で異常を認めた場合は，同時に治療介入を行う必要がある
- ・臓器／組織への酸素供給に無理が生じていないかをチェックする
- ・評価はAirway（気道），Breathing（呼吸），Circulation（循環）に分けて行うとわかりやすい

はじめに

　救急医や集中治療医が搬送されてきた患者に接触するやいなや，「すぐに挿管するぞ」とか「やばい，ショックだ」と診断している姿を見たことがあるでしょうか？実は，この判断こそが重症度評価なんです．本稿では，明日から使える重症度評価のコツについて説明します．

1. 患者対応のSTEPと重症度評価

　患者の観察と評価は，**迅速評価→一次評価→二次評価**の3段階で行います．迅速評価は，最初の数秒で行う評価で，視覚，聴覚，触覚をフルに使って行います．前述した救急医や集中治療医の判断はこれにあたります．一次評価は，迅速評価に続いて5分間ほどで行う評価で，バイタルサインやモニター，血液ガスなどをチェックします．二次評価は，病歴の聴取や，丁寧な身体診察です．

　「迅速評価」と「一次評価」で異常を認めた場合，診断のために必要な「二次評価」に移る前に，命の危険性はないかと重症度を判断し，全身状態を安定させる必要があります．これらの迅速評価と一次評価による評価と介入が，重症度評価となります．

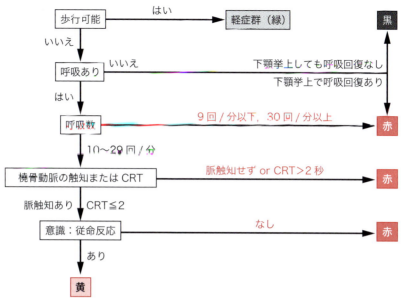

図1　START法
CRT：capillary refill time（毛細管再充満時間）

Advanced Lecture

■ トリアージについて

　トリアージとは，**患者の重症度・緊急度に基づいて治療の優先度を決定すること**です．災害現場や事故現場で行われるトリアージは，主に一次トリアージであるSTART法（simple triage and rapid treatment）と，二次トリアージであるPAT法の2つがあります．一次トリアージでは，Airway（気道），Breathing（呼吸），Circulation（循環），Dysfunction of CNS（central nervous system，中枢神経系の機能障害）を観察し，「生理学的徴候での判定」を行い，二次トリアージでは，再度の生理学的評価に加え，損傷部位を解剖学的にパッと診察して，「類推される疾患での判定」を行います（図1，2）[1]．

　救急外来でナースが行うトリアージには，緊急度判定支援システムであるJTASがあります．これでは，

1. 見た目
2. 来院時症状
3. バイタルサイン
4. 補足因子（A，B，C，D＋疼痛，出血，受傷機転）

で，重症度を判定します．
　いろいろなトリアージはありますが，共通しているのは，
・命の危険性がある徴候がないか
・早く対応しないと予後が悪くなる疾患はないか

<table>
<tr><td colspan="2">第2段階：解剖学的評価
全身診察により以下の外傷が疑われれば</td><td>赤</td></tr>
</table>

【頭部・顔面】
- □ （開放性）頭蓋骨骨折
- □ 頭蓋底骨折
- □ 顔面・気道熱傷

【胸部】
- □ 気管・気道損傷
- □ 心タンポナーデ
- □ 緊張性気胸
- □ フレイルチェスト
- □ 開放性気胸

【腹部】
- □ 腹腔内出血
- □ 腹部臓器損傷

【骨盤・四肢】
- □ 骨盤骨折
- □ 両側大腿骨骨折
- □ 四肢麻痺
- □ 四肢切断
- □ クラッシュ症候群

【皮膚・軟部】
- □ デグロービング損傷
- □ 重症熱傷（15％以上）
- □ 穿通外傷（臓器や大血管に達する）

図2　PAT法による二次トリアージでの解剖学的評価

の2点です．患者と接触するときは上記を意識した診察ができるようになってください．

2. 命の危険性とは？：酸素の流れを考えよう

人が生命活動を維持するためには臓器/組織での酸素が必要で，酸素の供給は，

Airway（A）：気道を介して
Breathing（B）：肺に取り込まれた酸素が，血管内に拡散し
Circulation（C）：心臓からの灌流により臓器/組織に供給される

ことで成り立っています．
また，適切に呼吸するためには，

Dysfunction of CNS（D）：呼吸中枢の異常がない

こともかかわってきます．
　臓器/組織への酸素供給が破綻あるいは，破綻しないようになんとか代償してまかなっているのが，重症患者です．このため，**ABCの異常に気づき，適切な治療介入を行い，酸素供給を改善させることが，重症度評価の鍵**となります．

3. ABCの評価

では順番にABCの評価項目について説明します．

■1 Airway（気道）

●評価ポイント
気道閉塞所見（舌根沈下，吸気性喘鳴，気管牽引，奇異呼吸，陥没呼吸などの強い吸気努力など）

気道閉塞により酸素の取り込みができなくなれば，ものの数分で低酸素状態に陥り，致死的状況になります．このため気道がしっかり開存しているかの判断は，緊急度が高く，直ちに評価・介入する必要があります．異常を認めた場合は，triple airway maneuver（頭部伸展，下顎挙上，開口）による気道確保を行い，エアウェイやラリンジアルマスク，気管挿管，気管切開などを検討する必要があります．

■2 Breathing（呼吸）

●評価ポイント
呼吸数，呼吸様式，中心性チアノーゼ
SpO_2，PaO_2，$PaCO_2$

低酸素血症（すなわち SpO_2 の低下）は危険な状況で，特に中心性チアノーゼが出現している場合は，迅速な介入が必要です．では，SpO_2 が低下していなければ，あるいは少量の酸素投与で改善すれば，重症度は高くないでしょうか？もちろん答えは No です．

重症患者では SpO_2 の低下より先に，頻呼吸，努力呼吸が出現します．このため，これらを早期に見つけることが，重症患者を早期発見し，急変を防ぐポイントとなります．事実，入院中の内科患者の 27 回/分以上の頻呼吸は，心肺停止の予測因子であった[2] との報告もあります．

また一方で，SpO_2 は保てていても，呼吸が弱っていることがあります．この際は，下顎呼吸で死の一歩手前の可能性もありますし，静かに CO_2 が貯留していっている可能性もあります．

以上のように，Breathing の観察項目としては，SpO_2 だけではなく，**呼吸数，呼吸様式の評価が鍵**となり，異常を認めた場合はバッグバルブマスクによる換気補助や，人工呼吸管理が必要となることがあります．**第2章3**も参照してください．

1）呼吸数の測定[3]
呼吸数の測定は，測定誤差を避けるため，また異常な呼吸パターンを見落とさないようにするために，**1分間かけて行う**ことが重要です．

また，測定時は患者に呼吸数を測定していることを意識させると呼吸の状態が変わってくる場合があり，診察の流れのなかで（例えば脈拍測定時など）行う必要があります．

正常な呼吸数の平均値は 20 回/分（16〜25 回/分の範囲）で，≧25 回/分が頻呼吸と考えられています．また徐呼吸は＜8 回/分とされています．

2）努力呼吸の種類
努力呼吸には**表**のような種類があります．

3）重症患者はなぜ頻呼吸，努力呼吸になるか
重症患者が頻呼吸，努力呼吸となる理由には以下の3つが考えられます．

表　努力呼吸の種類

種類	呼吸の様子	みられる疾患
鼻翼呼吸	気道を広げるために鼻翼が張り，鼻腔が大になる	呼吸不全
肩呼吸	大/小胸筋や前鋸筋などのあらゆる呼吸補助筋を使おうとし，胸の動きよりも肩の動きが大きくなる	呼吸不全
陥没呼吸	強い吸気努力のため，胸腔内陰圧が強くなり，鎖骨上部や肋骨の間が陥没する	上気道閉塞，喘息，COPD
奇異呼吸	1. 左右が対象的な動きでない 2. 胸部と腹部の動きが同調していない 3. 胸郭の一部が他と逆の動きをしている	1. 一側の無気肺，気胸，血胸，気道内異物など 2. 頸髄損傷，上気道閉塞など 3. フレイルチェストなど
口すぼめ呼吸	口唇をすぼめてゆっくりと息を吐くことで，呼気時の末梢閉塞を防ぐ	COPD
起坐呼吸	坐位・前傾姿勢で横隔膜を下げ換気面積を拡大させる，呼吸補助筋を使いやすくする	心不全，肺炎，喘息，胸水など
下顎呼吸	わずかに努力性に下顎を動かしているだけの呼吸. 吸気がほとんどなくガス交換ができていないことが多い	near CPA

COPD：chronic obstructive pulmonary disease（慢性閉塞性肺疾患），CPA：cardiopulmonary arrest（心肺停止）

① 低酸素血症の代償

血中の酸素濃度が低下すると，呼吸中枢が刺激され，換気量を増やすことで，肺への酸素の取り込み量を増大させる.

② 代謝性アシドーシスの代償

ショックのため，代謝性アシドーシスが生じ，アシデミアが進行すると，代償性に換気量を増やし，呼吸性アルカローシスに傾けることで，pHを一定に保とうとする.

③ CO_2 産出量の増大

発熱などにより体内の CO_2 産出が増大した場合，血中の CO_2 を一定に保つため，換気量を増大させる.

　上記のように，低酸素血症やショックなどでは，代償として換気量の増大が生じます．換気量を増大させるには，呼吸数か1回換気量を増やすしかなく，結果として頻呼吸や努力呼吸が生じます．

❸ Circulation（循環）

●評価ポイント

ショックの5徴〔pallor（皮膚・顔面蒼白），prostration（虚脱），perspiration（冷汗），pulselessness（脈拍微弱），pulmonary insufficiency（不十分な呼吸）〕，網状皮斑，脈拍，血圧，乳酸値，代謝性アシドーシス

1）ショックの指標

　ショックとは，「循環系の異常により組織の酸素需要に酸素供給が満たない状態」であり，Circulationの評価はこのショックを生じるような循環系の異常がないかを評価します．ここで重要なことは，血圧低下はショックの臨床症状の1つにすぎず，**血圧低下がなくてもショックとなっ**

ている患者がいるということです．このため，身体所見では，ショックの5徴や脈拍などで，ショックの所見がないか確認する必要があります．**第2章2**も参照してください．

血液検査では，**乳酸値**が鋭敏かつ治療効果判定にも使用できるため，最も重要な指標となります．このほか代謝性アシドーシスも重要な指標となります．これらに異常を認めた場合は，静脈路確保を行う必要があります．

2）乳酸値について

組織が酸素不足に陥り嫌気性代謝となった結果，乳酸値が上昇するため，高乳酸血症はショックの指標として使われています．また，高乳酸血症は予後が悪いため，乳酸値改善は治療効果判定としても使われています．

しかし，乳酸は糖代謝の正常な産出物であり，好気性代謝でも産出されるため，アドレナリン投与でも上昇します．その他，痙攣，リフィーディング症候群，プロポフォール注入症候群，ビグアナイドを含む薬剤の投与，乳酸クリアランス異常などで上昇します．一方でβ遮断薬内服患者では，乳酸値が上昇しにくいことが報告[4]されています．

このように乳酸値はショックの診断に非常に重要な指標ですが，**必ずしもショックを反映しているわけではないことに注意が必要です．**

Advanced Lecture

■ 毛細血管再充満時間（capillary refill time：CRT）について

患者の爪床を白くなるまで圧迫し，圧迫解除から爪床がピンク色に戻るまでの時間のことです．通常は2秒以内で，2秒以上時間かかると，循環血液量減少の指標として使えると広く普及し，トリアージのSTART法では，「CRTが2秒以上では赤タグ（緊急治療群）」というように用いられています．

しかし，爪の毛細血管は，年齢，性別，気温，血圧の影響を受けやすく，95％の人が該当する基準では，新生児では3秒，小児と成人男性では2秒，成人女性では2.9秒，高齢者では4.5秒になります．また，環境温1度の変化で0.21秒延長しますし，圧迫時間圧迫部位にコンセンサスがありません[5]．このように「2秒」という基準は，成人においてはあまり根拠がありません．

一方で，敗血症性ショックにおいては循環動態の評価に使える可能性が報告されていて[6]，敗血症性ショック患者において，右手人差し指の腹側をスライドガラスで10秒間押し，元の状態に戻るまで3秒以上かかる場合に循環不全と考え介入すると，乳酸値を指標にした介入に比べ8時間後の輸液量は少なく，28日死亡率も有意差はないが低い傾向にありました．乳酸値の判断に困る場合に，CRTが循環動態の指標として使えるかもしれません．

4. 重症度評価の実際の流れ

迅速評価から一次評価までの実際の流れは以下となります．

> **① 迅速評価**
> 患者に接触したタイミングで，顔色を見て，呼吸数，呼吸様式を確認します．
> その後，呼びかけ，反応や気道の開通を確認すると同時に脈を触れることで大まかな血圧や脈拍数を確認しつつ，冷汗やチアノーゼなどがないかを確認します．
> **② 一次評価**
> 患者にモニターを装着し，心電図，脈拍，SpO2，血圧を確認します．
> 呼吸数は1分間（余裕がないなら30秒）かけて測定します．
> 血液ガスを採取し代謝性アシドーシス，乳酸値などを確認します．

これらの評価の結果，異常を認めた場合は，気道確保や，酸素投与，バッグバルブマスクなどによる換気補助，静脈路を確保しての輸液投与などを行い全身状態の安定をめざします．

Advanced Lecture

■ 酸素ダイナミズムと計算式

酸素が組織に供給されるまでの計算式を提示します．ページの都合上，説明は割愛しますが，いずれも重要な式なので成書で確認してください．

1）大気から肺胞まで
① PAO_2 の式（図3）

> PAO_2 [Torr] ＝ FiO_2 ×（大気圧 [mmHg] －飽和水蒸気圧 [mmHg]）－ $PACO_2$ [Torr] /呼吸商
>
> PAO_2：肺胞 O_2 分圧，$PACO_2$：肺胞 CO_2 分圧，FiO_2：吸入気酸素濃度

※PAO_2 を増やすには，FiO_2 を増やすか，$PACO_2$ を低下させる必要があります．

② $PACO_2$ の式

> $PACO_2$ [Torr] ＝0.863× CO_2 産出量 [mL/分] /肺胞換気量 [L/分]
> 肺胞換気量＝呼吸数×（1回換気量－死腔換気量）
> 0.863：単位補正の定数

※$PACO_2$ は CO_2 産出量に比例し，肺胞換気量（分時換気量ではない！）に反比例します．

> pH＝6.1＋log [HCO_3^- [mmol/L] /（0.03 [mmol/L/Torr] × PCO_2 [Torr]）]
> 6.1：炭酸の解離定数，0.03：炭酸ガスの血漿への溶解係数

※生体はpHを一定にしようと働くため，ショックなどにより，HCO_3^- の低下（代謝性アシドーシス）が生じると，pHを戻そうと，PCO_2 の低下（代償性の呼吸性アシドーシス）が生じます．

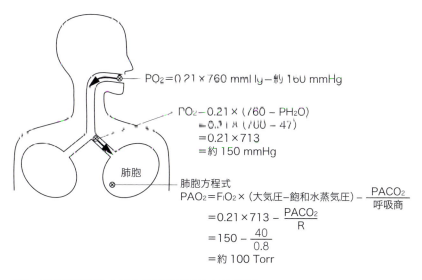

図3 酸素を取り込んでから肺胞に至るまでの流れ

吸入する大気中の酸素濃度は21%です．よって吸入気酸素分圧は，大気圧を760 mmHgとすると，PIO₂ = 0.21 × 760 mmHg = 約160 mmHgとなります．この酸素分圧をもったガスが気管支へ吸入されていくが，その際，吸入ガスは水蒸気によって飽和されます．飽和水蒸気圧は37℃で47 mmHgであるから，気管支における酸素分圧は，PO₂ = 0.21 × (760 − 47) = 約150 mmHgとなります．肺胞ではガス交換の結果，酸素が消費され，二酸化炭素が存在します．通常この交換は酸素を10消費するとき二酸化炭素を8産出します．（呼吸商8/10 = 0.8）このため，肺胞での酸素分圧（PAO₂）はPAO₂ = F₁O₂ × (大気圧−飽和水蒸気圧) − PACO₂/呼吸商となり，室内気では，PAO₂ = 150 − PACO₂/0.8となり，CO₂が正常値である40の場合，PAO₂は100 Torrとなります．文献7より引用

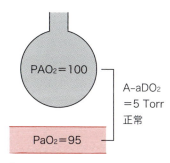

図4 A-aDO₂のイメージ
文献8より引用

2）肺胞から血液循環（図4）

A-aDO₂ [Torr] = PAO₂ [Torr] − PaO₂ [Torr]
PaO₂：動脈血酸素分圧，A-aDO₂：肺胞気・動脈血酸素分圧較差

※A-aDO₂が開大をきたす病態としては，シャント，換気血流比の不均衡，拡散障害の3つがあります．そのほか，加齢およびF₁O₂の上昇，心拍出量の低下などでも開大します．

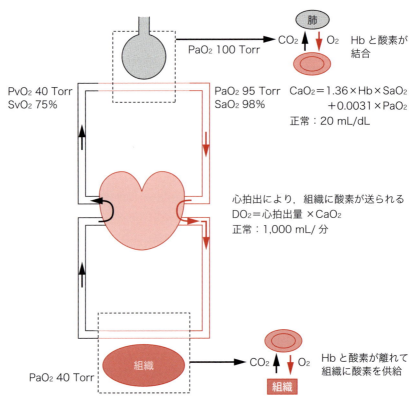

図5 血液循環と酸素供給の流れ
肺胞から動脈血へ移行した酸素のほとんどがHbと結合し，心臓の拍動により末梢組織まで運ばれます．末梢組織でHbから酸素が離れることで，組織に酸素が供給されます

3）血液循環（図5）
① 動脈血酸素含量（CaO_2）

CaO_2 [mL/dL] = 1.36 [mL/g] × Hb [g/dL] × SaO_2
　　　　　　　+ 0.0031 [mL/dL/Torr] × PaO_2 [Torr]
1.36：ヘモグロビンの酸素結合能．理論上は1.39だが実際は1.34〜1.36が多い．
0.0031：酸素の血液への溶解係数

※肺胞から血中に移行した酸素は，一部はHbと結合し，残りが血中に溶け込みます．それぞれの計算式は
・Hb結合酸素量：1.36 × Hb × SaO_2
・溶存酸素量：0.0031 × PaO_2
となるため，動脈血酸素含量が前述の式となります．

　Hb 14 g/dL，PaO_2 100 Torr，SaO_2 100％と仮定すると，Hb結合酸素量が19.04，溶存酸素量0.31となり，血中酸素含量のほとんどが，Hb結合酸素量であることがわかると思います．このため，動脈血中酸素含量は，HbとSaO_2が重要となります．

② 酸素供給量 （oxygendelivery, DO_2）

$$DO_2 \,[mL/分] = 心拍出量 \,[mL/分] \times CaO_2 \,[mL/dL]$$
$$心拍出量 \,[mL/分] = 1回拍出量 \,[mL] \times HR \,[回/分]$$

※動脈血酸素は，心臓からの拍出により，組織に酸素が送られるため，組織への酸素供給量（DO_2）は心拍出量×CaO_2となります．

このため，DO_2を増やすには，心拍出量を増やす必要があります．1回拍出量は前負荷，心収縮力，後負荷で規定されており，輸液などによる前負荷の増大，ドブタミンなどによる収縮力の増強，降圧薬による血圧コントロールにより1回拍出量を増やすことができます．

おわりに

重症度評価のコツは，患者さんを実際にみてやばいと感じられるかどうかです．少しでも多くのやばいサインを見つけられるように頑張ってください．

文献・参考文献

1) 「改訂第2版 DMAT標準テキスト」（日本集団災害医学会/監，日本集団災害医学会DMAT改訂版編集委員会/編，日本救急医学会，日本救急看護学会/編集協力），へるす出版，2015

2) Fieselmann JF, et al：Respiratory rate predicts cardiopulmonary arrest for internal medicine inpatients. J Gen Intern Med, 8：354-360, 1993

3) 「マクギーの身体診断学　改訂第2版/原著第3版」（Steven McGee/著，柴田寿彦，長田芳幸/訳），診断と治療社，2014

4) Contenti J, et al：Long-Term β-Blocker Therapy Decreases Blood Lactate Concentration in Severely Septic Patients. Crit Care Med, 43：2616-2622, 2015

5) Schriger DL & Baraff L：Defining normal capillary refill：variation with age, sex, and temperature. Ann Emerg Med, 17：932-935, 1988

6) Hernández G, et al：Effect of a Resuscitation Strategy Targeting Peripheral Perfusion Status vs Serum Lactate Levels on 28-Day Mortality Among Patients With Septic Shock：The ANDROMEDA-SHOCK Randomized Clinical Trial. JAMA, 321：654-664, 2019

7) 「麻酔・集中治療のための呼吸・循環のダイナミズム」（外 須美夫/著），真興交易医書出版部，2011

8) 「人工呼吸に活かす！ 呼吸生理がわかる，好きになる」（田中竜馬/著），羊土社，2013

もっと学びたい人のために

1) Vincent JL & De Backer D：Circulatory shock. N Engl J Med, 369：1726-1734, 2013
↑ショックの総説．

2) Bloos F, et al：Lactate-guided resuscitation saves lives：yes. Intensive Care Med, 42：466-469, 2016
↑初期蘇生の治療効果判定にLacは使えるかのpro-con．

3) Monnet X, et al：Lactate-guided resuscitation saves lives：no. Intensive Care Med, 42：470-471, 2016

4) 「麻酔・集中治療のための新 呼吸・循環のダイナミズム」（外 須美夫/著），真興交易医書出版部，2018
↑呼吸循環のダイナミズムをわかりやすく詳しく説明した名著．

プロフィール

是永 章（Akira Korenaga）
日本赤十字社和歌山医療センター救急部
日赤和歌山医療センターの後期研修で3年間，神戸市立医療センター中央市民病院の集中治療フェローで2年間，集中治療の研鑽に励みました．現在は日赤に戻り，放射線診断科で画像診断の勉強に励みつつ，救急集中治療の勤務も行っています．当院はサブスペシャリティ研修と救急集中治療研修を同時に行える自由度が高い病院です．興味のある先生方はぜひとも見学してみてください．

| 第1章 | ICU の基本のき |

2. 急変に対応する

齋藤隆介，渥美生弘

●Point●

・急変患者の対応では人を集める

・Primary survey, Secondary survey を理解し実践する

・重症患者は集中治療室に搬送し治療する

・RRS/MET を積極的に活用する

1. 患者さんが急変！何をすればいいですか？

1 患者さんの状態が悪くなったら何をすればいいですか？

　重症患者に出会った際にまず行うことは「落ち着くこと」「とにかく人を集めること」です．落ち着けと言われて落ち着けるかは難しいところですが，人を集めることはできるはずです．人を集めましょう．筆者は研修医になり立てのゴールデンウィークに病棟で患者の急変に遭遇しましたが，頭が真っ白になって固まったのを覚えています．たまたま先輩研修医（いわゆるデキレジ）が駆けつけてくれ事なきを得ましたが，その際に人を呼ぶことすらできなかった自分を今でも恥ずかしい気持ちになりながら思い出します．人を呼んだうえでまず行うことは，Primary survey，Secondary survey です．Primary survey，Secondary survey は FCCS，JATEC，JMECC，ISLS などのコースでも採用されており，重症患者の初期評価方法として確立されています[1~4]．Primary survey，Secondary survey の目的を理解して診療を進めましょう．

2 Primary survey の概念

　Primary survey では「**生理学的異常**」を見つけ出します[1~4]．生命維持には酸素が必要であり，気道，呼吸，循環，中枢神経の順に酸素が運ばれます（図）．そして「生理学的異常」とはその各システム（気道，呼吸，循環，中枢神経）の異常のことです．各システムに異常があると生命が維持できないので，根本的な原因が判明していなくても，異常があれば蘇生（生理学的異常を回復させること）を行います．蘇生行為には，例えば挿管，人工呼吸管理，静脈路確保，昇圧薬投与，血液ガス分析などが含まれます．この評価は酸素の通り道の順番で気道（Airway），呼吸（Breathing），循環（Circulation），中枢神経〔Dysfunction of CNS（central nervous system）〕の順に，つまり ABCD の順に行います．Primary survey は手短に数分程度で終わらせます．

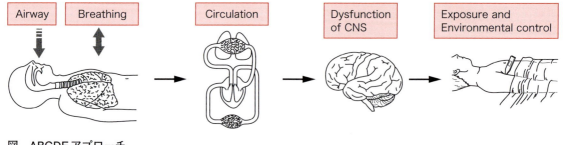

図　ABCDEアプローチ
文献2より転載

3 Secondary surveyの概念

　Secondary surveyでは**頭のてっぺんからつま先までの詳細な解剖学的評価を行います**．病歴，身体診察，検査などの情報を合わせてPrimary surveyでみられた生理学的異常の原因がどこにあるのかを同定していきます．初期治療に対する反応をくり返し評価し，もし状態が悪化した場合や新しい症状が出現した場合は，Secondary surveyからPrimary surveyに戻って評価します（表1）．

2. 最終的にどこで，誰が治療する？いつ搬送する？

1 最終的にどこで治療する？

　患者の急変を察知して治療介入が始まります．生理学的異常に対し蘇生しつつ，その原因である解剖学的異常に対し根本治療が必要です．急変から間のない不安定な状態に適切な治療を行うためには，患者のモニタリングがしっかりでき治療のための資機材がそろっている集中治療室で行うのが理想的です[5]．しかし，根本治療を行うのは手術室や血管造影室，内視鏡室かもしれません．手術室なら十分なモニタリング，治療資機材が整っているでしょうが，血管造影室や内視鏡室は十分でないかもしれません．**根本治療を行うに際し，蘇生ができる準備が整っているかどうか注意が必要**です．

2 誰が治療する？

　先に述べたように，患者の生理学的異常に対し蘇生しつつ，その原因である解剖学的異常に対する根本治療が必要です．生理学的異常に対する蘇生を行う（全身管理を行う）医師（麻酔科医，救急医，集中治療医など）と，根本治療を行う医師（外科，循環器科などの専門医）とが協力して診療にあたることができると理想的なのかと思います．さらに，看護師，薬剤師，臨床工学技士，理学療法士，栄養士などメディカルスタッフがそれぞれの視点で評価・治療に参画することで患者の転機を改善できるのではないかと考えます．また重症患者管理に集中治療医が介入することによって重症患者の予後，合併症の減少，終末期医療の質の向上，スタッフの満足度の向上などの効果があるといわれています[5]．

3 いつ搬送する？

　患者の搬送にはリスクを伴います．搬送中は患者のモニタリングがおろそかになりがちですし，

表1 急性疾患患者や外傷患者の評価法

	第1段階 初期の接触—はじめの数分間 （Primary survey） 中心となる生理学的異常は何か？	第2段階 第1段階に引き続いた診察 （Secondary survey） 疾患，重症化の原因は何か？
病歴	**患者背景** ・目撃者，医療従事者，親族の有無 ・主訴：疼痛，呼吸困難，意識状態の変容，脱力 ・外傷か非外傷か ・術後か非術後か ・内服薬や毒物の有無	**さらに詳細な情報** ・現時点での患者の訴え ・既往歴，併存する慢性疾患，手術歴 ・入院後の経過（入院患者の場合） ・精神的，身体的自立の程度 ・薬歴とアレルギー歴 ・家族歴 ・倫理的問題や法律上の問題，急変時の対処法 ・全身臓器の系統的評価
身体診察	**見て，聞いて，感じて（look, listen, feel）** ・気道 ・呼吸と酸素化 ・循環 ・意識レベル	**臓器別体系的診察** ・呼吸器系 ・心血管系 ・腹部および泌尿器系 ・中枢神経および筋骨格系 ・内分泌系および血液系
診療記録	**必須の生理学的指標，バイタルサイン** ・心拍数，リズム ・血圧 ・呼吸数と経皮的酸素飽和度（SpO2） ・意識レベル	**症例記録とすべての記録** ・可能であれば，診療録の内容を確認 ・診断および鑑別診断を記載 ・今回の変化を記録
検査	・動脈血ガス分析（動脈穿刺困難の場合は，静脈血ガスで行う） ・血糖値	・血液検査 ・放射線検査 ・心電図 ・細菌学的検査
治療	**上記の診察と平行して行う** ・気道確保と酸素化 ・静脈ラインを確保し必要に応じ輸液 ・初期蘇生に対する反応を評価 ・上級医に援助を要請する	**的を絞った適正な治療，治療に対する反応を評価，経過を追う** ・必要があれば臓器補助を行う ・最も適切な治療環境で治療する ・専門医に助言と援助を求める

文献1より引用

診察にも制限があります．また，医療資機材も限られており，処置を行うスペースも十分でない可能性があります．よって，**搬送を考えた際にはそのリスクを最小限にする準備が必要**です．搬送時に準備すべき事柄について下記に示します．

①搬送前の調整と情報交換：リーダーの確認，搬送経路/時間の把握，搬送先との情報交換（患者の容態/必要な準備/時間），チェックリストの確認
②搬送要員：2人以上（気道管理ができる，ACLSができることが望ましい）
③装備：モニター，蘇生時に使う薬剤/器具
④搬送中のモニタリング：心電図，パルスオキシメータ，血圧計など

　これらを確認した後に搬送を行いましょう[6]．特に**チェックリストの確認**は有用で，これを行うことにより医療事故が減少したとする報告があります[7]．チェックリストの例（表2）を示しますが，院内の設備や環境に応じて適宜変更することが必要です．

表2　院内搬送の際に使用するチェックリストの例

搬送患者の病態

氏名：　　　　　　　ベッド：　　　　　　　搬送日：

検査内容：
搬送先確認：□済 □未
搬送患者の病態について搬送先との連絡：□済 □未
隔離予防対策について搬送先との連絡：□済 □未

行先：□各種検査室 □手術室 □院内搬送 □院外搬送
搬送員：□看護師 □医師 □ナーステクニシャン □理学療法士
□レジデントナース □レジデント理学療法士 □看護学生

搬送前評価
日付：　　　　時間：　　　　GCS：　　　　RAMSAY：
APACHE II

呼吸機能
□酸素チューブ　　　　　　　　　　□胸腔ドレーン
□酸素マスク　　　　　　　　　　　□呼吸回数
□人工呼吸器　　　　　　　　　　　□SpO2
□気道音　　　　　　　　　　　　　□FiO2
□気道吸引　　　　　　　　　　　　□PEEP
□気管チューブ，気管切開チューブの位置　□携帯用人工呼吸器接続後の換気設定
□気管チューブ，気管切開チューブの固定　□携帯用人工呼吸器接続後の肺拡張

循環機能
□血圧　　　　　　　　　　　　　□ルート開通：□CV □末梢 □Aライン
□心拍数　　　　　　　　　　　　□ルート抜去：□CV □末梢 □Aライン
□出血徴候　　　　　　　　　　　□ルート固定
□造影剤使用可能なルートの必要性　□ルート内容の確認

中枢神経系
□清明 □せん妄 □昏睡 □鎮静　□問題なければ＞30°ベッドアップ
□痛みの兆候　　　　　　　　　　□頭蓋ドレーンの開放
□頸椎の安定性　　　　　　　　　□頭蓋ドレーンの抜去

代謝機能
□簡易血糖測定

消化機能
□チューブ固定
□チューブ内容物の除去
□ドレーン

泌尿器系
□尿バッグ内容物の除去

血管作動薬
□NAD流量　　　　　　　　□バソプレシン流量
□DOB流量　　　　　　　　□ミルリノン流量
□ニトログリセリン流量
□ニトプルシド流量　　　　□アミオダロン流量

鎮静薬
□ミダゾラム流量　　　　　□プロポフォール流量
□フェンタニル流量　　　　□ケタミン流量
□デクスメデトミジン流量

機器
□アラーム（点滴ポンプ，モニタ，携帯用人工呼吸器，SpO2 モニタ）
□充電（点滴ポンプ，モニタ，携帯用人工呼吸器，SpO2 モニタ）
□注入薬剤　□薬剤量
□点滴ポンプのベッドフレームへの取り付け
□BVM もしくはアンビューバッグの機能
□聴診器と血圧計
□血圧計のサイズとキャリブレーション
□緊急バッグ
□喉頭鏡
□酸素ボンベ

搬送中評価
□モニタがきちんと作動しているかを確認　□ドレーンの維持（ベッド移乗時以外）
□血圧　　　　　　　　　　　　□移乗時のルート確認
□心拍数　　　　　　　　　　　□点滴ポンプの位置
□呼吸数　　　　　　　　　　　□ディスプレイの機能
□SpO2　　　　　　　　　　　□ディスプレイの位置
□搬送中の頸椎の安定性　　　　□使用中鎮静薬
□酸素供給口と酸素ボンベへの接続
　　　　　　　　　　　　　　　□増量 □減量 □維持 □使用鎮静薬
　　　　　　　　　　　　　　　□使用血管作動薬
　　　　　　　　　　　　　　　□増量 □減量 □維持 □使用血管作動薬

搬送後評価
帰室時間：
□患者と人工呼吸器の接続　　　□投与されなかった薬剤の返却
□患者モニタリング　　　　　　□使用鎮静薬
□血圧　　　　　　　　　　　　□増量 □減量 □維持 □開始
□心拍数　　　　　　　　　　　□使用血管作動薬
□呼吸数　　　　　　　　　　　□増量 □減量 □作動量 □維持
□SpO2　　　　　　　　　　　□増量 □減量 □作動量 □開始
□（必要時）経口気管内の吸引　□搬送時の経過記録
　　　　　　　　　　　　　　　□有害事象があった場合はそれらを記録

文献8より引用

表3 RRS 起動基準

項目	内容	指標
全般事項	患者に関する何らかの懸念	直感，気づき，早期発見
呼吸器系	新たな自発呼吸回数の変化	8回/分以下 または 28回/分以上
	新たな酸素飽和度の低下	SpO_2 90%以下
循環器系	新たな収縮期血圧の変化	90 mmHg 以下
	新たな心拍数の変化	40回/分以下 または 130回/分以上
	新たな尿量の低下	50 mL/4時間以下
神経系	新たな意識レベルの変化	

著者が所属する病院の基準より

表4 RRSの4つの要素

① Afferent component	患者急変を発見する要素
② Efferent component	患者急変に対応するチームの要素
③ Evaluative component	システムの成果のフィードバックを行う要素
④ Administrative component	システムの設置運営を担う要素

　さらに搬送するタイミングについても考える必要があります．患者の状態が安定化した後に搬送するのがいいですが，根本治療ができないと生理学的異常も蘇生できない状況においては，安定化するより緊急手術や処置などの根本治療を急がなければなりません．搬送中に行う可能性がある処置はできるだけ事前に行い，搬送のリスクを可能な限り軽減します．

3. RRS/MET とは何ですか？もしあれば頼ってもいいのですか？

1 RRS/MET とは？

　院内で心停止した方の多くは心停止の6〜8時間前にバイタルサインの異常を認めており，その異常を早期に認知し遅滞なく治療介入することで患者の予後を改善できると期待されています．そこでRRS（rapid response system）は，病態悪化を早期に認知し治療介入を行うことで心停止やICU入室を減少させることを目的としたシステムで，各施設での導入が進んできています（表3）．
　RRSは表4のように4つの要素から成り立っています[9]．

1）Afferent component

　表4①の要素は「危機」を察知することです．急変の前兆に気づけないとRRSを起動することができません．呼吸，循環，意識レベルなどバイタルサインの変化から気づくこともあれば，なんとなく変だ（いつもと何かが違う感覚）と感じることもあるでしょう．RRSの起動基準にはバイタルサインの基準値とともに，患者に関する何らかの懸念などの項目が加えられていることが多いです．患者の急変に気づくのは看護師さんが多いですが，日々患者さんに触れている理学療法士さんが気づくことも少なくありません．筆者が勤務する病院では，外来受付の事務の方や，患者の誘導をするスタッフなどからの通報も多くなってきています．
　一方，何かおかしいと感じていながらRRSに通報できないことも少なくありません．何か変だなと感じても，通報するという行動に移すには一定の障壁があるのだと思います．その障壁を下げるには，看護チーム，病棟スタッフのチームワークのよさが必要なのでしょう．TeamSTEPPS®

表5 医療法人沖縄徳洲会中部徳洲会病院で使用した修正早期警戒スコア（MEWS：modified early warning score）

スコア	3	2	1	0	1	2	3
呼吸数 （回／分）		≦8		9～14	15～20	21～29	30≦
心拍数 （回／分）		≦40	41～50	51～100	101～110	111～129	130≦
収縮期血圧 （mmHg）	≦70	71～80	81～100	101～199		200≦	
意識状態 （AVPU）				意識あり （A）	声に反応 （V）	疼痛に反応 （P）	無反応 （U）
体温 （℃）		≦35		35～38.4		38.5≦	
第六感			何か おかしい				

AVPU は意識状態の評価方法で A（alert）：意識あり，V（voice）：声に反応，P（pain）：疼痛反応，U（unresponsive）：無反応，のこと．バイタルサインに応じたスコアを合計し求める．高値であるほど急変する可能性が高い．文献11より引用

ではチームとしての改善を促すツールが多く紹介されていますので参考にしてみてください[10]．

また，通報を待たず急変対応チームのメンバーが回診をする取り組みも行われています．通報する障壁が下がると同時に，RRS の認知度も高くなり要請件数も増加していると報告されています[11]．さらに，MEWS（modified early warning score）を用い，電子カルテより自動的に警告を発するシステムの活用も試みられています（表5）[12]．その警告に対応するのは件数が多すぎると負担となり，件数が少なすぎると患者の急変を拾いきれません．警告を発するレベルをどのように設定すると適切なのか，検討が進められています．

2) Efferent component

表4②の要素は「危機」への対応をすることです．この危機への対応をするチームに医師主導の MET（medical emergency team），医師以外の医療スタッフが主導の RRT（rapid response team）などがあります．このチームは急変患者の病態の安定化を初期目標として活動し，その後の治療方針については主治医，専門の医師と協議していきます．急変対応チームが最初の5分で行うべきことをまとめた the first 5 minutes は活動を標準化するにあたり参考となります[13]．また，FCCS コースでは急変対応をチームで行うシミュレーションを行っています．急変対応の原則を学ぶとともに，チームとしていかに効率的に診療を行うかについても焦点をあてトレーニングします．

3) Evaluative component

表4③の要素はチーム内でフィードバックを行うことです．**事例ごとに定型的な記録を残すことが重要**です．起動したスタッフと急変対応チームのメンバーとが対応について振り返り，急変対応の質を高めます．振り返りのタイミングも重要です．事例に直接かかわったスタッフが再度全員集まる機会をつくるのは難しいですが，急変が起きた勤務の終了後，皆が集まって振り返りの場をもつのが効果的です．この振り返りを通して，病棟スタッフが患者の状態に不安を感じることがあったら共有し，RRS を起動しやすい雰囲気をつくれるとよいでしょう．

4) Administrative component

表4④の要素は経営管理です．RRS の活動に必要な資源を確保し，それを維持するための管理システムです．この活動を組織のなかで認めてもらうためにはデータを蓄積しその効果を示すこ

とが大切です．筆者の施設では外来から検査部門が少し離れていて，この移動の間に具合が悪くなる症例が少なくないことが判明し，案内役を増員するといった対応につながった経験があります．また，患者安全とともに病院スタッフの安心感につながるよう，**システムを育てていくことも重要**だと感じています．

2 もしあればRRSを頼っていいのですか？

頼っていいです，RRSをぜひ患者さんのために使いましょう．敷居の高いものでは決してありません．RRSのメンバーは「thank you for calling!!」の精神をもって活動しています．躊躇せずにRRSを起動してください．そしてRRSを使ったらぜひフィードバックを受けましょう，それにより重症患者の対応が少しずつ磨かれていくのではないかと思います．

Column

Thank you for calling の精神と焼き肉

筆者が学生のときの話ですが，ラグビー部の先輩A（4年）とたらふく焼肉を食べた後に，先輩B（5年）から先輩Aに焼肉の誘いがありました．先輩Aは当然断ると思っていたのですが，「ちょうど先輩Bと焼肉に行きたかったところです」と二つ返事で答え，その後「美味しく」焼肉をいただきました．先輩Aの胃袋ではなく，その対応に大変驚いたのを覚えています．少し違うかもしれませんが，私はthank you for callingの話をするといつもこのエピソードを思い出します．

Advanced Lecture

FCCS，PFCCS，JATECといったコースを受講することをお勧めします．筆者の満足度が高かったこともさることながら，上記のコースはシミュレーショントレーニングが盛り込まれ，受講生が主体となって安全に重症患者の対応を学ぶことができるのが魅力と考えています．簡単にですが，FCCSは重症患者の初期評価と対応を学ぶコース，PFCCSはその対象を重症な小児としたコース，JATECは外傷の初期診療を学ぶコースです．

おわりに

読んでいただいた方々が，今後急変対応するうえで少しでもお役に立てると幸いです．そして興味があればRRS/METチームの一員になるのはどうでしょうか？何が起こっているかわからないなかで，また時間が限られたなかでの判断，治療介入は決して楽な仕事ではありません．しかし，間違いなくその経験は自身を成長させてくれます．ぜひわれわれの仲間になって一緒に活動していただけると嬉しく思います．

文献・参考文献

1）「FCCS プロバイダーマニュアル 第3版」（集中治療医療安全協議会/監，藤谷茂樹，安宅一晃/監訳），メディカル・

サイエンス・インターナショナル，2018

2）「改訂第5版外傷初期診療ガイドラインJATEC」（一般社団法人日本外傷学会，一般社団法人日本救急医学会/監，日本外傷学会外傷初期診療ガイドライン改訂第5版編集委員会/編），へるす出版，2016

3）「内科救急診療指針2016」（日本内科学会 認定医制度審議会 救急委員会/編），総合医学社，2016

4）「ISLSガイドブック2018 脳卒中の初期診療の標準化」（「ISLSガイドブック2018」編集委員会/編，日本救急医学会，他/監），へるす出版，2018

5）Nates JL, et al：ICU Admission, Discharge, and Triage Guidelines：A Framework to Enhance Clinical Operations, Development of Institutional Policies, and Further Research. Crit Care Med, 44：1553-1602, 2016

6）Warren J, et al：Guidelines for the inter- and intrahospital transport of critically ill patients. Crit Care Med. 32：256-262, 2004

7）入江康仁，児玉貴光：院内搬送における危険性と安全対策について．日臨麻会誌，39：74-80，2019

8）Silva RD & Amante LN：Checklist for the intrahospital transport of patients admitted to the Intensive Care Unit. Text Context Nursing 24：539-547, 2015：http://dx.doi.org/10.1590/0104-07072015001772014

9）「RRS院内救急対応システム 医療安全を変える新たなチーム医療」（児玉貴光，藤谷茂樹/監），メディカル・サイエンス・インターナショナル，2012

10）TeamSTEPPS Japan Alliance：http://mdbj.co.jp/tsja/index.php

11）林下浩士：一人でも多くの"予期せぬ心停止"を未然に防ぐために ラウンド形式を取り入れRRSの周知を徹底．HOSPITAL VIEW：30, 2017

12）西島 功, 他：修正早期警戒スコア（MEWS）による患者急変予知は，迅速対応システム（RRS）の起動件数を適正にし，かつ院内心停止を減少させる．日臨救急医会誌，20：534-538，2017

13）藤谷茂樹，下澤信彦：院内急変対応システム（RRS）の概論．聖マリアンナ医大誌，45：85-93, 2017

プロフィール

齋藤隆介（Ryusuke Saito）
聖隷浜松病院救命救急センター/救急科
公私にわたる日々のストレスは筋トレで消化し，筋肉にかえることを心がけています．

渥美生弘（Takahiro Atsumi）
聖隷浜松病院救命救急センター/救急科

第2章 臓器別に評価し対応する

第2章のはじめに

瀬尾龍太郎

　2章では，各臓器の評価方法と対応について概説します．この臓器別に評価をする方法を「by system」とよびます．通常の入院患者さんの評価では臨床的問題点ごとに評価を行う「by problem」という方法を用いていますが，重篤な患者さんでこの方法を用いると臨床的問題点が20個，30個とあがってしまい，非常に複雑化してしまいます．加えて，「抜け」が出てくる恐れもあります．そのような患者さんの全身状態を「もれなく，ダブリなく（MECE：mutually exclusive and collectively exhaustive）」把握し，ほかの医療スタッフと共有できるようにするためには，臓器別評価法である「by system」の方が適しています．そのため，集中治療室では通常この方法で評価します（**付録**も参照）．

　はじめての重篤な患者さんを前にして，初期研修中の身であれば通常は思考停止してしまいます．その理由は，重篤であること，臨床的問題点が多いこと，そして複雑であること，があげられます．でも，実はちゃんと手順を踏めば，初期研修医の先生たちの知識（もしくは医学生の知識）でも十分に患者さんの全身状態の把握と診療の方向づけが可能です．ポイントは，1章で解説した「① 酸素需給バランスの概念を理解する」こと，そして2章で説明する「② 臓器別に系統的に評価する」ことです．

　なお，2章はこの症例に基づいて進行していきます．

症例

　あなたは2年目の初期研修医．今日から1カ月間，集中治療室の研修だ．

　さて，さっきオリエンテーションのときに，先日入室した患者さんの担当になることが決まった．その症例とは…

症例：71歳男性

主訴：呼吸困難

現病歴：入院2日前より咳嗽，喀痰増加，入院1日前より発熱，呼吸困難を認めた．入院日に傾眠状態であったため家族により救急車が要請され，救急外来へ搬送された．救急外来で細菌性肺炎と診断された．その後救急外来で全身状態が急激に悪化，全身管理が必要となったため集中治療室へ入院となった．

既往歴：2型糖尿病，本態性高血圧，糖尿病性腎症（顕性腎症），脂質代謝異常

家族歴：祖父が高血圧，父が高血圧と糖尿病，母が胃癌．

生活歴：飲酒なし．喫煙20本 / 日×31年（50歳から禁煙）．アレルギーなし．

内服薬：エナラプリル，アトルバスタチン，シタグリプチン

パッと診療録を見ると，**意識障害，低血圧，呼吸不全，尿量減少，血小板減少，肝逸脱酵素上昇**，とたくさんの臓器障害が目につく．

　ここで，よく耳にするフレーズが頭に浮かぶ．

　「敗血症性ショック＋多臓器不全」…でも，それじゃいけない気がする．

　重症患者の評価って，どうやってやるんだろう？

この，「2年目初期研修医」になったつもりで，楽しんで読み進めてください！

第2章 臓器別に評価し対応する

1. 神経系の異常に対応する

江川悟史

● Point ●

- 意識障害の鑑別診断はAIUEO TIPSに基づいて行う！
- 緊急時にとる神経所見，ICUで毎日しっかりとる神経所見を大事にする
- 鎮静と鎮痛の評価が大切
- ICU-acquired weaknessに注目する

本稿を読む前の初期研修医と集中治療医のやりとり

初期研修医：「意識障害を認めます．その理由は…敗血症に伴うものと考えられます（ドヤァ）」

集中治療医：「んん？ほんと？この患者さん，菌血症に合併する髄膜炎って可能性はないかな？あと意識障害に関係するものとして，昨日の心房細動とか，鎮静薬の残存，それと非痙攣性てんかん重積状態の合併とかは考えてもいいよね」

初期研修医：「え…あ，あぁ，そうですね…」

p.35 症例提示参照

はじめに

さまざまな疾患に付随して意識障害は引き起こされますが，鑑別疾患は多岐にわたり，診断に苦慮することも多いでしょう．本稿ではICUに入室する重症患者の意識障害，つまり神経系の評価方法について体系的に解説していきます．

■ by systemにおける神経の評価

ICUに入室する重症患者は問題点が多く，1つの見落としが重大な事項につながります．一般的にはby systemとして，各臓器別に評価することが推奨されます．神経系の評価で，特に重要

表1 Glasgow Coma Scale（GCS）

Glasgow Coma Scale（GCS）	3点〜15点
開眼（E）	
自発的に	4
呼びかけで	3
痛みで	2
反応なし	1
最良の言語（V）	
見当識が保たれる	5
混乱した会話	4
不適切な会話	3
意味のない発語	2
反応なし	1
最良の運動（M）	
命令に従う	6
疼痛部位の認識	5
逃避	4
異常屈曲位	3
異常伸展位	2
反応なし	1

文献2，3より作成

な点は次のとおりです．

●ここがポイント

神経系で特に重要な評価項目

① AIUEO TIPS に基づいた鑑別診断

② 緊急時にとる神経所見，ICU で毎日しっかりとる神経所見

③ 鎮痛・鎮静の評価

④ ICU-acquired weakness（ICU-AW）の評価

その他，せん妄や睡眠の質の評価，リハビリテーションの評価なども大切です．

---

1 AIUEO TIPS に基づいた鑑別診断

● 意識を正確に評価する！

　意識障害を評価する際には，まず意識を正確に評価しなければなりません．ICUでは経時的な評価が必要となりますので，なおさら大事です．具体的には，Japan Coma Scale（JCS）やGlasgow Coma Scale（GCS）がよく知られています．

　JCSは国内でよく使用されているスケールで，救急隊などもよく使用します[1]．ただし覚醒具合での分類となっており，評価者間のばらつきがみられることや，予後評価には使用しづらいことがデメリットになります．

　一方，GCSでは「開眼」・「最良の言語」・「最良の運動」の各項目を評価し，それぞれの合計点が用いられ，最低点は3点，最高点は15点となります[2,3]（表1）．一般的に8点以下が重篤です．国際的にも普及しており，ICUでも有用な評価方法です．

　近年，欧米の Neuro ICU（neurointensive care unit：神経集中治療室）では，Full Outline of Unresponsiveness score（FOUR score，表2，図1）がよく用いられています．挿管患者で

表2 Full Outline of Unresponsiveness score（FOUR score）

FOUR score	
開眼（E）	
自発的開眼，指示で開眼，追視，まばたき	4
開眼しているが，追視なし	3
閉眼しているが，大きな声で開眼する	2
閉眼しているが，痛み刺激で開眼する	1
痛み刺激でも開眼しない	0
運動反応（M）	
指示に応じて親指を立てる，もしくはピースサインができる	4
痛みの場所を認識し，四肢をもってくる	3
痛み刺激で屈曲反応	2
痛み刺激で伸展反応	1
痛み刺激でも反応なし，もしくは全身性ミオクローヌス状態	0
脳幹反射（B）	
対光反射と角膜反射を認める	4
一側瞳孔の散大固定	3
対光反射，もしくは角膜反射の消失	2
対光反射と角膜反射の消失	1
対光反射，角膜反射と咳反射の消失	0
呼吸（R）	
非挿管，呼吸は規則的	4
非挿管，チェーンストークス呼吸パターン	3
非挿管，呼吸は不規則	2
呼吸器の呼吸回数よりも，呼吸数が多い	1
呼吸器で呼吸をしている，無呼吸がある	0

文献4より引用

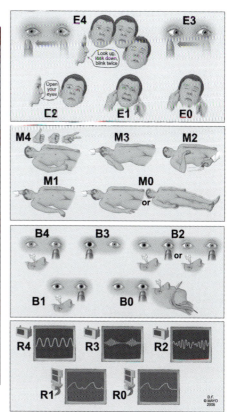

図1 FOUR score判定のイメージ
文献4より転載（Color Atlas①参照）

言語評価が不可能な場合にも用いることができ，脳幹反射の評価ができないというGCSスコアの欠点を補っています[4]．eye response（目の反応），motor response（運動反応），brainstem reflexes（脳幹反射），respiration（呼吸）をおのおの0〜4点で評価し，合計で0〜16点です．米国大学病院の集中治療室に入院した頭部外傷患者に対する検討でFOUR scoreは頭部外傷（traumatic brain injury：TBI）患者の院内死亡率予測という点で，GCSスコアよりも優れていたと報告されています[5]．

> ● ここがピットフォール
>
> その他，傾眠や昏睡のように，容易には表現できない軽微な意識障害や錯乱状態にも注意が必要です．"意識変容"といわれますが，意識障害として捉え，鑑別診断をしていくことでとりこぼしのない診療ができるようになります．
> また，神経診察の際，患者の様子がより具体的にわかる形での記載も参考となることがあります．例えば，「昨日と比べて，呼びかけた際に，開眼がより迅速になった」，「指示には応じないが，合目的な行動をする」など患者の状態を描写することも重要です．

表3　意識障害の鑑別疾患 AIUEO TIPS

		鑑別疾患
A	Alcohol/Adams-Stokes syndrome/Aorta	アルコール関連（急性アルコール中毒，アルコール離脱症候群），アダムスストークス症候群，胸部大動脈病変
I	Infection	感染症（敗血症，髄膜炎，脳炎，脳症）
U	Uremia	尿毒症
E	Endocrine/Electrolyte/Exposure/Encephalitis	内分泌系（甲状腺・副甲状腺・下垂体・副腎機能異常，粘液水腫，ポルフィリア），電解質異常，脳炎，脳症（辺縁系脳炎やWernicke脳症，肝性脳症）
O	Overdose/Oxygen	薬物過量服薬，低酸素血症，高二酸化炭素血症
T	Trauma/Temperature	頭部外傷，体温異常
I	Insulin	血糖異常（低血糖，糖尿病性昏睡）
P	Psychiatric	精神発作
S	Stroke/Seizure（NCSE）/Syncope	脳卒中，痙攣（非痙攣性てんかん重積状態），失神

●ここがポイント

AIUEO TIPS

意識障害の鑑別診断を表3に示します．従来からAIUEO TIPSといわれ，広く普及しており，このとおりに鑑別診断を行うことで，正確な診断に至ることも多いです．徹底的な病歴聴取や身体診察，的を絞った各種検査（血液検査，髄液検査，各種培養検査，画像検査，生理学的検査）を行い，確定診断を行う努力を惜しまないことが重要です．また，ちょっとしたコツですが，意識障害の原因に悩んだ際は，3種の神器として，髄液検査，脳波，頭部MRIを想起してみてください．頭部CTでは判明しなかった病変（脳挫傷や脳腫瘍，脳梗塞など）や，髄膜炎，脳炎，専門的知識が必要な，nonconvulsive status epilepticus（NCSE：非痙攣性てんかん重積状態，**Advanced Lecture**参照）が判明することもあります．

　本症例では，経過から敗血症性脳症とすぐに診断しがちですが，AIUEO TIPSを想起すれば，他の鑑別疾患が山のようにあることに気づくでしょう．髄膜炎，尿毒症，電解質異常，低酸素血症，高二酸化炭素血症，肝性脳症，低血糖，糖尿病性昏睡，脳梗塞，非痙攣性てんかん重積状態などなど，実は除外できていないものがたくさんあります．これらを一つひとつ丁寧に，診断していくことが大切です．

2 緊急時にとる神経所見，ICUで毎日しっかりとる神経所見

1）緊急時の神経所見

　臨床ではその場に応じた対応が求められます．頭部外傷で意識障害があり，呼吸が切迫している患者さんで，腱反射を詳細にとることはすぐには必要ありません．

　突発性の意識障害〔特に"切迫するD（dysfunction of central nervous system）"を認める頭部外傷患者など〕がある患者さんでは意識状態の客観的評価と，瞳孔や四肢の運動麻痺を把握する程度の診察を行い，緊急での頭部CTなどに移行します．片麻痺など脳卒中を疑う際は，National Institutes of Health Stroke Scale（NIHSS）など，迅速な神経診察の手法を用い効率的に神経診察を行います．

表4　中枢神経障害・末梢神経障害・筋障害の鑑別

	中枢神経障害	末梢神経障害	筋障害
筋萎縮	なし	あり	あり
腱反射	亢進, 病的反射	消失	正常, 消失
筋トーヌス	痙性	弛緩	正常, 弛緩
感覚障害	多様	あり	なし
筋線維束攣縮	なし	あり	なし
その他	片麻痺	神経根痛	筋圧痛

2) ICUで毎日しっかりとる神経所見

　さて，ICU入室後や本症例のように，比較的落ち着いて神経診察が可能な状況ではどのように
アプローチをすればよいのでしょうか？神経所見を鑑別診断のための所見として利用することや，
神経機能モニタリングの一環とすることがICUでの神経診察の目的です．**特に中枢神経系の診察
は毎日同じ方法で，体系的に行うことが重要**です．そうすることで神経診察自体が意識障害患者
の有用な神経機能モニタリングになります．

　一般的には，①意識状態（高次脳機能含む）の把握，②脳神経別の診察（Ⅰ–Ⅻ），③運動機能
と筋トーヌス・筋萎縮，④感覚，⑤腱反射，⑥協調運動と歩行，の順で行います．特に，「筋トー
ヌス」・「筋萎縮」，「感覚障害」，「腱反射」の診察を行う際は，病変部位を中枢神経系（脳脊髄）
とその他（脳神経系や脊髄神経などの末梢神経系と筋肉系）に分けると明快です（表4）．

① 意識状態

　意識状態については，先に述べたように，GCSなどの客観的指標を用いて行います．客観的ス
コアで説明しきれない場合は，前述したように具体的に患者さんの意識の状態を描写しましょう．

② 脳神経別の診察

　脳神経別の診察の詳細は，成書に譲りますが，症状からどの脳神経が障害されているかを考え
ると臨床的です．例えば，対光反射が障害されている場合は，大まかですが，中脳を含む第Ⅰ–
Ⅳ脳神経の障害が障害されている可能性があります．また，角膜反射が障害されている場合は橋
の第Ⅴ–Ⅷ脳神経の障害，咳嗽や咽頭反射が障害されている場合は延髄の第Ⅸ–Ⅻ脳神経の障害
が示唆されます．

③ 運動機能と筋トーヌス・筋萎縮

　運動機能は，自発的な四肢の動きや，痛み刺激への反応を観察します．GCSスコアのMotorの
項目（表1，最良の運動）を，除脳硬直や除皮質硬直を含め観察します．また，診察に協力が得
られる患者では，徒手筋力テスト（manual muscle test：MMT）で評価することも多いです．意
識障害が存在しても，他動的に四肢を動かしその反応をみることや筋トーヌスの左右差を評価す
ることで筋力低下の存在を知ることはできます．

　筋トーヌスについては，一般的に末梢神経障害では反射弓の障害のため低下し，弛緩性麻痺と
なります．一方で錐体路障害では亢進し，痙性麻痺の状態になりますが，超急性期では錐体路障
害でも弛緩性になることを理解してください．

　また基本的に中枢神経系を支配している上位運動神経（錐体路）の障害では運動麻痺は起こり
ますが，筋萎縮は起こりにくいです．下位運動神経（脊髄前角細胞と運動神経）が障害された場
合に筋萎縮は起ります．

④ 感覚障害

　感覚障害は意識障害があるICU患者の場合，正確に評価することは困難なことも多く，疼痛刺激で評価せざるを得ないことも多々あります．中枢神経障害では，視床痛をはじめさまざまな感覚障害が起こります．一般的に末梢神経障害では運動麻痺部に全感覚障害が起こるとされていますが，筋疾患では感覚障害は認めません．

⑤ 腱反射

　末梢神経障害では反射弓の障害のため腱反射が消失します．中枢神経系（脳脊髄）の障害として有名な錐体路障害では反射弓への抑制がなくなるため，腱反射は亢進します．またバビンスキー反射やチャドック反射などの病的反射も陽性になります．筋疾患では障害が高度に至った場合，腱反射は消失します．

⑥ 協調運動と歩行

　協調運動や歩行については，小脳失調症状の観察を目的とすることが多いですが，通常，意識障害がある患者では，困難なことが多いです．

　表4には，中枢神経障害と末梢神経障害，筋障害の鑑別のポイントを示しています．

　ただし，末梢神経障害と頭蓋内病変の両者を認める疾患もあります．炎症性自己免疫性疾患であるBickerstaff型脳幹脳炎やアルコール性ニューロパチーが合併したWernicke脳症などがその代表です．

❸ 鎮痛・鎮静の評価

　意識障害の鑑別に鎮静薬の影響を考え適切に調整するためにも，長期的な機能予後の改善を図るためにも，**鎮痛・鎮静の評価**は大切です．

　2018年に米国クリティカルケア医学会から新たなガイドラインとしてPADIS（Pain Agitation Delirium Immobilization Sleep）ガイドラインが出版されました[6]．詳細は**第3章5**を参考にしてください．ここでは簡単に，鎮痛・鎮静の評価について解説します．

1）鎮痛の評価

　ICUの患者は，挿管，人工呼吸管理，その他の処置により疼痛を感じることが多いといわれています[7]．PADISガイドラインでも十分な鎮痛が施行されている前提での鎮静が推奨されており，鎮痛の程度を客観的に評価する必要があり，ENLS（emergency neurological life support）でも強調されています．特に，意識障害を認めている患者は，自身で訴えることができないため痛みの評価に難渋することがあります．われわれ医療者が積極的に評価しなければ，見逃されてしまいます[8]．客観的評価にはさまざまな方法があります．例えばNumeric Rating Scale（NRS）は，最大の痛みを10としたときの現在の痛みを患者自身に数値化してもらうものであり，ICUでよく使用されます[9]．その他にVisual Analog Scale（VAS），Behavioral Pain Scale（BPS），Critical-Care Pain Observation Tool（CPOT）などが使用されることもあります．疼痛刺激は脳や各臓器の酸素需要の上昇につながります．また鎮痛が不足すると，鎮静薬の過量投与につながるため，フェンタニルなどの麻薬性の鎮痛薬でしっかりと調節しましょう．

2）鎮静の評価

　PADISガイドラインでは人工呼吸器装着中の成人ICU患者に対して「鎮静を毎日中断する」か，「目標鎮静レベルを浅く設定する」ことが推奨されています．ENLSでもしっかりと神経所見が取れるように，不必要な鎮静薬の使用を避けることが強調されています．過剰な鎮静薬の使用は人

工呼吸器期間やICU入室期間の延長，ICU退室後の心的外傷後ストレス症候群（post traumatic stress disorder：PTSD）との関連が指摘されています[7, 11, 12]．

　一方，鎮静薬を頭蓋内圧のコントロールを目的として使用している場合や，難治性てんかん重積状態の治療として使用している場合があります．これらの患者では，急な鎮静の中断は避けなければなりません．中止を検討する際は必ず上級医に相談しましょう．

　その他の患者では，不必要な深鎮静により意識の評価が不可能とならないように調整することが大切です．鎮静の深度の評価には，Richmond Agitation–Sedation Scale（RASS）[13]（第3章5 表3参照）やSedation–Agitation Scale（SAS）[14]がよく使用されますが，患者が不穏なく意識的に指示に従う状態としてRASS＝－2～0，SAS＝3～4程度が理想的な鎮静深度とされます．ICU回診では毎日鎮静が適切であるか評価を行います．

4 ICU-acquired weakness

　重症疾患に罹患したICU患者で，急性に発症する左右対称性のびまん性四肢筋力低下を認めることがあります．近年このような疾患は**ICU-acquired weakness（ICU-AW）**として注目されています[15, 16]．軸索障害型感覚運動ポリニューロパチーによる重症疾患多発ニューロパチー（critical illness polyneuropathy：CIP）と，ミオパチーが主体の重症疾患ミオパチー（critical illness myopathy：CIM），両者が合併した重症疾患ニューロミオパチー（critical illness neuromyopathy：CINM）に分けられます．重症患者の約46％にICU-AWが認められると報告されます[16]．多臓器不全，敗血症，不動化，高血糖，神経筋遮断薬，ステロイドの使用，カテコラミンの使用，全身性炎症反応症候群，腎代替療法，飢餓，腫瘍などの関与が指摘されています[16, 17]．

　診断はMedical Research Council（MRC）スコアや，電気生理学的検査（神経伝導検査，針筋電図検査など），組織病理検査などで行います．確立された治療方法はないですが，発症すれば人工呼吸器期間やICU滞在日数に影響するため，早期リハビリテーションなどの予防が大切とされています[18～20]．

●MRCスコア
　四肢のそれぞれの3つの筋群（上肢なら三角筋，上腕二頭筋，手関節伸筋，下肢なら腸腰筋，大腿四頭筋，足関節伸展筋）の徒手筋力テストの合計点が60点中48点未満をICU-AWと定義しています．

---

5 その他の項目

　その他，せん妄の評価や睡眠の評価，リハビリテーションの進行具合も神経の項目で評価します．当院で毎日行っている神経評価の1例を図2に示します．

Advanced Lecture

■ 非痙攣性てんかん重積状態：NCSE

　NCSEは非痙攣性てんかん重積状態と呼ばれます．てんかん重積状態は，"見た目の痙攣"を伴う痙攣性てんかん重積（convulsive status epilepticus：CSE）と，"見た目の痙攣"を伴わない本疾患に分類されます．本疾患は正確には「明らかな痙攣などの臨床症状を認めないが，遷延す

神経系：鎮静目標 RASS _____, 鎮痛目標 BPS _____, CAM-ICU _____

鎮静薬_____RASS_____：_____ 鎮痛薬_____BPS _____：_____ GCS=E___V___M___, 瞳孔径___mm/___mm, ___/___ FOUR score _____ 神経学的所見 _____ _____ 意識障害の原因（AIUEO TIPS）_____ 画像所見 _____ 脳波の必要性 有・無（長時間脳波の必要性についても検討） 脳波所見 _____ 自由記載欄	治療	チェックリスト □体温管理は適切？ □鎮静・鎮痛は適切？ □せん妄はないか？ □睡眠はとれている？ □リハビリの進行具合は？ □ICU-AW の評価は？ TO DO □_____ □_____

図2　当院での by system による評価項目
CAM-ICU：confusion assessment method for the intensive care unit

る意識障害や意識変容を認め，脳波の発作が5分以上継続，もしくは改善なくくり返されるもの」と定義されます[21]．24時間程度の長時間の脳波検査が必要で，予後に影響する可能性もあることから，近年，原因不明の意識障害・意識変容の原因の1つとして非常に注目されています[22, 23]．鑑別疾患の1つとして疑った場合は，専門科へのコンサルテーションを行いましょう．

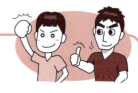

本稿を読んだ後の
初期研修医と集中治療医のやりとり

初期研修医：「意識障害を認めます．その理由をAIUEO TIPS に沿って考えると…．以上のことから，今日の検査は…」

おわりに

　重症患者の神経系の評価方法について説明しました．意識が悪い理由を安易に，「脳卒中だから…」，「全身状態が悪いから…」とすることがないようにしましょう．正確な鑑別診断がない状態では適切な治療は行えません．特にICUでは，プロブレムが多く，原疾患を見失いがちです．治療方針に迷った際は，鑑別診断に戻り，的を絞った適切な治療をプランニングしていくことが大切です．

　AIUEO TIPS に基づいた鑑別診断を行い，体系的に評価することで，日々のICU診療の質が向上するはずです．

引用文献

1) Ohta T, et al： [New grading of level of disordered consiousness (author's transl)]. No Shinkei Geka, 2： 623-627, 1974

2) Teasdale G & Jennett B： Assessment of coma and impaired consciousness. A practical scale. Lancet, 2： 81-84, 1974

3) Jennett B & Teasdale G： Aspects of coma after severe head injury. Lancet, 1： 878-881, 1977

4) Wijdicks EF, et al： Validation of a new coma scale： The FOUR score. Ann Neurol, 58： 585-593, 2005

5) Okasha AS, et al： The FOUR score predicts mortality, endotracheal intubation and ICU length of stay after traumatic brain injury. Neurocrit Care, 21： 496-504, 2014

6) Devlin JW, et al： Clinical Practice Guidelines for the Prevention and Management of Pain, Agitation/Sedation, Delirium, Immobility, and Sleep Disruption in Adult Patients in the ICU. Crit Care Med. 46： e825-e873, 2018

7) Puntillo KA, et al： Practices and predictors of analgesic interventions for adults undergoing painful procedures. Am J Crit Care, 11： 415-429, 2002

8) Gottschalk A & Yaster M： The perioperative management of pain from intracranial surgery. Neurocrit Care, 10： 387-402, 2009

9) The management of the agitated ICU patient. Crit Care Med, 30： S97-123, 2002

10) Barr J, et al： Clinical practice guidelines for the management of pain, agitation, and delirium in adult patients in the intensive care unit. Crit Care Med, 41： 263-306, 2013

11) Girard TD, et al： Efficacy and safety of a paired sedation and ventilator weaning protocol for mechanically ventilated patients in intensive care (Awakening and Breathing Controlled trial)： a randomised controlled trial. Lancet, 371： 126-134, 2008

12) Jones C, et al： Memory, delusions, and the development of acute posttraumatic stress disorder-related symptoms after intensive care. Crit Care Med, 29： 573-580, 2001

13) Ely EW, et al： Monitoring sedation status over time in ICU patients： reliability and validity of the Richmond Agitation-Sedation Scale (RASS). JAMA, 289： 2983-2991, 2003

14) Riker RR, et al： Prospective evaluation of the Sedation-Agitation Scale for adult critically ill patients. Crit Care Med, 27： 1325-1329, 1999

15) Kress JP & Hall JB： ICU-acquired weakness and recovery from critical illness. N Engl J Med, 370： 1626-1635, 2014

16) Stevens RD, et al： Neuromuscular dysfunction acquired in critical illness： a systematic review. Intensive Care Med, 33： 1876-1891, 2007

17) Schefold JC, et al： Intensive care unit-acquired weakness (ICUAW) and muscle wasting in critically ill patients with severe sepsis and septic shock, J Cachexia Sarcopenia Muscle. 1： 147-157, 2010

18) Hermans G, et al： Interventions for preventing critical illness polyneuropathy and critical illness myopathy. Cochrane Database Syst Rev, 30： CD006832, 2014

19) Schweickert WD, et al： Early physical and occupational therapy in mechanically ventilated, critically ill patients： a randomised controlled trial. Lancet, 373： 1874-1882, 2009

20) Burtin C, et al： Early exercise in critically ill patients enhances short-term functional recovery. Crit Care Med, 37： 2499-2505, 2009

21) Friedman D, et al： Continuous electroencephalogram monitoring in the intensive care unit. Anesth Analg, 109： 506-523, 2009

22) Claassen J, et al： Detection of electrographic seizures with continuous EEG monitoring in critically ill patients. Neurology, 62： 1743-1748, 2004

23) Young GB, et al： An assessment of nonconvulsive seizures in the intensive care unit using continuous EEG monitoring： an investigation of variables associated with mortality. Neurology, 47： 83-89, 1996

もっと学びたい人のために

神経救急・集中治療は，ここ数年で非常に発展してきている分野です．これまで体系的に勉強できる機会は少なかったかもしれませんが，徐々に機会に恵まれるようになってきています．Neurocritical Care Society が主催する Emergency Neurological Life Support の日本での開催など今後勉強の機会は増えてくると思います．ぜひ参考にしていただければと思います．

プロフィール

江川悟史（Satoshi Egawa）

TMGあさか医療センター神経集中治療部　部長/集中治療室　室長

筆者は平成22年東京慈恵会医科大学を卒業し，その後日本赤十字社和歌山医療センターで初期研修を行いました．脳外科医をめざしていましたが，神経集中治療の重要性を認識し，兵庫県災害医療センター救急科で後期研修を行い，神戸市立医療センター中央市民病院の集中治療部で専門研修を行いました．その後香川大学医学部附属病院の救命救急センターで神経集中治療専門研修を行い，朝霞台中央総合病院（現TMGあさか医療センター）で神経集中治療部とNeurointensive Care Unit（神経集中治療室）の開設を行いました．当院では，院外からの研修生も広く受け入れています．

第2章 臓器別に評価し対応する

2. 循環の異常に対応する

亀井 純, 岡本洋史

● Point ●

- "体の3つの窓"と"乳酸値"からcryptic shockに気づく
- The RUSH examを使ってショックの原因を探る
- 酸素運搬量を構成する5大要素を意識した蘇生を行う

本稿を読む前の
初期研修医と集中治療医のやりとり

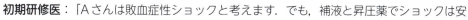

初期研修医:「Aさんは敗血症性ショックと考えます. でも, 補液と昇圧薬でショックは安定してきました」

集中治療医:「そうだよね. ちなみに, 敗血症性ショック以外のショックの原因はどうかな？ 敗血症性心筋症の合併とか」

初期研修医:「え？」

集中治療医:「それと, ショック状態はよくなっているのかな？ 血圧は目標値に達したみたいだけど, ショックはまだ続いているんじゃないかな？」

初期研修医:「え？」

集中治療医:「え？」

p.35 症例掲示参照

はじめに

　ショックは集中治療室に入室する患者の約3分の1に認められる頻度の高い病態です[1]. 敗血症性や心原性ショックの患者では死亡率が約50％と非常に高いとされ[2, 3], 死亡率を改善するためには**早期からの適切な初期蘇生が重要**とされます[4]. さらに, ショック患者の病態は分単位でダイナミックに変化し, しかも複数の病態がオーバーラップしていることがあるため, 教科書に書かれている通りの治療を始めたとしても常に最適な状態を探して軌道修正をくり返していく必要があります. このように複雑化した患者の病態に最適なアプローチを選択するには基本的な生理学の知識が役に立ちます. 本稿では, 生理学に基づいたショックへのアプローチ方法について紹介します.

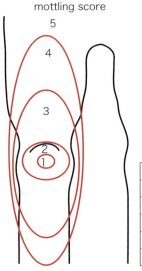

図1　mottling score
皮膚の網状皮斑（skin mottling）をスコアリングしたもので，点数が高いほど死亡率が高いとされる．文献10より引用

1. ショックの認知

1 ショックとは？

　そもそも，ショックとは何でしょうか？
　ショックとは「**酸素需要と供給のバランスが崩れ，細胞の機能障害を生じた状態**」のことです[5]．その結果として，多くの場合低血圧（収縮期血圧90 mmHg未満または平均動脈圧70 mmHg未満），組織低灌流の徴候，高乳酸血症を生じますが，「低血圧＝ショック」ではありません[6]．まず，「低血圧を伴わないショック（cryptic shock）」があることを知りましょう．cryptic shockの死亡率は血圧低下を伴うショックと同等であるとされます[7]．**血圧が下がる前にショックを認知し，介入につなげることが重要**になります．

2 ショックをどのように認知するのか？

1）ショックを見抜く3つの窓

　ではcryptic shockを含むショックはどのように認知すればよいのでしょうか？まずは患者の「見た目」から臓器の組織低灌流を見抜きましょう．その際には「**ショックを見抜く3つの窓**」に注目します．3つの窓はそれぞれ，①**意識**（見当識障害，混乱など），②**皮膚**（冷感，湿潤，チアノーゼなど），③**尿量**（0.5 mL/kg/時未満[※1]）のことをさし，中枢神経，皮膚，腎臓という窓から体の中の重要臓器の組織低灌流を覗き込みます．なかでも皮膚所見は近年再注目されており，敗血症性ショックにおいて，毛細血管再充満時間（capillary refill time：CRT）[※2]を指標とする治療は乳酸値を指標とする治療と同等であるという研究[8]や，下肢の網状皮斑の広がりを示すスコア（mottling score）（図1）が高いほど死亡率が高い[9]といったことがわかってきました．ベッドサイドで何度も患者を評価し，「見た目」からショックを認知しましょう．

表1　ショックの分類

分類		血液分布異常性ショック	循環血液量減少性ショック	心原性ショック	閉塞性ショック
疾患（例）		・敗血症 ・アナフィラキシ ・脊髄損傷	・出血 ・脱水	・急性心筋梗塞 ・心臓弁膜症 ・急性心筋炎 ・不整脈	・肺血栓塞栓症 ・緊張性気胸 ・心タンポナーデ
身体所見	末梢	温暖	冷感		
	頸静脈	虚脱	怒張		
エコー	心収縮力	良好		低下	良好
	下大静脈	虚脱	拡大		

※1　カテーテル留置時に出た尿は評価から除外し，その後30分以上かけて尿流出を評価．
※2　指尖を5秒間圧迫した後に色調が回復するまでの時間．3秒以上をCRT延長とする．

2) ショックを見抜く乳酸値

　血液ガス分析で得られる乳酸値からもショックを認知することができます．ショックでは，末梢臓器で酸素が不足したときに，グルコース代謝の過程でピルビン酸から乳酸が産生されます（嫌気性代謝）．ショックと認知するためのカットオフ値は諸説ありますが，乳酸値≧2 mmol/Lを異常とすることが多いです．実はショック以外にも乳酸値が上がる病態（アドレナリン投与，肝障害，アルコール，ビタミンB$_1$欠乏，気管支喘息発作など）[11] がありますが，緊急時には「最悪のシナリオを想定」し，ショックとして対応する方が無難でしょう．なぜなら，高乳酸血症は敗血症などの重症患者の死亡率上昇と関連しており[12]，治療の遅れは許されないからです．乳酸値の上昇を見た場合には「**ショックに伴う乳酸値上昇**」と考えて早期に介入を始め，治療経過をみながら他の原因も考慮するようにしましょう．

3 ショックの分類

　ショックを認知したら，次にショックを分類します．心タンポナーデに対する心嚢ドレナージなど，分類されたショックの種類によってその後の治療方針が大きく変わってくるためです．ショックは以下のように大きく分けて4つに分類されますが（**表1**），時にこれらがオーバーラップすることがあります（multifactorial shock）．よくあるパターンは，敗血症性ショックに心原性ショック（敗血症性心筋症），多発外傷の出血性ショックに閉塞性ショック（緊張性気胸）などです．ショックの分類のためには血行動態の指標だけではなく，病歴，患者背景，画像検査，そして近年注目されているエコー（Point-of-Care Ultrasound：POCUS）を利用し，致死的なショックの原因から除外していきます．（このショックの分類に関しては**第4章1，表**を参照してください）

　「この患者はショックだろうか？」その答えはベッドサイドにあります．

●ここがポイント

ショックは,「3つの窓」,乳酸値,エコーを用いてベッドサイドで診断しよう.

2. ショックの管理

ショックの原因に対する根本治療と,酸素サイクル(後述)を回すための支持療法の2つに分けショックを管理します.どちらが欠けてもショック患者は救命できません.

1 根本治療:早期診断が重要

特に閉塞性ショックは迅速な介入が必要です.緊張性気胸は胸腔ドレナージ,心タンポナーデは心囊穿刺,肺血栓塞栓症は血栓溶解療法など特異的治療を行います.これらは,以下に記す支持療法だけではショックそのものが治せません.

また,敗血症性ショックであればドレナージや抗菌薬などの感染巣コントロール,急性心筋梗塞による心原性ショックであればカテーテルや冠動脈バイパス術といった血行再建,アナフィラキシーショックであればアドレナリンの筋肉内注射が必要です.

早期診断が重要であることは言うまでもありません.

2 支持療法:酸素を意識しよう

ショックの支持療法は,「いかに酸素を組織に届けられるか」がポイントです.

救急集中治療では,A(Airway:気道),B(Breathing:呼吸),C(Circulation:循環)を意識せよと教わります.その理由は,多くの重症患者は,気道→肺→血液→全身へと回る「酸素サイクル」のどこかが破綻しているためです.「組織の酸素需給バランスの崩壊」を治療するために,「**酸素サイクル」の安定化が必要**です.したがって,ショックの管理において,気道や呼吸が不安定ならば気管挿管や人工呼吸も考慮しないといけません.循環管理に入る前に一歩立ち止まって,ABCをセットで意識しましょう.

1)酸素サイクルと支持療法

酸素需給バランスの詳細は**第1章1**で述べられていますが,もう一度復習しましょう.「酸素サイクル」の考え方に基づくと,**酸素運搬量(心拍出量)を増やすことがまず重要**です.しかし,心拍出量が十分であれば低血圧でもよいでしょうか? 例えば,敗血症の初期では高心拍出量となります.これは,前負荷と心収縮力が高い一方で後負荷(末梢血管抵抗)は低下しているためで,心拍出量と末梢血管抵抗により算出される血圧は低くなります.この場合には,心拍出量は十分高くでも,血圧の目標を達成するために末梢血管抵抗を上げる血管収縮薬を追加します.**酸素を運搬する心拍出量の「流れ」と,臓器へ灌流させる末梢血管抵抗の「圧力」が重要**です.ここでは,動脈血酸素含有量・酸素運搬量の式と,心拍出量と末梢血管抵抗による血圧の式(**図2**)を用います.

ヘモグロビンや動脈血酸素飽和度は血液ガス分析で,心拍出量の決定因子である前負荷,心収縮力はエコーで,末梢血管抵抗(後負荷)は身体所見(四肢末梢冷感)で評価します.いずれもショックの診断同様,ベッドサイドで得られる所見です.それぞれ不足するものを補うことが,ショックの支持療法です.前負荷を増加させる輸液や心収縮力を増加させる強心薬,末梢血管抵

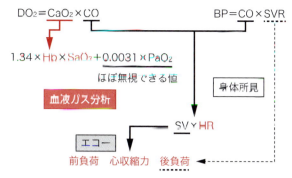

図2 酸素運搬量と血圧の式
DO₂：酸素運搬量，CaO₂：動脈血酸素含量，CO：心拍出量，Hb：ヘモグロビン，SaO₂：動脈血酸素飽和度，PaO₂：動脈血酸素分圧，SV：1回拍出量，HR：心拍数，BP：血圧，SVR：体血管抵抗．
酸素含量はヘモグロビンと酸素飽和度に，心拍出量は前負荷，心収縮力，後負荷および心拍数に規定される．これらは身体所見，バイタルサイン，簡便な検査（エコー）から得られる情報である

抗を増加させるための血管収縮薬が支持療法の中心になります．

2）前負荷を増加させる輸液

まずは輸液です．適切な初期輸液量に決まったルールはありません．患者背景や病態によって最適な量が異なるからです．例えば，敗血症性ショックでは，最初の3時間で最低でも30 mL/kgの晶質液を投与することがガイドラインで推奨[13]されていますが，実際の現場ではより速いスピードで輸液をすることもあるでしょう．このスピード感を理解しやすくするため，ショックの4つのフェーズ[6]を紹介します（図3）．

救急外来，一般病棟でショックと診断したとき，それは「Salvage」のフェーズです．なお，本稿では，非集中治療医が遭遇することの多いであろう「Salvage」を取り上げています．集中治療室や検査に移動するため，また，じっくりと病態を評価するため，血圧や心拍出量などを「ある程度」安定化することが目標です．そのためには輸液を急速に投与し，血管作動薬を早期に開始します．次の「Optimization」のフェーズでは，輸液反応性などを評価しながら酸素代謝を適正化します．ここでスピードは少しゆっくりになります．より高度で侵襲的なモニタリングを用いて集中治療室で管理するフェーズです．その後，患者が安定して臓器障害を防ぐことに重点を置く「Stabilization」，輸液や血管作動薬を減らし体液バランスを調整して人工呼吸器離脱をめざす「De-escalation」と進みます．ショックに関する話題はたくさんありますが，実はフェーズに応じて重要なポイントは異なります．

3）心収縮力と末梢血管抵抗を増加させる血管作動薬

次に血管作動薬です．大きく分けて，血管収縮薬と強心薬があり，患者ごとに必要な作用を考えて使い分けます．

● **血管収縮薬**

血管収縮薬で最も一般的に使用されているのは，ノルアドレナリン（ノルアドリナリン®）です．α1受容体作用による末梢血管抵抗上昇に加えて，わずかながらβ1受容体作用もあり，心拍出量が増加します．敗血症性ショックの第一選択[13]ですが，心原性ショックでも使用すること

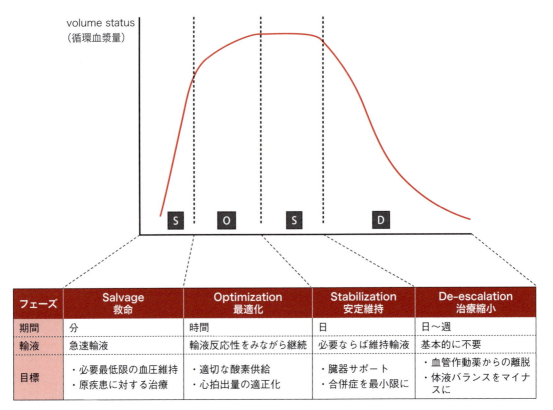

図3 ショックのフェーズ
時系列に沿って，ショックにおける輸液の「スピード」を表します．最初の「Salvage」の時期には加速（初期輸液）していき，次の「Optimization」ではいったん緩めて加速減速（輸液反応性に応じた増減）の微調整をします．ショックがピークアウトしはじめる「Stabilization」では一定速度（維持輸液）となり，病態が改善に向かう「De-escalation」で減速（必要であれば利尿）していきます

があります[14]．カテコラミン抵抗性や不整脈のためノルアドレナリンを使いにくい場合には，第二選択としてバソプレシン（ピトレシン®）を併用します．血管収縮作用が非常に強いため，四肢末梢や腸管などの臓器虚血に注意が必要です．

● **強心薬**
　心筋の収縮は，心筋細胞内の環状アデノシン一リン酸（cAMP）濃度上昇により細胞内のカルシウムイオン上昇により生じます．主な強心薬には，cAMP産生増加作用のドブタミン（ドブタミン／ドブトレックス®）とcAMP分解抑制作用のホスホジエステラーゼ（PDE）Ⅲ阻害薬であるミルリノン（ミルリーラ®）があります．強心薬の第一選択はドブタミンです．ドブタミン無効例やβ遮断薬投与，肺高血圧合併などの場合にミルリノンを使用します．これらの強心薬はいずれも血管拡張作用があるため，単独での使用は低血圧を生じうることに注意が必要です．その場合には，アドレナリン（ボスミン®）を選択するのも1つです．
　カテコラミンを使用するうえで知っておくべきアドレナリン受容体と，血管作動薬の特徴を表と図に示します（表2，3，図4）．

4）目標とする血圧と後負荷
　かつては十分な輸液をしてから血管作動薬を開始することが推奨されていましたが，最近ではより早期に投与開始することが有効とする報告[16]もあり，よりスピードが重視されています．

表2　アドレナリン受容体

受容体	臓器	作用
α1	血管平滑筋	血管収縮→末梢血管抵抗上昇
α2	交感神経終末 副交感神経終末	脱分極抑制→ノルアドレナリン分泌抑制
β1	心臓	心収縮力増加 心拍数増加
β2	血管平滑筋	血管拡張→末梢血管抵抗低下
β3	脂肪組織	脂肪分解

血管収縮力が強いため注意が必要です（赤字）

表3　血管作動薬の特徴

薬剤	α1	β1	β2	心拍出量	末梢血管抵抗	血圧	心拍数	開始量	維持量
ノルアドレナリン	++++	++	+	↑〜↓	↑↑	↑↑	↑	0.01〜0.04γ	0.04〜1γ
ドブタミン	+	++++	++	↑↑	→〜↓	↑〜↓	↑	2.5〜5γ	2.5〜10γ
アドレナリン	++〜++++	++++	+〜+++	↑↑	↑↑	↑↑	↑↑	0.02〜0.05γ	0.005〜0.2γ
バソプレシン	++++	−	−	↓	↑	↑	→〜↓	0.01〜0.04 単位/分	0.01〜0.04 単位/分
ミルリノン	−	++++	+++	↑↑	↓↓	↓〜→	↑	0.25γ	0.25〜0.75γ

各受容体への作用は＋（弱い）〜＋＋＋＋（非常に強い）で表記している．バソプレシン，ミルリノンはアドレナリン受容体への作用はないが，理解を助けるために受容体作用に置き換えて比較している（γ＝μg/kg/分）．
文献15より参考に作成

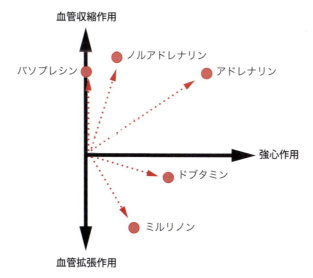

図4　血管作動薬のイメージ
文献15を参考に作成

一般的に目標とする血圧は，平均血圧65 mmHgです．高血圧の既往がある患者ではより高い方がよいという考え方[17]もあり，この目標が適切でない場合がありますが，まずはこれを基準とするとよいでしょう．筆者は，**平均血圧を指標とすること，ショックや臓器障害の治療経過をみながら目標血圧を再設定することが重要**と考えます．

　一方で，血圧は後負荷の指標にもなります．臓器の灌流に必要な「圧力」の末梢血管抵抗が高いと，心臓から酸素を届ける「流れ」の心拍出量を下げうることを知っておきましょう．

　このように，心臓からより多くの酸素を届けて（心拍出量），それを圧で組織・臓器に流し込む（灌流圧）イメージです．「流れ」と「圧力」どちらが欠けてもショックの治療はうまくいきません．

3 評価：何度も振り返ろう

　ショックの病態は千差万別で，刻一刻と変化するため，輸液や血管作動薬の使い方に模範解答はありません．**自分が行った治療が正しかったかどうかをもう一度評価し，治療の足し算引き算をくり返すことが重要**です．また，治療がうまくいかないとき，立ち返って診断が正しかったかを見直すのもよいでしょう．では，その評価はどうすればよいでしょうか？集中治療室で用いる中心静脈カテーテルや肺動脈カテーテルなどは侵襲的で留置に時間がかかり，制限の多い指標です．すぐにわかって何度も使える「3つの窓」，乳酸値，エコーがここでも有用です．

　「この患者に必要な治療は何か？」「患者はよくなっているだろうか？」その答えもベッドサイドにあります．

●ここがポイント
原疾患の治療と酸素のサイクルをイメージし，治療の評価とフィードバックをくり返す．

おわりに

　本稿は，ショック患者を早く見つけて，集中治療医にバトンタッチすることを目標としています．重症患者を救命するためには，ベッドサイドに足を運び患者と触れ合う機会が最も多い若手の皆さんの力が必要です．難しいことはありません．ぜひ集中治療を楽しく学んでいきましょう．

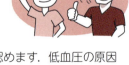

本稿を読んだ後の
初期研修医と集中治療医のやりとり

　初期研修医：「昇圧薬を要する低血圧と酸素需給バランスの異常を認めます．低血圧の原因は，経過と経胸壁エコーから…．また，酸素需給バランスの異常の原因は，低血圧に加えて…」

参考文献

1) Sakr Y, et al：Does dopamine administration in shock influence outcome? Results of the Sepsis Occurrence in Acutely Ill Patients（SOAP）Study. Crit Care Med, 34：589-597, 2006

2) Shankar-Hari M, et al：Developing a New Definition and Assessing New Clinical Criteria for Septic Shock：For the Third International Consensus Definitions for Sepsis and Septic Shock（Sepsis-3）. JAMA, 315：775-787, 2016

3) Babaev A, et al：Trends in management and outcomes of patients with acute myocardial infarction complicated by cardiogenic shock. JAMA, 294：448-454, 2005

4) Jones AE, et al：The effect of a quantitative resuscitation strategy on mortality in patients with sepsis：a meta-analysis. Crit Care Med, 36：2734-2739, 2008

5) Cecconi M, et al：Consensus on circulatory shock and hemodynamic monitoring. Task force of the European Society of Intensive Care Medicine. Intensive Care Med, 40：1795-1815, 2014

6) Vincent JL & De Backer D：Circulatory shock. N Engl J Med, 369：1726-1734, 2013

7) Puskarich MA, et al：Outcomes of patients undergoing early sepsis resuscitation for cryptic shock compared with overt shock. Resuscitation, 82：1289-1293, 2011

8) Hernández G, et al：Effect of a Resuscitation Strategy Targeting Peripheral Perfusion Status vs Serum Lactate Levels on 28-Day Mortality Among Patients With Septic Shock：The ANDROMEDA-SHOCK Randomized Clinical Trial. JAMA, 321：654-664, 2019

9) Dumas G, et al：Mottling score is a strong predictor of 14-day mortality in septic patients whatever vasopressor doses and other tissue perfusion parameters. Crit Care, 23：211, 2019

10) Ait-Oufella H, et al：Mottling score predicts survival in septic shock. Intensive Care Med, 37：801-807, 2011

11) Kraut JA & Madias NE：Lactic acidosis. N Engl J Med, 371：2309-2319, 2014

12) Shapiro NI, et al：Serum lactate as a predictor of mortality in emergency department patients with infection. Ann Emerg Med, 45：524-528, 2005

13) Rhodes A, et al：Surviving Sepsis Campaign：International Guidelines for Management of Sepsis and Septic Shock：2016. Intensive Care Med, 43：304-377, 2017

14) Ibanez B, et al：2017 ESC Guidelines for the management of acute myocardial infarction in patients presenting with ST-segment elevation：The Task Force for the management of acute myocardial infarction in patients presenting with ST-segment elevation of the European Society of Cardiology（ESC）. Eur Heart J, 39：119-177, 2018

15) Jentzer JC, et al：Pharmacotherapy update on the use of vasopressors and inotropes in the intensive care unit. J Cardiovasc Pharmacol Ther, 20：249-260, 2015

16) Permpikul C, et al：Early Use of Norepinephrine in Septic Shock Resuscitation（CENSER）. A Randomized Trial. Am J Respir Crit Care Med, 199：1097-1105, 2019

17) Asfar P, et al：High versus low blood-pressure target in patients with septic shock. N Engl J Med, 370：1583-1593, 2014

プロフィール

亀井　純（Jun Kamei）
倉敷中央病院集中治療科

患者・家族と医療者，多職種・診療科，救急外来と集中治療室，根本治療と全身管理，生理学とエビデンス．「集中治療はつなぐ仕事である」ということを信念としています．

岡本洋史（Hiroshi Okamoto）
聖路加国際病院集中治療科

ICUで最高のホスピタリティを提供するにはどうすればよいかを考えながら，ホテルICUのコンシェルジュとして奮闘中．データベース，医療の質，デジタル機器を使った医療の効率化などに興味があります．

第2章 臓器別に評価し対応する

3. 呼吸の異常に対応する

中島幹男

● Point ●

・A（airway）とB（breathing）は区別して評価する

・Bは酸素化（oxygenation）と換気（ventilation）に分けて考える

・分時換気量と呼吸努力の評価も忘れない

本稿を読む前の
初期研修医と集中治療医のやりとり

初期研修医：「SpO$_2$が低く，呼吸不全があります．急性呼吸不全です!!」

集中治療医：「そうだね．では，なぜ低酸素血症があるんだろう．換気／血流不均等？シャント？肺胞低換気？拡散障害？」

初期研修医：「…あ，はい…」

集中治療医：「それと，呼吸仕事量はどうだろう．かなり呼吸補助筋も使用してそうだけど….上気道狭窄はない？換気補助はいらないかな？」

初期研修医：「…あ，はい… ハイ？」

p.35症例提示参照

1. AとBは分けて考える

　呼吸の評価でまず大切なのは，A（airway：気道）とB（breathing：呼吸）を分けて考えるということです．低酸素血症（SpO$_2$やPaO$_2$の低下）の原因がAにある場合は，まず気道確保が必要になります．病態としては上気道狭窄・閉塞，意識レベルの低下による舌根沈下や喀痰排泄能の低下，気道分泌物の過多などがあげられます．このような病態に酸素投与だけでは戦えません．吸引や気管挿管・気管切開が必要になります．**Bの異常を考える前にまずAの確保が大切なの**です．

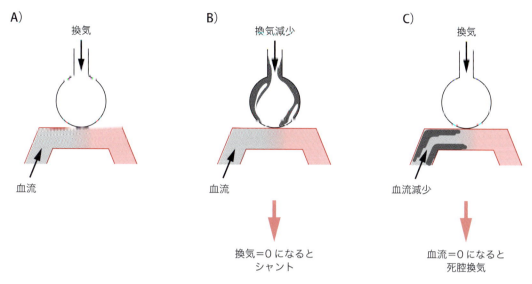

図1 肺の局所における換気／血流 不均衡
A) 換気＝血流，B) 換気＜血流，C) 換気＞血流．Bの換気＝0になるとシャントになり，Cの血流＝0になると死腔換気になる

2. Ⅰ型呼吸不全とⅡ型呼吸不全

呼吸不全は一般的に動脈血酸素分圧（PaO_2）＜60 Torrもしくは動脈血酸素飽和度（SpO_2, SaO_2）＜90％で定義されます．呼吸不全には高二酸化炭素血症を伴わないタイプ（Ⅰ型）と伴うタイプ（Ⅱ型）があります．呼吸不全の原因として生理学的には①換気／血流不均衡，②シャント，③拡散障害，④肺胞低換気に大別されます[1, 2]．このうち酸素化には①〜④すべての因子が関与しますが，高二酸化炭素血症（Ⅱ型呼吸不全）が起こるのは換気の異常，すなわち④のみです．

3. 酸素化（oxygenation）の異常

1 換気／血液不均衡

①の換気／血流不均衡を考えてみましょう．この"／"は肺の局所での換気と血流の比を示しています．正常では換気と血流はほぼ釣り合っており，換気＝血流（換気／血流比は適正）となっています（図1A）．血流に比べて換気が相対的に少なくなると（換気＜血流：換気／血流比は低い），動脈血の酸素化が十分にされないまま全身に送り出されます（図1B）．心不全や肺炎，肺水腫など多くの呼吸器疾患はこの病態です．血流が極端に落ちてゼロになるとシャントになります（後述）．逆に換気は十分でも，血流が相対的に少なくなると同様に酸素化は不十分になります（換気＞血流：換気／血流比は高い）（図1C）．肺血栓塞栓症やCOPD（chronic obstructive pulmonary disease：慢性閉塞性肺疾患）で肺胞が相対的に過膨張するとこのパターンになります．血流が極端に落ちてゼロになると後述の死腔換気になります．要するに多くの病態で換気血流比の異常が起こっていることがわかります[1]．

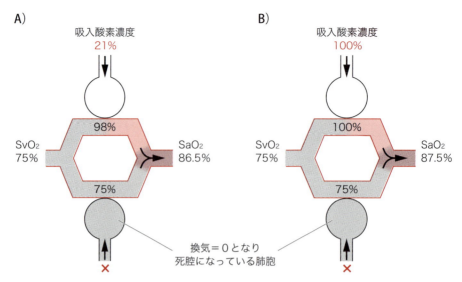

図2 シャントによる呼吸不全の考え方
SvO₂＝静脈血酸素飽和度，SaO₂＝動脈血酸素飽和度．シャント率50％（換気されている肺胞と全く換気されず死腔になった肺胞の比が1:1）と高い場合，吸入酸素濃度を21％（A）から100％（B）に上げても，全身にいく酸素飽和度はほとんど上昇しません

2 シャント

②のシャントが一番厄介です．**シャントとは酸素化されずに肺胞を素通りしてきた血液が，酸素化された血液と混ざってまた全身に送り出される状態**です．例えばシャント率を50％としましょう．片肺換気のときや両肺の背側半分が浸潤影のARDS（acute respiratory distress syndrome：急性呼吸促迫症候群）のときです．静脈血の酸素飽和度は75％，動脈血は98％とすると，(75＋98)÷2＝86.5％となります（**図2A**）．この患者に高濃度酸素投与をするとしましょう．するとPaO_2は500 Torrまで上昇したとしても，SaO_2は100％以上には上がりません．シャント率が50％のままだと(75＋100)÷2＝87.5％と全身にいく血液の酸素化はほとんど上昇しないのがわかります．そう，シャントによる呼吸不全は酸素投与に反応しないから厄介なのです（**図2B**）．逆に吸入酸素濃度を上げても酸素化が改善しない場合はシャントの関与を疑います．ARDSなどでシャントの関与が大きい場合は陽圧換気でPEEPをかけて，虚脱している肺胞を広げるなど，シャント率を下げる治療戦略をとらないと酸素化は改善しません．

3 拡散障害

③の拡散障害は間質性肺炎など肺胞壁が分厚く硬くなり，酸素の拡散が悪くなるものです．もちろん肺水腫でも似たような病態になるので上記①〜③の生理学的機序は病態と1対1では対応していないことがわかります．それでも換気血流比の異常のうち，換気が極端に悪い場合がシャントになり，血流が極端に悪い場合が次の換気の異常につながることは覚えておきましょう．

4 酸素化の評価

酸素化の評価にはA-aDO₂（肺胞気-動脈血酸素分圧較差，**第1章1参照**）や，PaO_2/F_iO_2（P/F比）などがあります．A-aDO₂は吸入酸素濃度が高くなると健常人でも開大してしまうので，酸素吸入している場合はP/F比が一般的に用いられています．しかし，鼻カニューレやマスクでの

酸素投与だとF_IO_2が正確でないという難点があります．P/F比は正常のPaO_2を100 Torr，F_IO_2を0.21すると100/0.21＝476になります．室内気でPaO_2 60 Torrであれば，286になります．P/F比で呼吸不全を定義することはあまりありませんが，ARDSの診断基準ではPEEP≧5 cmH$_2$O以上の状態でP/F比≦300を軽症，≦200を中等症，≦100を重症ARDSと定義しています[3, 4]．

Column

適切な酸素化の判断にはしも意識する

末梢組織へ酸素を供給する能力（DO_2：oxygen delivery）は酸素化だけでなく，心拍出量，ヘモグロビン濃度により規定されます．C（circulation：循環）が安定していれば（心拍出量が代償して増大してくれていれば），酸素化の改善に躍起になる必要はないかもしれません．酸素化を10％上げるのと心拍出量を10％上げるのはDO_2からみれば同じ効果なのです．ここで注意すべきはDO_2の酸素化規定因子は酸素分圧PaO_2ではなく，酸素飽和度SaO_2（SpO_2）です[1]．酸素飽和度が大事なのです．ということはSaO_2が98％あればPaO_2は80 Torrだろうが500 Torrだろうがほぼ同じなのです．いた

ずらに酸素濃度を上げたり，肺を痛めてまでガツガツ人工呼吸する必要はありません．酸素投与でSaO_2を90％から95％に上げてもDO_2は5％しか上昇しません．本症例（p.35）のようにショックを伴う場合は酸素化の改善も大切ですが，循環動態の安定化（心拍出量の増大）も重要ですし，糖尿病性腎症による腎性貧血があるのであれば，輸血でヘモグロビン濃度を上げることも考慮されます．酸素化の改善が治療の目的ではありません．酸素を与え過ぎることによる害も報告されています[5, 6]．酸素化をよくすることが最終目的ではなく，DO_2を改善し，末梢組織への酸素供給量を是正することが大切なのです[7]．

---

4. 換気（ventilation）の異常

1 肺胞低換気

④の肺胞低換気を考えてみます．**換気とは肺における空気の出入りです**．酸素を取り込む酸素化に影響するのはもちろん，体内で産生された二酸化炭素（CO_2）を排出する役割があります．換気の異常とはこのCO_2の排出能と考えることができます．CO_2は血液から肺胞に拡散しやすいので，時間あたりの肺胞の空気の出入りが増えるほど，$PaCO_2$は低下します，すなわち**$PaCO_2$は分時換気量に反比例します**[1]．分時換気量＝1回換気量×呼吸回数で規定されますから，換気の異常は1回換気量が減るか，呼吸回数が減るか，もしくはその両方が関与することになります．

2 死腔換気

もう1つは死腔換気が影響します．**死腔換気とは，前述①の換気／血流不均衡のうち，血流がゼロになった場合**です．肺胞に空気が出入りしていたとしても，肺胞に接する毛細血管に血流がないとCO_2が拡散できません．死腔換気量は多くの呼吸器疾患で増大します．

3 換気の評価

重要なのは，**換気の評価ではCO_2の排出だけでなく，産生量も考えなくてはいけない**ということです．人間はブドウ糖を原料に酸素を使用してクエン酸回路を回し，エネルギーとしてATPを

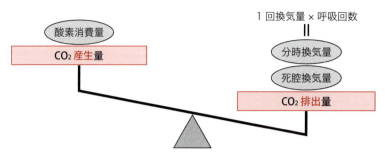

図3　換気－PaCO₂を決めるもの
CO₂産生量とCO₂排出量のバランスでPaCO₂は決定される

得ています．その結果としてCO₂が産生されます．すなわち，運動や侵襲で組織での酸素消費量（酸素需要）が増大すると，結果としてCO₂産生が増大します．肺が悪くない健常人でも運動すると頻呼吸になるのはこのためです[1]．敗血症などで酸素消費量が増大した場合は，その分時換気量を増やしてCO₂排出量を増大させる必要があります．このように換気の評価ではCO₂産生量（すなわち酸素消費量）とCO₂排出量のバランスを考慮する必要があります（図3）．ARDSや敗血症患者に人工呼吸管理をする場合，多くのレジデントは1回換気量にこだわります．しかし**換気の指標は分時換気量と酸素消費量なのです**．侵襲により酸素消費量が1.5倍に増えていると推定される場合，その患者の体格から予測される正常の1.5倍になるように分時換気量を考え，そのうえで1回換気量と呼吸回数の組合わせを考えなくてはなりません[8]．

5. 分時換気量と呼吸仕事量

　酸素化が悪くなると，人間は何とか分時換気量を増やして代償しようとします．すると呼吸仕事量が増大します．すなわち，血液ガス分析で酸素化の指標であるPaO₂と換気の指標であるPaCO₂がいわゆる正常値であったとしても，それが呼吸努力により分時換気量を増やした結果であるのならば，呼吸状態は正常ではありません．患者がハアハア・ゼイゼイしている場合，分時換気量がどのくらいであるかを推定しましょう．分時換気量が2倍になっているにもかかわらず，PaCO₂が正常値であるならば，換気の評価としては，酸素消費量が2倍になっているか，CO₂排出量が半分になっているか，両方が混ざっている状態です．酸素化の評価も，PaO₂が正常値でも呼吸努力のない普通の呼吸でこの値になる人と，最大限の呼吸努力をしてこの値を保っている人とは大違いです．

　われわれは普段肋間筋と横隔膜を使用して呼吸していますが，呼吸仕事量（呼吸努力）が増大しているときは，加えて胸鎖乳突筋などの呼吸補助筋も使用し，首や肩で息をしているように見えます．自分がマラソンした後の呼吸筋・呼吸補助筋の使用状況を想像してみましょう．このような呼吸をずっと続けさせると呼吸筋疲労を起こし，ゆくゆくは呼吸筋力が低下して呼吸不全に陥ってしまいます．このように**呼吸の評価では酸素化と換気だけでなく，分時換気量と呼吸仕事量の評価も重要**になります．

Column

正常な1回換気量と分時換気量

　健常成人の1回換気量は500 mL程度であり，呼吸回数を12回/分とすれば分時換気量は6 L/分になります．酸素消費量（CO_2産生量）は体格により変わります．このためCO_2を排出するために必要な分時換気量は理想体重（PBW）10 kgあたり1 L/分と概算できるといわれています[8]．実身長から算出された理想体重が60 kgであれば，分時換気量は6 L/分になります．この患者が何らかの侵襲により浅く速い呼吸になっている場合（1回換気量400 mLと推定して，呼吸回数が30回/分とすると），推定分時換気量は12 L/分と通常の2倍に増加していることになります．通常の2倍の分時換気量を出すために，多大な呼吸努力が必要になっていることも容易に推定できます．この呼吸仕事量の増大は，さらなる酸素消費を招き，悪循環を引き起こします．

---

6. 介入方法

■1 気道への介入

　酸素投与（鼻カニューレ，各種マスク），NPPV（non-invasive positive pressure ventilation：非侵襲的陽圧換気），侵襲的人工呼吸などの選択肢がありますが，大切なのは**AとBは分けて考える**ということです．今回の症例の場合，酸素化・換気が悪くなくても，意識障害があるため誤嚥の危険があるかもしれません．また喀痰量が多く，喀出ができない状況かもしれません．この場合はAの確保という目的で気管挿管が必要です．Aが確保されないと，いくら酸素を投与しても有効に肺に届いてくれません．NPPVはAの異常がある場合は適応になりません．

■2 呼吸への介入

　Bのなかでも酸素化が悪い場合は前述の治療すべてが適応になりますが，換気が悪い場合（高二酸化炭素血症を伴うII型呼吸不全）は，陽圧換気（NPPV，侵襲的人工呼吸）が必要になります．当初は患者の呼吸努力により酸素化・換気が保たれていても，その呼吸努力が続くと呼吸筋疲労を起こしてしまい，結局呼吸不全に陥ることもあります．この場合は呼吸筋補助（呼吸努力の軽減）を目的に陽圧換気を行います．今回の症例は喫煙歴もあり，COPDは指摘されていないだけで存在しているのかもしれません．呼気延長や呼気の喘鳴があれば気管支拡張薬の吸入が考慮されます．COPDの感染増悪であればNPPVもよい適応になりますが[9]，意識レベルや喀痰排泄能との相談になりそうです．胸部X線写真の評価で痰詰まりによる大きな無気肺があるようであれば気管支鏡による喀痰の吸引除去が有効かもしれません．

　呼吸への介入については，**気管挿管するかどうか**が大きなターニングポイントになります．気管挿管の適応については，絶対的な基準はありませんが，一般的な基準を**表1**に示します．ABCDのうちどれかが悪ければ挿管の適応になることがわかります．これ以外に主治医が「挿管したほうがいいかもな」と思ったときはそれが正解のことが多いです．「The ICU Book」の筆者Dr.Marinoも同じようなことを書いていました[10]．私も若いころ，挿管をしなくて後悔したことは数多くありますが，挿管して後悔したことはあまりありません．挿管＝負け，ではありません．救命セン

表1　気管挿管の適応

A（airway）の異常
・誤嚥の危険性，気道分泌物の排出困難，気道狭窄，顔面外傷
B（breathing）の異常
・酸素化の異常（酸素投与やNPPVに反応しない高度な低酸素血症） ・換気の異常（NPPVに反応しない高二酸化炭素血症） ・呼吸仕事量の増大（呼吸努力が強く，呼吸筋疲労が予想されるとき） ・呼吸停止，筋弛緩薬の使用
C（circulation）の異常
・輸液に反応しないショック
D（dysfunction of central nervous system）の異常
・高度意識障害（舌根沈下，咽頭反射の消失，呼吸中枢抑制） 　→これがAの異常につながる

表2　ARDSパターン（低酸素血症＋両側の浸潤影）になりうる主な疾患

・感染（細菌，ウイルス，レジオネラ，マイコプラズマ，クラミドフィラ，ニューモシスチス）	・輸血関連肺障害（TRALI）
・誤嚥	・急性好酸球性肺炎
・心原性肺水腫	・脂肪塞栓症
・神経原性肺水腫	・溺水
・特発性間質性肺炎	・無気肺
・肺胞出血	・肺挫傷
・薬剤性肺障害	

TRALI：transfusion-related acute lung injury

ターに勤務するようになって挿管の閾値はぐっと下がったように思います．それは挿管してもその後適切に管理すれば抜管できる，という力がついた証なのかもしれません．

7. 原因推定

　呼吸不全の原因を同定することは非常に重要です．酸素投与や人工呼吸などはあくまで対症療法であり，原疾患の治療をしなければ呼吸状態は改善しません．今回の症例も，低酸素血症＋両側の浸潤影＝ARDSと早合点してはいけません．表2のような鑑別もあがります．またARDSと診断したとしても，これはあくまで症候群であり，その原因を探る努力を怠ってはいけません[4]．そのうえで原因疾患の特異的治療を行う必要があります．

本稿を読んだ後の初期研修医と集中治療医のやりとり

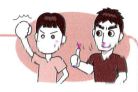

初期研修医：「Aに関して，気道の問題はないと考えています．Bに関して，低酸素血症を認めます．急性発症で，二酸化炭素濃度は低下しているため，急性Ⅰ型呼吸不全と考えます．原因としては，酸素投与で改善しているため換気/血流不均等と考えられ，状況から細菌性肺炎によるものであると思います．鑑別診断としては…．呼吸仕事量の増大も認めており，対応としては…．」

文献・参考文献

1) 「Respiratory Physiology：The Essentials 8th ed」(West, JB), Lippincot Williams & Wilkins, 2008
   → 医学生のときに学んで以来，忘れてしまった呼吸生理学を復習するのによい1冊．日本語訳も出版されています（「ウエスト 呼吸生理学入門：正常肺編 第2版」(桑平一郎/訳), メディカル・サイエンス・インターナショナル, 2009）

2) 則末泰博：ベッドサイドで使える低酸素血症の呼吸病態生理学：呼吸不全診療で着目すべきポイント．INTENSIVIST, 5：695-704, 2013

3) Ranieri VM, et al：Acute respiratory distress syndrome：the Berlin Definition. JAMA, 307：2526-2533, 2012

4) 「ARDS診療ガイドライン2016」(3学会合同ARDS診療ガイドライン2016作成委員会/編), 日本呼吸器学会, 日本呼吸療法医学会, 日本集中治療医学会, 2016

5) Damiani E, et al：Arterial hyperoxia and mortality in critically ill patients：a systematic review and meta-analysis. Crit Care, 18：711, 2014

6) Panwar R, et al：Conservative versus Liberal Oxygenation Targets for Mechanically Ventilated Patients. A Pilot Multicenter Randomized Controlled Trial. Am J Respir Crit Care Med, 193：43-51, 2016

7) 中島幹男：酸素需給バランスのモニタリング：DO_2, VO_2, O_2ERを理解し，SvO_2, 血清乳酸値，P (v-a) CO_2で評価する．INTENSIVIST, 10：333-350, 2018

8) 中島幹男：adaptive support ventilation (ASV). INTENSIVIST, 10：703-715, 2018

9) COPD（慢性閉塞性肺疾患）診断と治療のためのガイドライン2018［第5版］（日本呼吸器学会COPDガイドライン第5版作成委員会/編），日本呼吸器学会，2018

10) 「Marino's The ICU Book International Edition 4th ed」(Marino PL), Wolters Kluwer, 2013
    → できれば英語の勉強も兼ねて原著で読みたい1冊．挿管の適応のくだりは3版から4版への改訂でなくなってしまったようです．名言だっただけに残念．日本語訳も出版されています（稲田英一訳：「ICUブック 第4版」(稲田英一/訳), メディカル・サイエンス・インターナショナル, 2015）

プロフィール

中島幹男（Mikio Nakajima）
東京都立広尾病院救命救急センター　医長
日本救急医学会専門医，日本内科学会総合内科専門医，日本呼吸器学会専門医
2002年近畿大学卒．以前は呼吸器内科医をしていましたが，救急・集中治療が好きすぎて救急医に転向しました．病態生理など基本を重視した臨床教育や，ビッグデータを用いた臨床疫学研究に力を入れています．興味のある方はぜひ見学に来てください．

第2章 臓器別に評価し対応する

4. 腎臓の異常に対応する

岡本賢太郎

●Point●

- AKI患者を見つけたら，常にまずはAKI bundleを行う
- 原疾患の治療以外の特異的な治療が存在するAKIは一部だが，それらを疑う所見を見逃してはならない
- ICUでの血液透析はCHDFが一般的であり，開始のタイミング・設定する項目・抗凝固薬のことは最低限理解しておく

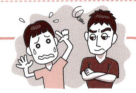

本稿を読む前の
初期研修医と集中治療医のやりとり

初期研修医：「尿量減少とクレアチニンの上昇がみられます．そのため，これは，A・K・Iだと思います！しかも，KDIGO分類としてはステージⅢです！だから，CHDFの適応を考える必要があります‼」

集中治療医：「ウンウン，よく勉強してますね．ちなみに膀胱留置カテーテルの閉塞がたまにあるんだけど，尿量が減ってきたときは要チェックです．それがないとすると，今の尿量減少とクレアチニン上昇に対しては，腎前性腎不全と腎性腎不全のどちらの関与が大きいのかな？」

初期研修医：「あ…」

集中治療医：「ちなみに，現時点で本当に透析の適応はあるのかな？」

初期研修医：「あ…」

p.35 症例提示参照

はじめに

　急性腎障害（acute kidney injury：AKI）は重症患者の57％に存在し[1]，合併していない患者に比べて死亡率を2倍以上とする予後不良因子です（13.9％ vs 6.2％）[2]．しかしICUにおける重症患者のAKIへのアプローチが一般病棟における患者と大きく異なるわけではありません．基本は原因の治療および除去と，腎機能が回復するまでの恒常性の維持です[3]．いずれの患者にお

表1　KDIGO criteria

AKI criteria	AKI stage	血清クレアチニン（SCr）	尿量
・血清クレアチニン（SCr）≧0.3 mg/dL（48時間以内） ・血清クレアチニン（SCr）≧1.5倍（基礎値：7日以内or予想） ・尿量＜0.5 mL/kg/時が6時間以上持続	1	↗SCr≧0.3 mg/dL or SCr 1.5～1.9倍	＜0.5 mL/kg/時（≧6時間持続）
	2	SCr 2.0～2.9倍	＜0.5 mL/kg/時（≧12時間持続）
	3	SCr 3.0～倍 or SCr≧4.0 mg/dL or 腎代替療法開始 or GFR＜35 mL/分/1.73 m²に低下した18歳未満の入院患者	＜0.3 mL/kg/時（≧24時間持続）or 無尿≧12時間

文献5を参考に作成

いても系統的なアプローチ，すなわちAKI bundleが有効です．AKIの原因には専門的な介入が必要なものもありますが，大半は私たち自身で解決できるものです．本稿で述べるAKI bundleは，私たちがAKIについて専門科コンサルトをする前に常に行うべきこととともいえます．

1. AKIの定義

　AKIとは急速な腎機能の悪化を示す症候群であり，典型的には窒素代謝産物である尿素・クレアチニンの蓄積もしくは尿量の低下によって診断されます[3]．AKIの診断基準はRIFLE（2004年），AKIN（2007年），KDIGO（2012年）と複数存在しており，これらはそれぞれAKIをステージ分けしています．AKIのステージ進行に伴い，死亡率が上昇することが示唆されているため[4]，早期発見・治療が重要です．

　本稿ではKDIGOの診断基準およびステージを表1に示します．ただし上記のようにAKIの早期認識は重要ではありますが，臨床上AKIのステージによって重症患者の急性期の対応が大きく変わるわけではありません．

2. AKI bundle

　われわれはAKIを認識したときに，常に以下の5点に関して評価・介入を行うべきです．それぞれは一般的に知られているプラクティスではありますが，すべてAKIに対して漏れなく行うべきことです．

① 緊急透析の必要性の判断
② 腎前性・腎性・腎後性に分けた鑑別疾患の検討
③ 循環血漿量（volume status）・平均血圧（MAP）の最適化
④ 薬剤調整（腎毒性物質の中止・腎機能に見合った量への調整・不要な薬剤の中止）
⑤ 原疾患が治療できているかの評価

第2章　臓器別に評価し対応する

表2　緊急透析の適応

A	Acidosis：pH≦7.15	A	Acidosis：pH≦7.15
I	Intoxication：透析で除去可能な薬物による中毒	B	BUN：BUN≧100 mg/dL，尿毒症症状
U	Uremia：BUN≧100 mg/dL，尿毒症症状	C	Congestion：利尿薬抵抗性のうっ血性心不全
E	Electrolyte：K≧6 mEq/L，心電図変化	D	Drug：透析で除去可能な薬物による中毒
O	Overload：利尿薬抵抗性のうっ血性心不全	E	Electrolyte：K≧6 mEq/L，心電図変化

文献6を参考に作成

表3　AKIの鑑別疾患

腎前性	腎性							腎後性
	血管性	原発性糸球体疾患	急性間質性腎炎	急性尿細管壊死				
				虚血性	腎毒性			
					外因性	内因性		
・出血 ・体液量減少（相対的）低血圧 ・うっ血性心不全 ・非代償性肝硬変 ・腎動脈閉塞・狭窄 ・利尿薬 ・NSAIDs ・ACE阻害剤/ARB ・カルシニューリン阻害剤 ・高カルシウム血症	・血管炎 ・悪性高血圧 ・強皮症腎クリーゼ ・TMA	・感染後糸球体腎炎 ・抗GBM腎炎 ・微小変化型ネフローゼ症候群	・薬剤性 ・感染性 ・サルコイドーシス ・Sjögren症候群 ・SLE	・敗血症 ・腎前性腎不全の原因疾患	・アミノグリコシド ・バンコマイシン ・アムホテリシンB ・アシクロビル ・ヨード系造影剤 ・白金製剤	・横紋筋融解症 ・骨髄腫腎 ・高尿酸血症 ・高リン血症		・尿道閉塞・狭窄 ・両側尿管閉塞・狭窄

TMA：thrombotic microangiopathy（血栓性微小血管症），GBM：glomerular basement membrane（糸球体基底膜）．文献7, 8を参考に作成

1 緊急透析の必要性の判断

　まずはじめに考えなくてはならないことは**血液透析の必要性**の有無です．血液透析の適応は多岐にわたりますが，一般的なAIUEO・ABCDEの適応（表2）は覚えておく必要があります．

2 腎前性・腎性・腎後性に分けた鑑別疾患の検討

　AKIを腎前性・腎性・腎後性に障害部位で分けて疾患を絞り込む方法は，古典的ですが現在でも有用なアプローチです（表3）．ただし重症なICU患者においては，それらがオーバーラップした急性腎障害がしばしばみられます．

1）腎後性腎不全の除外

　私たちが乏尿・無尿の患者のベッドサイドでまず行うべきことは，**腎臓・膀胱にエコーをあてて腎後性腎不全を除外すること**です．このステップは尿道カテーテルが留置されているとしても省略するべきではありません．ICUではカテーテル閉塞による乏尿にしばしば遭遇するからです．

2）循環血漿量の評価

　その後，病歴・身体所見・原疾患から患者の循環血漿量（volume status）を推測します．腎後性を評価したあとにそのまま心エコーを行って情報を得ることも有効です．出血・脱水に伴う循環血漿量低下が腎前性腎不全の代表的な原因ですが，うっ血性心不全による腎血流低下（いわゆる腎うっ血）も腎前性の原因となることに留意します．

3）腎性腎不全の鑑別

　そして最後に**腎性腎不全の鑑別**を行います．腎性腎不全の際に障害されうる部位は尿細管，間質，糸球体，血管であり，その鑑別は**表3**の通り多岐にわたります．まず行うべき検査は尿検査にて血尿・タンパク尿・円柱の所見を確認することですが，病歴・身体所見からも鑑別疾患を絞っていく必要があります．各疾患でみられる代表的な尿所見は以下の通りです．

- 急性尿細管壊死（acute tubular necrosis：ATN）：顆粒円柱，尿細管上皮
- 糸球体腎炎（glomerulonephritis：GN）：変形赤血球，赤血球円柱
- 急性間質性腎炎（acute interstitial nephritis：AIN）：白血球尿（好酸球），白血球円柱

　後述しますが，集中治療室での経過中に腎機能の悪化が認められた場合，開始した薬剤が原因になっていることが多いということは覚えておく必要があります．

❸ 循環血漿量（volume status）・平均血圧（MAP）の最適化

1）循環血漿量（volume status）の最適化

　❷でのvolume statusの評価がhypovolemiaもしくはhypervolemiaに該当する場合にはnormovolemiaを目指した管理を行うべきです．くり返しとなりますがhypovolemiaと同様にhypervolemiaもAKIの原因となりうるため，腎うっ血によるAKIと判断すれば腎機能増悪傾向であっても，利尿薬などでvolume statusを減らすアプローチを行う必要があります．ゆえに**volume statusの評価はAKIの診療においてきわめて重要**です．

2）平均血圧（MAP）の最適化

　同時に**腎臓の血流を維持するためには，適切な血圧を保つことも重要**です．通常の敗血症の治療においてはMAP 65 mmHg以上を維持する治療がコンセンサスを得てはいますが，先行研究では高血圧の既往がある患者においてはMAP 80 mmHg以上の維持が腎機能予後を改善する可能性が示唆されています[9, 10]．もともとの血圧が高い患者群においては一考の余地があるといえます．もともとの血圧が高い乏尿患者に対してMAPの目標値を上げることによって腎機能や尿量が改善することは臨床上珍しくありません．

❹ 薬剤調整（腎毒性物質の中止・腎機能に見合った量への調整・不要な薬剤の中止）

　重症患者では薬剤は腎障害の原因の約20％に関連しているとされており[3]，**表4**に示した代表的な薬剤は覚えておく必要があります．

　薬剤性の腎障害は除外診断となるため，被疑薬を特定することは実際にはしばしば困難です．それゆえAKIをみた際には腎障害の原因となりうる代表的な薬剤は原則中止するべきです．同時に腎排泄される薬剤は腎障害の程度に合わせて調整を行う必要があります．また透析導入した際にも透析患者用の薬剤量に変更することを忘れてはなりません．加えて腎障害をきたす薬剤は代表的なもの以外にも多岐にわたるため，新規薬剤はもちろんとして，そもそも**不必要な薬は極力減らしていく姿勢が重要**といえます．また，疾患の急性期は腎機能が日々変化していくことが多いため，腎機能に応じて特に抗菌薬などの投与量を毎日確認することを忘れてはなりません．

❺ 原疾患が治療できているかの評価

　循環血漿量と血圧の最適化，被疑薬の中止などを行っているにもかかわらず腎機能が悪化していく場合，何らかの原疾患がコントロールされていない可能性があり，全身を含めた病態を再評

表4　腎毒性のある代表的な薬剤
・造影剤
・アミノグリコシド
・アムホテリシン
・NSAIDs
・βラクタム抗菌薬（特に間質性腎炎を起こしやすい）
・サルファ剤
・アシクロビル
・メソトレキセート
・シスプラチン
・シクロスポリン
・タクロリムス
・ACE阻害剤
・ARB

文献3より引用

表5　AKIの原因疾患頻度
・急性尿細管壊死（ATN）：45％
・腎前性腎不全：21％
・AKI on CKD：13％（ほとんどがATN or 腎前性）
・腎後性腎不全：10％
・糸球体腎炎 or 血管炎：4％
・急性間質性腎炎：2％
・血管塞栓症：1％

文献11を参考に作成

価する必要があります．敗血症の感染源が除去されていない場合，術後腸管のマイナーリークがある場合，さらに稀ではありますが血管炎やTMAなどが未治療で放置されている場合などです．

3. 腎臓内科に相談すべきタイミング

　一言でいえば**積極的な治療が必要な病態を見つけた場合**です．表5の通り，実はAKIの大半には特異的な治療は必要なく，糸球体腎炎・血管炎・急性間質性腎炎などの特異的な治療（免疫抑制剤・血漿交換）が必要となる疾患は一部です．しかし時折現れるそれらの疾患を疑う所見を見逃さないことが重要であり，AKI bundleはそれらの疾患のスクリーニングを兼ねています．
　また早期に専門科コンサルトを行い，適切な介入を受けた場合の方が当然ではありますが，腎機能予後が良好となることが報告されています[12, 13]．AKI bundleでアセスメントできないAKIに出合った場合には，できるだけ早期に専門科コンサルトを行うべきです．

4. 血液透析（腎代替療法）に関して

　おそらく本書を読まれている方は，まだ透析の原理や回路に習熟してない方が少なくないでしょうが，誌面の都合もあり本稿ではそれらの解説は他書を参照していただき，腎代替療法（renal replacement therapy：RRT）の導入時に，（特にCRRTに関して）最低限知っておくべき知識を解説します．ICUでは以下のポイントに関しての判断は医師がしなくてはなりません．

1 透析の種類

　一般的には透析は間欠的（intermittent RRT：IRRT）と持続的（continuous RRT：CRRT）に分かれます．IRRTは維持透析患者に行うIHD（intermittent hemodialysis）と同様のものでありますが，ICUにおける循環動態が不安定な患者においてはCRRT（図1）が選択されることが多いです．ただし透析液流量はIRRT（ex.500 mL/分）がCRRT（ex.800 mL/時）を圧倒的に上回っており，後述の透析液流量を増やした場合（high flow CRRT）と比較しても，透析効率は

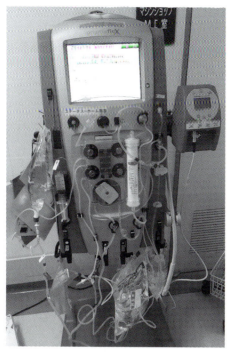

図1 当院の血液浄化用装置

IRRTの方がはるかに優れています．そのため透析開始時にIRRTを選択可能かどうかは常に検討すべきといえます．またSLED（sustained low efficiency dialysis）という，IRRTの半分程度の透析液流量（ex.200〜300 mL/分）で施行時間を延ばした方法も存在し，循環動態への影響はCRRTと大きな違いがないことが示唆されていますが[14〜16]，本邦ではまだ普及しているとは言い難いです．

CRRTには血液透析のみのCHD（continuous hemodialysis：持続的血液透析），血液濾過のみのCHF（continuous hemofiltration：持続的血液濾過），両者を合わせたCHDF（continuous hemodiafiltration：持続的血液濾過透析）があります．小分子・中分子の除去効率の観点からは理論的にはCHFが最も優れていますが，臨床的な浄化膜への負担も考慮してCHDFが選択されることが本邦では一般的であり，CRRT≒CHDFと認識されていることが多いです．

2 開始のタイミング

前述の表2で示した適応は絶対的なものではなく，実はAKIに対しての透析開始のタイミングに関しては現時点では定まっていません．近年の研究では2016年の2つのRCT（AKIKI，ELAIN）では矛盾する結果となり[17, 18]，2018年の早期開始（12時間以内）と晩期開始（48時間以上）を比較したRCT（IDEAL-ICU）でも有意差は認めませんでした[19]．同様の別のRCT（STARRT-AKI）も現在進行中で結果待ちとなっています[20]．

現時点の先行研究の結果より，（定義自体が定まっていませんが）早期の透析導入の利益は証明されておらず，また透析適応が代謝性アシドーシスであれば，重炭酸ナトリウム（メイロン®）での初期対応が有効な可能性も示唆されています[21]．

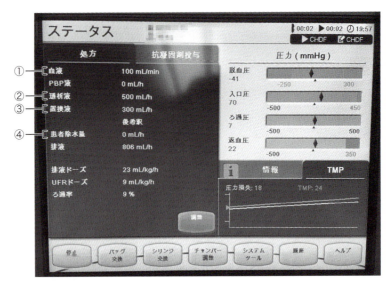

図2　CHDF施行時のコンソール画面
①血液流量（Qb），②透析液流量（Qd），③置換液流量（Qs），④除水量
（Color Atlas②参照）

3 設定する項目

　CRRT開始時に設定する項目は，血液流量（Qb），透析液流量（Qd），置換液流量（Qs），除水量です（図2）．血液流量に関しては80〜120 mL/分程度，透析液流量と置換液流量は合計600〜800 mL/時程度，CRRTを選択するような重症患者においては除水はなしで開始することが一般的です．透析液と置換液の合計使用量（浄化量）に関しては，本邦において保険診療上10〜15 mL/kg/時程度に制限されている背景があります．

　近年のRCT（ATN，RENAL）からは20〜25 mL/kg/時以上の浄化量の効果は示されておらず[22,23]，KDIGOガイドラインにおいてもAKIでのCRRTの至適浄化量として20〜25 mL/kg/時を推奨しています[5]．前述の通り，本邦においてはこの浄化量は保険診療外となってしまうため，高度の代謝性アシドーシスなどの切迫する状況での使用に限られます．ただし本邦の保険診療内での血液浄化量でも，予後を悪化させないことも近年報告されています[24,25]．

4 抗凝固薬

　腎代替療法施行時には，ダイアライザーや回路の閉塞予防に抗凝固薬の併用が必要となり，未分画ヘパリン（unfractionated heparin：UFH），低分子ヘパリン（low-molecular-weight heparin：LMWH），ナファモスタットメシル酸塩，クエン酸，アルガトロバンが選択肢となります．CRRT時はKDIGOガイドラインではクエン酸が推奨されていますが[5]，本邦ではナファモスタットメシル酸塩が頻用されており，有用性を示したエビデンスは乏しく，副作用としてアナフィラキシー，無顆粒球症などが報告されています[26]．またアルガトロバンはヘパリン起因性血小板減少症（heparin-induced thrombocytopenia：HIT）を疑った場合に使用します．臨床的に出血リスクが高い場合には，抗凝固薬なしでCRRTを行うという選択肢もありますが，その場合に（抗凝固薬ありと比較して）回路寿命に差がないという報告もあります[27]．

5 デバイス

透析カテーテル，ダイアライザーなどの選択に関しては，現時点で特定のものを積極的に推奨するエビデンスは乏しく，各施設で使い慣れているものを選ぶのが妥当と考えます．

Advanced Lecture

■ 急性尿細管壊死と腎前性腎不全

多彩な鑑別疾患のある腎性腎不全ですが，ICUにて最も頻繁に遭遇する原因は急性尿細管壊死（ATN）であり，AKIのうち半分近くを占めるとされています[24]．そしてこのATNと腎前性腎不全の臨床的な鑑別は実際には容易ではありません．原疾患による腎血流低下に伴う虚血性の尿細管壊死は，同時に腎前性腎不全を合併しうるためです．FENa（fractional excretion of sodium：尿中 Na 排泄分画）・FEUN（fractional excretion of urea nitrogen：尿素窒素分画排泄率）などを含む尿検査は一般病棟では頻用されていますが絶対的な指標とはいえません[25]．

ATNは大半の患者において経時的に腎機能の回復がみられ，特異的な治療を行わなくともベースラインの腎機能に回復しうる疾患群です．つまり治療は腎前性腎不全と同じ volume status の適正化であり，上記のように併存している可能性のある両疾患を厳密に区別することは臨床的には重要でないといえます．volume status の適正化後に腎機能の回復に時間がかかれば，結果的にATNの要素が大きかったといえるだけです．

敗血症性の際に合併するAKI，いわゆるseptic AKI もこのATNに属する腎性腎不全です．その他の疾患を疑う根拠がなければ，経過観察をすることが可能であり，専門科へのコンサルトは必ずしも必要ではありません．

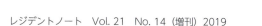

本稿を読んだ後の
初期研修医と集中治療医のやりとり

初期研修医：「尿量減少とクレアチニンの上昇がみられます．腹部エコーでは，膀胱内の尿の貯留も水腎症も認めず，腎前性腎不全か腎性腎不全，またはその両者が考えられます．それぞれの関与の程度を推測すると，…．また尿検査より…」

おわりに

本稿の範囲に限らず，プロブレムの漏れをなくすためのby systemにおいてはbundleを用いた系統的なアプローチはきわめて有効です．人工呼吸管理・体外循環などの一見派手な部分だけが集中治療の勘所ではありません．漏れがないように，このようなbundleを日々着実にこなしていけるかどうかが，集中治療医としての技量の差が出る部分であり，重症患者の予後を左右すると考えます．

文献・参考文献

1) Glodowski SD & Wagener G：New insights into the mechanisms of acute kidney injury in the intensive care unit. J Clin Anesth, 27：175-180, 2015

2) Nisula S, et al：Incidence, risk factors and 90-day mortality of patients with acute kidney injury in Finnish intensive care units：the FINNAKI study. Intensive Care Med, 39：420-428, 2013

3) Bellomo R, et al：Acute kidney injury. Lancet, 380：756-766, 2012

4) Bagshaw SM, et al：A multi-centre evaluation of the RIFLE criteria for early acute kidney injury in critically ill patients. Nephrol Dial Transplant, 23：1203-1210, 2007

5) Kidney Disease：Improving Global Outcomes (KDIGO) Acute Kidney Injury Work Group. KDIGO Clinical Practice Guideline for Acute Kidney Injury. Kidney inter, 2 Suppl：1-138, 2012

   ↑日本語訳が「急性腎障害のためのKDIGO診療ガイドライン【推奨条文サマリーの公式和訳】」にまとめられています

6) Bagshaw SM, et al：A proposed algorithm for initiation of renal replacement therapy in adult critically ill patients. Crit Care, 13：317, 2009

7) Lameire N, et al：Acute renal failure. Lancet, 365：417-430, 2005

8) 山下徹志，土井研人：AKIの特徴と鑑別診断－AKIの多様性を知り，原因疾患に迫る．Hospitalist, 2：37-47, 2014

9) Abuelo JG：Normotensive ischemic acute renal failure. N Engl J Med, 357：797-805, 2007

10) Asfar P, et al：High versus low blood-pressure target in patients with septic shock. N Engl J Med, 370：1583-1593, 2014

11) Liaño F & Pascual J：Epidemiology of acute renal failure：a prospective, multicenter, community-based study. Madrid Acute Renal Failure Study Group. Kidney Int, 50：811-818, 1996

12) Balasubramanian G, et al：Early nephrologist involvement in hospital-acquired acute kidney injury：a pilot study. Am J Kidney Dis, 57：228-234, 2011

13) Meier P, et al：Referral patterns and outcomes in noncritically ill patients with hospital-acquired acute kidney injury. Clin J Am Soc Nephrol, 6：2215-2225, 2011

14) Kumar VA, et al：Extended daily dialysis：A new approach to renal replacement for acute renal failure in the intensive care unit. Am J Kidney Dis, 36：294-300, 2000

15) Kielstein JT, et al：Efficacy and cardiovascular tolerability of extended dialysis in critically ill patients：a randomized controlled study. Am J Kidney Dis, 43：342-349, 2004

16) Wu VC, et al：Sustained low-efficiency dialysis versus continuous veno-venous hemofiltration for postsurgical acute renal failure. Am J Surg, 199：466-476, 2010

17) Gaudry S, et al：Initiation strategies for renal-replacement therapy in the intensive care unit. N Engl J Med, 375：122-133, 2016

18) Zarbock A, et al：Effect of early vs delayed initiation of renal replacement therapy on mortality in critically ill patients with acute kidney injury：The ELAIN randomized clinical trial. JAMA, 315：2190-2199, 2016

19) Barbar SD, et al：Timing of renal-replacement therapy in patients with acute kidney injury and sepsis. N Engl J Med, 379：1431-1442, 2018

20) Standard vs. Accelerated Initiation of RRT in Acute Kidney Injury (STARRT-AKI：Principal Trial). ClinicalTrials.gov：https://clinicaltrials.gov/ct2/show/NCT02568722

21) Jaber S, et al：Sodium bicarbonate therapy for patients with severe metabolic acidaemia in the intensive care unit (BICAR-ICU)：a multicentre, open-label, randomised controlled, phase 3 trial. Lancet, 392：31-40, 2018

22) VA/NIH Acute Renal Failure Trial Network, et al：Intensity of renal support in critically ill patients with acute kidney injury. N Engl J Med, 359：7-20, 2008

23) RENAL Replacement Therapy Study Investigators, et al：Intensity of continuous renal-replacement therapy in critically ill patients. N Engl J Med, 361：1627-1638, 2009

24) Fujii T, et al：Low-dose continuous renal replacement therapy for acute kidney injury. Int J Artif Organs, 35：525-530, 2012

25) Uchino S, et al：Validity of low-intensity continuous renal replacement therapy*. Crit Care Med, 41：2584-2491, 2013

26) Higuchi N, et al：Anaphylactoid reaction induced by a protease inhibitor, nafamostat mesilate, following nine administrations in a hemodialysis patient. Nephron, 86：400-401, 2000

27) Uchino S, et al：Continuous venovenous hemofiltration without anticoagulation. ASAIO J, 50：76-80, 2004

28) 「National Kidney Foundation Primer on Kidney Diseases 6th Edition」 (Gilbert SM & Weiner D, eds), Elsevier, 2013

プロフィール

岡本賢太郎（Kentaro Okamoto）

聖マリアンナ医科大学救急医学

初期研修時代に集中治療に興味をもら，東京ベイ総合内科・集中治療科後期研修を経て，現在聖マリアンナ医科大学にてスタッフをやっております．

大学病院の三次救命センターは外傷から内科まで幅広く重症患者を経験することができ，非常に充実した毎日となっております．救急集中治療領域に興味をおもちの方はぜひ一度見学にいらしてください．

> 第2章　臓器別に評価し対応する

5. 電解質の異常に対応する

下薗崇宏

> ● **Point** ●
>
> ・In-Out バランスと体内シフトを考えよう
> ----
> ・原因や原疾患へのアプローチを怠るな
> ----
> ・緊急度を決めるのは検査値よりも臨床像である
> ----
> ・マグネシウムとリンのチェックを忘れずに行う

> ## 本稿を読む前の
> ### 初期研修医と集中治療医のやりとり
>
> **初期研修医**：「今日の朝の採血検査で，カリウムの上昇を認めました！原因は腎機能障害です！間違いないです！」
>
> **集中治療医**：「そ，そうだね．でも，他にはないかな？ヘパリンやβ遮断薬，NSAIDs が開始されてるけど，これらの関与はどうかな？」
>
> **初期研修医**：「カリカリ」
>
> **集中治療医**：「？」
>
> **初期研修医**：「カリカリカリカリ！」
>
> **集中治療医**：「ストレスでボールペン噛みすぎ！」

p.35 症例提示参照

はじめに

　電解質異常は重症患者管理につきもののトラブルであり，その対応においては，原因や原疾患へのアプローチが基本となりますが，時に緊急度に応じた対症療法も必要です．鑑別すべき原因や原疾患が多く，苦手意識をもつ人も多い分野かもしれませんが，**各電解質の恒常性を保つ機序を理解することと，In-Out バランスや体内シフトに着目すること**が攻略の鍵になるはずです．それでは一緒に，各電解質異常への対応を紐解いていきましょう．

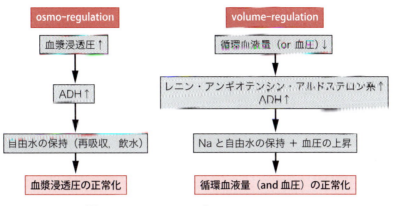

図1 osmo-regulation と volume-regulation

1. ナトリウム（Na）/自由水[1〜3]

　Naは，細胞外液において圧倒的多数を占める陽イオンであり，細胞外液の浸透圧を規定する最大の因子となっています．Na濃度の恒常性を保つ機序（≒浸透圧の恒常性を保つosmo-regulation）の主役は，浸透圧上昇により下垂体から分泌される抗利尿ホルモン（antidiuretic hormone：ADH）であり，腎での自由水再吸収や，口渇刺激からの飲水行動を促進する作用を有しています．

　つまり，osmo-regulation（図1）が正常に作動していれば，たとえ浸透圧が一時的に変化（≒Na濃度が一時的に変化）しても，ADHを介し自由水のIn-Outバランスが調整され，浸透圧が正常化（≒Na濃度が正常化）されるのです．一方，Na濃度が異常である患者の多くは，異常な浸透圧を正常化できていない，つまり自由水のバランスを調整するosmo-regulationが正常に作動できていない状態といえます．ちなみに，osmo-regulationの主役であるADHは，有効循環血液量の恒常性を保つvolume-regulation（図1）にも関与しており，このことがNa濃度異常の鑑別を複雑なものとする一因となっていますが，その詳細はこれから各論でみていきましょう．

　浸透圧の異常〔より正確には張度の異常（**Advanced Lecture ■浸透圧と張度**参照）〕に最も脆弱な臓器は脳であるため，**Na濃度の異常は，主に中枢神経系の症状を引き起こします**．逆に，張度の異常を伴わないNa濃度異常を補正することは，無意味であるどころか有害ですらあることに留意しましょう．

Advanced Lecture

■ 浸透圧と張度

　浸透圧とは，溶質（＝浸透圧物質）の総量で規定される絶対的な指標であり，細胞外液の浸透圧は，微小な溶質を切り捨てた以下の式で表されます．

浸透圧 ≒ Na×2＋グルコース/18＋BUN/2.8
※BUN：blood urea nitrogen（血中尿素窒素）

　一方，**張度**とは，半透膜で隔たれた2つの溶液間で自由水を引き込み合う力を示す相対的な指

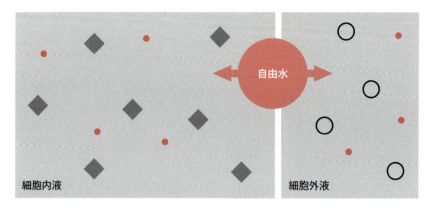

図2 自由水の体内シフト
●は細胞内外で濃度が同じ溶質であり，自由水の体内シフトには影響を与えません．一方，○や◆は細胞内外で濃度が異なる溶質であり，自由水の体内シフトに影響を与える"有効"浸透圧物質として働きます．つまり，細胞外液における○の濃度（≒細胞外液の張度）と，細胞内液における◆の濃度（≒細胞内液の張度）が等しくなるよう，自由水がシフトするのです．○の代表が，Na・グルコース・BUNなのです

標であり，両溶液間で濃度が違う溶質だけが，"有効"浸透圧物質として張度を形成します．

　つまり，図2の●のように細胞内外で濃度が同じ溶質（BUNなど）は，浸透圧物質ではありますが"有効"浸透圧物質ではないため，自由水の体内シフトには影響を与えません．一方，Na・グルコース・マンニトールなどが，細胞外液中の"有効"浸透圧物質として働き，自由水の体内シフトに影響を与えるのです（図2）．

　また，自由水の体内シフトの結果，張度や浸透圧は最終的には細胞内外で等しくなります．

> ●ここがポイント
> Na濃度の異常は自由水バランス（自由水のIn-Outバランスと体内シフト）を中心に考える！

1 高ナトリウム血症（Na＞145 mmol/L）[4]（必然的に体液は必ず高張性！）

■**分類**：発症までの時間が48時間以内なら急性
　　　　発症までの時間が48時間以上もしくは不明なら慢性
■**疫学**：ICU患者の約10〜15％
　　　　死亡率上昇と関連あり
■**症状**：脳細胞の脱水（＝萎縮）による症状
　　　　慢性では頭痛など軽症のことが多く，急性では認知機能障害・筋緊張低下・痙攣・昏睡・頭蓋内出血など重症のことが多い
■**原因と鑑別**：表1, 図3を参照
■**治療**：
　　原因や原疾患へのアプローチが基本であることと，是正すべきは異常な張度であることを忘れてはいけません．ただし，循環血液量低下による組織低灌流がある場合には，細胞外液投与による循環動態の改善を優先させましょう．
　組織低灌流を伴わない場合には，自由水の投与が治療の基本となります．具体的には，自由水欠乏量（L）［＝体重（kg）×0.6[※1]×（Na－140）/140］の約半分を，5％ブドウ糖も

表1 高ナトリウム血症の原因

自由水のOut↑	腎性	ADH作用↓	尿崩症，トルバプタン
		濃縮能↓	利尿薬
		浸透圧利尿	高血糖，マンニトール
	腎外性	下痢，嘔吐	
		不感蒸泄，体液ドレナージ	
自由水のIn↓		口渇飲水機能低下（高齢など），過小輸液	
NaのIn↑		高Na輸液（重炭酸ナトリウムなど），抗菌薬 海での溺水	

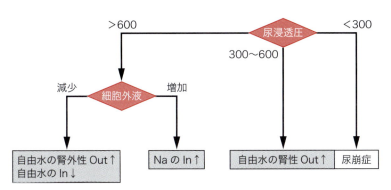

図3 高ナトリウム血症の鑑別アルゴリズム

しくは水道水※2として，最初の24時間かけて投与します．ただし，補正速度が早すぎると，細胞外液の張度低下による自由水の細胞内シフトが起こり，脳浮腫をきたすリスクがあるため，**補正速度は24時間あたり12 mmol/L以下**にしなくてはなりません（最大でも1時間あたり2 mmol/L以下）．治療中は，数時間ごとにNa濃度をフォローし，適切な補正速度となるよう自由水の投与速度を適宜増減します．

※1 女性や高齢者では0.5を用いる
※2 経口もしくは経管から投与する

2 低ナトリウム血症（Na＜135 mmol/L）[5,6]（体液は必ずしも低張性とは限らない！）

- **分類**：発症までの時間が48時間以内なら急性
  発症までの時間が48時間以上もしくは不明なら慢性
- **疫学**：ICU患者の約30％
  死亡率上昇と関連あり
- **症状**：脳細胞の浮腫（＝腫脹）による症状（ただし低張性低ナトリウム血症に限る）
  嘔気・頭痛など軽症のものから，嘔吐・傾眠・痙攣・昏睡など重症のものまで
- **原因と鑑別**：表2，図4を参照
- **治療**：
  くり返しになりますが，原因や原疾患へのアプローチが基本であることと，是正すべきは

表2　低ナトリウム血症の原因

自由水の血管内シフト		高血糖，マンニトール
自由水のIn↑		水中毒，溶質摂取不足
自由水の腎性 Out↓	循環血液量低下（適切にADH↑）	心不全，肝硬変 ネフローゼ
		下痢，不感蒸泄 体液ドレナージ
	不適切にADH↑	SIADH 副腎不全，甲状腺機能低下症
Naの腎性 Out↑		利尿薬，中枢性塩類喪失症候群 アルドステロン作用低下

SIADH：syndrome of inappropriate secretion antidiuretic hormone（抗利尿ホルモン不適合分泌症候群）

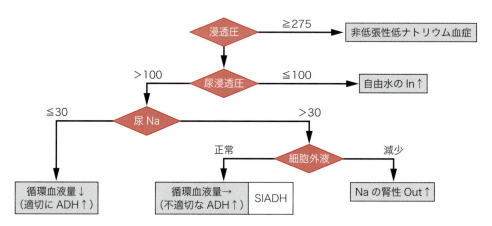

図4　低ナトリウム血症の鑑別アルゴリズム

異常な張度であることを忘れてはいけません．特に，低ナトリウム血症のなかには，非低張性低ナトリウム血症という病態があるので注意が必要です．

以下では，低張性低ナトリウム血症の治療に限ってみていきましょう．

組織低灌流を伴わない場合には，自由水の制限が治療の基本となります．目安としては，水分摂取量を尿量以下に制限します．ただし，**重症の低ナトリウム血症に限り，高張食塩水による補正**を行います．具体的には，3％食塩水（＝生理食塩水100 mL＋10％NaCl 30 mL）を，20分かけて投与します．ただし，補正速度が早すぎると，細胞外液の張度上昇による自由水の細胞外シフトが起こり，浸透圧性脱髄症候群（osmotic demyelination syndrome：ODS）〔**Advanced Lecture■浸透圧性脱髄症候群（ODS）参照**〕をきたすリスクがあるため，**補正速度は24時間あたり10 mmol/L以下**にしなくてはなりません．治療中は，数時間ごとにNa濃度をフォローし，必要なら自由水の投与などで補正速度を調節します．

また，循環血液量低下による臓器低灌流がある場合には，生理食塩水投与による循環動態の改善を優先させるべきなのは，高ナトリウム血症のときと同様です．

表3　高カリウム血症の原因

偽性		採血時溶血，白血球増多，血小板増多
細胞外シフト↑		細胞崩壊※1，サクシニルコリン，ジギタリス ノーオンギャップ非開大性代謝性アシドーシス
細胞内シフト↓		インスリン欠乏/抵抗，β遮断薬
腎性Out↓	腎血流↓	腎機能低下，心不全
	アルドステロン作用↓	原発性副腎不全，低アルドステロン症，4型RTA レニン・アンギオテンシン・アルドステロン系抑制薬※2 NSAIDs，ヘパリン，ST合剤
In↑		大量輸血（約4 mEq/2U RBC），K製剤，心筋保護液，漢方

※1 腫瘍崩壊症候群・横紋筋融解症・溶血・臓器虚血など
※2 ACEi/ARB〔angiotensin converting enzyme inhibitor（アンジオテンシン変換酵素阻害薬）/
angiotensin Ⅱ receptor blocker（アンジオテンシンⅡ受容体遮断薬）〕，スピロノラクトン

Advanced Lecture

■ 浸透圧性脱髄症候群（ODS）

　典型的には，急速補正から数日後に弛緩性麻痺・構音障害・意識障害で発症し，時に不可逆的な神経障害を残す症候群である．

2. カリウム（K）[1]

　K濃度の恒常性を保つ機序の主役は，**鉱質コルチコイド（＝アルドステロン）**であり，腎でのK排泄を促進する作用を有しています．ただし，Kはその大多数が細胞内液に存在しているため，K濃度の異常やその補正を考える際には，**In-Outバランスだけでなく体内シフトを考える**ことが重要です．

　Kは静止膜電位を形成するのに重要な電解質であるため，**K濃度の異常は，主に心血管系や神経筋肉系の症状を引き起こします．**

■ 高カリウム血症（K＞5.5 mmol/L）[7, 8]

■症状：最も注意すべきは心電図異常

　　　　心電図異常（T波増高・QRS幅延長・P波消失・正弦波・心室細動・心停止）

　　　　心収縮能低下・下肢優位の筋力低下・腱反射減弱

■原因：表3を参照

■治療：

　心電図異常がある，あるいは，K≧6.0といった高カリウム血症はmedical emergencyであり，対症療法的な治療（表4）が必要です．また，高カリウム血症を覚知した段階で心電図モニターは必須であり，治療中も注意が必要です．

　さらに，対症療法的な治療（表4）の多くは，あくまで一時凌ぎの手段であることを忘れてはいけません．特に，GI療法や間欠透析後は，K濃度の急激な低下がみられやすく油断しがちですが，原因や体内総量過剰に対する介入を怠ると，細胞内からのシフトによるリバウ

表4 高カリウム血症の治療

	薬剤	投与量（1回量）	効果発現	持続時間
膜の安定化	8.5％グルコン酸カルシウム（カルチコール）	10〜20 mL	すぐ	30〜60分
細胞内へシフト	インスリンR（＝GI療法）	5単位＋50％ブドウ糖液 50 mL	30分	4〜6時間
	サルブタモール（ベネトリン®）	10〜20 mg	30分	2時間
体外へ排泄	フロセミド（ラシックス®）	20〜40 mg	15分	2〜4時間
	重炭酸ナトリウム（メイロン®）	50 mEq		
	透析		すぐ	一過性
	ポリスチレンスルホン酸（ケイキサレート®）	30〜60 g	数時間	排便まで

表5 低カリウム血症の原因

細胞内シフト↑		インスリン（リフィーディング症候群，DKA治療）β刺激薬代謝性アルカローシス，低体温
腎性Out↑	再吸収↓，腎血流↑	利尿薬，低マグネシウム血症，高カルシウム血症嘔吐※
	アルドステロン作用↑	Cushing症候群原発性アルドステロン症，腎動脈狭窄，レニン産生腫瘍
腎外性Out↑		下痢透析
In↓		アルコール依存症，摂食障害

DKA：diabetic ketoacidosis（糖尿病性ケトアシドーシス）
※ 胃液にKは少量のみ，代謝性アルカローシスや二次性アルドステロン症による腎性Outが主体

ンドをきたすので注意が必要です．

●ここがポイント

・心電図に注目しよう！
・GI療法や間欠透析後はリバウンドに注意しよう！

2 低カリウム血症（K＜3.5 mmol/L）[9]

■**症状**：呼吸筋を含む筋力低下・麻痺性イレウス・横紋筋融解症
心電図異常（QT延長・ブロック・徐脈・期外収縮・心房細動）

■**原因**：表5を参照

■**治療**：

　　原因や原疾患へのアプローチとKの補充（表6）が基本となります．経口もしくは経管での補充が安全で，低マグネシウム血症があれば同時に治療が必要です．

●ここがポイント

・経口や経管での補充を活用しよう！
・低マグネシウム血症も同時に治療しよう！

表6 低カリウム血症の治療

薬剤		投与量（1回量）	コメント
スローケー®（＝塩化K）（8 mEq/錠） グルコンリンK（4 mEq/錠）※	経口	20 〜 40 mEq	1.5時間後に血中濃度はピーク ただしスローケー®は徐放錠
塩化K アスパラギン酸K※	経静脈	20 mEq/1時間 腎機能低下患者では 0.3 mEq/kg/1時間	点滴終了直後に血中濃度はピーク 中心静脈では100 mL以上に溶解 末梢静脈では500 mLに溶解 静脈炎に注意

※ グルコン酸やアスパラギン酸は，代謝性アルカローシスの患者には不向き

表7 低マグネシウム血症の原因

腎性 Out ↑	利尿薬，開心術後
腎外性 Out ↑	下痢，プロトンポンプ阻害薬
In ↓	低栄養，TPN アルコール依存症
細胞内シフト ↑	インスリン（リフィーディング症候群，DKA治療）
キレート ↑	膵炎（脂肪酸），細胞崩壊※（P） 大量輸血/血漿交換（クエン酸），アルカローシス（血漿タンパク）

TPN：total parenteral nutrition（完全静脈栄養）
※ 腫瘍崩壊症候群，横紋筋融解症，溶血など

3. マグネシウム（Mg）[1, 10]

　Mg濃度の恒常性を保つホルモンなどは不明で，摂取量や排泄量の変化により容易に体内総量の変動をきたします．また，血中には体内総量のわずかしか存在しないうえ，生理活性を有するのはイオン化マグネシウム（iMg）のみです．そのため，**血中総マグネシウム（tMg）が基準値内であっても，機能的Mg欠乏症を除外できないことに注意しましょう．**

　Mgは種々の細胞活動やエネルギー代謝に重要な電解質であるため，**Mgの異常は，心血管系・神経筋肉系・内分泌代謝系など多臓器にわたる症状を引き起こします．**そのため，重症患者であればあるほど，忘れずにチェックするようにしましょう．

■ 低マグネシウム血症（tMg＜1.8 mg/dL）[11]
■症状：低カリウム血症
　　　　不整脈〔心房細動・TdP（torsade de pointes）・心室細動〕・心収縮能低下・冠動脈攣縮
　　　　筋力低下・運動失調・痙攣
■原因：表7を参照
■治療：

　　tMgが基準値内であっても機能的Mg欠乏症は除外できないことや，低マグネシウム血症に比べ高マグネシウム血症の安全域は広いことなどから，臨床的に欠乏症を疑えば補充（表8）を行います．ただし，Mgの急速投与には，血管拡張による血圧低下や腎排泄亢進による補充効果減弱のリスクがあるので，緊急度に応じた対応が重要です．

表8　低マグネシウム血症の治療

Mg（mg/dL）		初回負荷量	維持量
症候性 or ＜1.0	経静脈	1A/15分×1～2回	2～4A/日 × 数日間 腎機能低下患者では約50％に減量

経静脈：硫酸Mg（20 mL）1A ＝ MgSO₄ 2.5 g ＝ Mg 20 mEq
　　　　マグネゾール®（20 mL）1A ＝ MgSO₄ 2.0 g ＝ Mg 16 mEq

表9　低カルシウム血症の原因

			i-PTH	ビタミンD	活性型ビタミンD	P
複合的		敗血症，低マグネシウム血症				
キレート↑		膵炎（脂肪酸） 細胞崩壊（P） 大量輸血/血漿交換（クエン酸） アルカローシス（血漿タンパク）	↑			
腎性Out↑	PTH↓	副甲状腺機能低下症	↓			↑
In↓	活性型ビタミンD↓	腎不全	↑	→	↓	↑
	ビタミンD↓	肝不全，低栄養	↑	↓		↓

i-PTH：intact-PTH

●ここがポイント

tMgが基準値内であってもMg欠乏症は除外できない！

4. カルシウム（Ca）/無機リン（P）[1]

　CaやPの恒常性は，副甲状腺ホルモン（parathyroid hormone：PTH）や活性型ビタミンDなどが複雑にかかわり合うことで維持されています．PTHは主に腎での再吸収や排泄を調整することでCaを上昇させPを低下させる作用を有し，活性型ビタミンDは腸管での吸収を調整することでCaとPを上昇させる作用を有します．また，CaやPは，その大多数が骨や複合体として存在しているため，濃度の異常やその補正を考える際には，**In-Outバランスだけでなく体内シフト（キレートを含む）を考えることが重要**です．

1 低カルシウム血症（iCa＜1.1 mmol/L）

　血中総カルシウム（tCa）のうち生理活性を有するのはイオン化カルシウム（iCa）のみであり，重症患者では両者の相関が悪いため，イオン化カルシウム（iCa）を直接測定するようにしましょう．

■**症状**：テタニー・Chvostek徴候・Trousseau徴候
　　　　　徐脈・ブロック・QT延長
■**原因**：表9を参照
■**治療**：
　　低カルシウム血症はあくまで原疾患の重症度の指標であり，補正はむしろ有害である可能

表10　低リン血症の原因

細胞内シフト↑		・インスリン（リフィーディング症候群，DKA治療） β刺激薬 呼吸性アルカローシス，敗血症 副甲状腺摘出術後
腎性 Out↑	PTH↑	副甲状腺機能亢進症
	腎血流↑	利尿薬，利尿期
腎外性 Out↑		下痢，持続透析
In↓	活性型ビタミンD↓	肝不全
	摂取不足，吸収不良	低栄養，アルコール依存症 TPN，アルミニウム制酸薬

表11　低リン血症の治療

P（mg/dL）		1日投与量	投与方法
＜1.0	経静脈	20〜40 mmol	0.08〜0.16 mmol/kg/6時間 維持は経口で
1.0〜1.5		5〜15 mmol	
＞1.5	経口	500〜1,500 mg	数日間継続

経静脈：リン酸Na（20 mL）1A ＝ P 10 mmol
　　　　リン酸二カリウム（20 mL）1A ＝ P 10 mmol
経口：ホスリボン® 配合顆粒1包 ＝ P 100 mg

性があるとする報告があります[12]．そのため，補正は重症の場合に限り行いましょう．

❷ 低リン血症（無機P＜2.5 mg/dL）[10, 13]

Pは種々の細胞活動に必要なATPやcAMPの材料として重要な電解質であるため，**Pの異常は多臓器にわたる症状を引き起こします**．そのため，重症患者であればあるほど，忘れずにチェックするようにしましょう．

■症状：呼吸不全（呼吸筋力低下・酸素解離曲線左方移動・溶血）
　　　　筋力低下・心筋障害
　　　　意識障害・痙攣
　　　　肝機能障害・免疫機能障害
■原因：表10を参照
■治療：

Pの急速投与には，異所性石灰化による臓器障害や低カルシウム血症といったリスクがあるので，重症度に応じた対応（表11）が重要です．

●ここがポイント

MgとPは多臓器にかかわる重要な電解質！

本稿を読んだ後の
初期研修医と集中治療医のやりとり

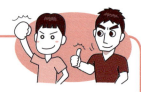

初期研修医：「今日の採血で，昨日4.9 mmol/Lだった血中カリウム濃度が6.0 mmol/Lになっていました．考えられる原因としては，腎機能障害による尿中排泄減少が考えられます．他には，他の原因によるカリウム尿中排泄減少や，摂取量の増加，細胞内からのカリウム移動が考えられます．それぞれの原因としては…．介入としては…」

文献・参考文献

1) Kraft MD, et al：Treatment of electrolyte disorders in adult patients in the intensive care unit. Am J Health Syst Pharm, 62：1663-1682, 2005
2) Overgaard-Steensen C & Ring T：Clinical review：Practical approach to hyponatraemia and hypernatraemia in critically ill patients. Crit Care, 17：206, 2013
3) Sterns RH：Disorders of Plasma Sodium — Causes, Consequences, and Correction. N Engl J Med, 372：55-65, 2015
4) Lindner G & Funk GC：Hypernatremia in critically ill patients. J Crit Care, 28：216.e11-e20, 2013
5) Verbalis JG, et al：Diagnosis, evaluation, and treatment of hyponatremia：expert panel recommendations. Am J Med, 126：S1-S42, 2013
6) Spasovski G, et al：Clinical practice guideline on diagnosis and treatment of hyponatraemia. Intensive Care Med, 40：320-331, 2014
7) Weisberg LS：Management of severe hyperkalemia. Crit Care Med, 36：3246-3251, 2008
8) Kovesdy CP：Management of Hyperkalemia：An Update for the Internist. Am J Med, 128：1281-1287, 2015
9) Cohn JN, et al：New guidelines for potassium replacement in clinical practice：a contemporary review by the National Council on Potassium in Clinical Practice. Arch Intern Med, 160：2429-2436, 2000
10) Weisinger JR & Bellorín-Font E：Magnesium and phosphorus. Lancet, 352：391-396, 1998
11) Ayuk J & Gittoes NJL：Treatment of hypomagnesemia. Am J Kidney Dis, 63：691-695, 2014
12) Aberegg SK：Ionized Calcium in the ICU：Should It Be Measured and Corrected? Chest, 149：846-855, 2016
13) Geerse DA, et al：Treatment of hypophosphatemia in the intensive care unit：a review. Crit Care, 14：R147, 2010

プロフィール

下薗崇宏（Takahiro Shimozono）
神戸市立医療センター中央市民病院麻酔科・集中治療部
術中麻酔に飽き足らず，周術期の勉強を進めていくうち，気づけばどっぷり集中治療に足を突っ込んでいました．教科書的で基本的な治療をキッチリ行うことの難しさと大切さを日々感じています．
好きな言葉『酒は酔うまで，薬は効くまで』

第2章　臓器別に評価し対応する

6. 消化管・肝胆膵の異常に対応する

鈴木秀鷹，安田英人

Point

- 重症患者における"消化器の評価"は消化管だけの評価では終わらない
- "消化器の評価"のアプローチは症状・身体所見，既往歴，チューブ類（胃管，術後ドレーン），採血検査，画像検査の順であり，プロブレムリストごとのアセスメント・プランが重要である
- 重症患者においては，便通異常（便秘・下痢），消化管出血のリスクを評価することが重要である
- 肝機能異常≠肝臓疾患であり，体系的なアプローチが必要である

本稿を読む前の初期研修医と集中治療医のやりとり

初期研修医：「肝逸脱酵素とビリルビンの上昇があります．この理由は…多臓器不全だからですかね…．あとは消化器の異常は認めません」

集中治療医：「うんうん．最初は，肝逸脱酵素の上昇とビリルビンの上昇を別々に考えた方がいいかもしれないね．まず肝逸脱酵素上昇に関して，肝臓以外も含めて原因は何が考えられるかな～」

初期研修医：「う…」

集中治療医：「それとビリルビンの上昇は本当に胆道系の異常をあらわしているのかな？原因は何だろうね」

初期研修医：「あわわわ」

p.35 症例提示参照

はじめに

重症患者の全身評価の80％はルーティンであるといわれますが，何を評価してよいかわからない研修医の先生が多いと思います．本稿では，消化器の評価の流れと，特に重症患者で懸念しておかなければならない内容を解説します．

表1 消化器の評価の際にチェックするべきこと

病歴	項目	注意事項
既往歴	食道（GERD，静脈瘤など），胃潰瘍治療歴	消化管出血，肝疾患の可能性
	高血圧，糖尿病などの動脈硬化リスク	非閉塞性腸管虚血のリスク
	消化管手術歴	腸閉塞のリスク
	肝疾患	肝炎の可能性，肝硬変の可能性
	膵疾患（膵炎や囊胞など）	急性膵炎，膵囊胞など
	胆道疾患	胆石症
	心・肺疾患	基礎疾患として把握が必要
生活歴	アルコール摂取歴	アルコール離脱症状の可能性
	違法薬物使用歴	肝炎やHIVのリスク
	生もの摂取歴	肝炎のリスク
内服歴	抗血小板薬，抗凝固薬，制酸薬など	中止や再開の判断，リスク評価
症状	嘔吐	消化器疾患と非消化器疾患を想定する
	下痢・便秘	回数，性状，血便の有無など
身体所見	バイタルサイン	ショック
	腹部圧痛	炎症臓器の特定，腹膜炎の評価
	腸雑音	腸閉塞など
	腹部膨満	腸閉塞など
	チューブ，ドレーン	排液，性状，挿入理由，位置
採血検査	Hb，WBC，Plt	貧血，炎症所見
	肝関連酵素（AST，ALT，γGTP，ALP，T-Bli）	AST，ALT：肝障害なのか，その他の臓器疾患なのか T-Bli：ドレナージが必要な病態があるのか
	膵酵素（AMY）	膵炎
	血液ガス	循環不全，組織壊死，電解質異常の診断やフォロー
	凝固（APTT，PT-INR，Fib）	DIC，異常出血の鑑別
画像検査	単純X線	free air，小腸ガス，チューブの位置確認
	エコー	肝臓・胆道系評価（肝臓・総胆管，胆囊），虫垂炎，腸閉塞（腸管拡張，to and fro），腹腔内液体貯留
	CT	腹部臓器全般（free air，腸管，胆道，膵疾患）
	MRI	腹部実質臓器（肝臓，胆管・膵管，婦人科臓器）

GERD：gastro esophageal reflex disease（胃食道逆流症），DIC：disseminated intravascular coagulation（播種性血管内凝固）

1. by system における消化器評価

　"消化器の評価" として行うべきことは**表1**にまとめました．ここでは "消化器の評価" の流れとそれぞれの項目における注意点などを述べます．消化器は，消化管以外に，肝臓・胆囊と膵臓が含まれています．そのため，起こりうる症状は多彩であり，**臓器ごとに系統立てて評価を進めていくことが重要**です．

1 症状・身体所見

　消化器疾患を評価するうえで，症状・身体所見の情報は非常に有用です．しかし重症患者では必ずしも教科書通りの所見が得られるとは限りませんので，それに固執しすぎてはいけませんが，

ここでは全身状態の鏡としての消化器において注意すべき身体所見を紹介します.

1) 嘔気・嘔吐・腹痛

嘔気・嘔吐は，消化器疾患に加えて，頭蓋内疾患やカルシウムやナトリウム，マグネシウムなどの電解質異常，虚血性心疾患や敗血症でも認めます．また腹痛に関しては，腹膜炎が疑われる患者において，腹痛の部位からある程度炎症臓器が推測できます.

2) 消化管出血

重症患者ではその侵襲度合いにより吐血・下血・血便といった消化管出血の頻度が増えることが知られています[1]．消化管出血は，黒色便＝胃・十二指腸潰瘍出血，血便＝下部消化管出血と容易に診断できると考えてしまいがちです．しかし，黒色便の90％は，トライツ靱帯より口側の出血ですが，このなかには口腔・鼻腔・咽頭出血も含まれます．さらに，小腸出血や右半結腸の出血も黒色便をきたします．80人の大量血便の患者の出血部位は，74％が結腸病変で，11％に上部消化管でした．出血量が多い場合は，血便であっても上部消化管出血が否定できません[2].

3) 便通障害（便秘，下痢）

患者の状態によっては病歴の把握が困難かもしれませんが，腸蠕動音や腹部膨満は比較的容易に評価できます．重症患者では，消化管運動は全般的に低下しますが，重要なのはその原因を明らかにすることです．血流障害（絞扼性や虚血性）などが原因の場合は，一刻の猶予も許されません．また，重症患者では循環不全などによる非閉塞性腸管虚血（non-occlusive mesenteric ischemia：NOMI）のリスクがとても高い[3]ので，常にそれを念頭におきながら腹部診察をしていく必要があります．詳細は後述の *2.*-■-1) と 2) を参照してください.

② 既往歴

重症病態では，患者自身のもつ背景が治療方針や予後に大きく影響を与えます（表1）．肝硬変患者の場合には循環動態への影響が懸念され，アルコール多飲歴がある場合は，アルコール性ケトアシドーシス・アルコール離脱せん妄・痙攣のスクリーニングの必要性が生じます.

③ チューブ類（胃管など）

チューブの役割は，教科書的には，治療（膿瘍などの物質を体外に排出させる），情報（術後の縫合不全や出血を開腹せずに観察する），予防（リンパ漏などを起こしやすい部位にあらかじめ挿入する）とされています．特に"消化器の評価"においては，胃管・術後ドレーン・導便チューブの評価が必要となります．胃管は腸閉塞などに対する治療目的や薬剤・栄養投与目的，経腸栄養の胃残や消化管出血などのモニタリング目的などで使用されます．どの目的でも排液の性状や量のチェックが必要となりますし，不必要なチューブ類は即座に抜去せねばなりませんので，今，その患者に本当に必要なのか考察します.

④ 採血検査

消化器の評価に必要な採血検査項目は，ヘモグロビン・血小板・ビリルビン値・肝酵素（AST，ALTなど）・凝固機能などがあげられます．血小板数・凝固異常は，さまざまな疾患の重症度を反映するほか，肝機能低下時にも異常をきたすことが多く，消化器系疾患の評価の一助になります　ASTなどの肝逸脱酵素やビリルビンなどの胆道系酵素は，診断に加えて，治療効果判定にも必要であり，**ワンポイントだけでなくトレンドをチェックすることが重要**です．特に重症患者ではさまざまな薬剤性の肝障害が問題となり，トレンドをみながら早期に発見し対処することが重

症化を防ぐポイントとなります．患者の背景によっては，免疫不全や特殊な病態（食道静脈瘤や特発性細菌性腹膜炎など）を起こしうるためスクリーニングとして，特に高用量ステロイドや免疫抑制剤使用時，化学療法時は，HIVや肝炎ウイルスマーカーや，HbA1cなどをチェックすることも時には必要です．

5 画像検査：腹部X線，エコー，CT検査

　画像検査の選択肢としては，腹部X線，エコー，CT，MRI検査があります．患者の状態や評価したい部位に応じて，検査手段を選択しましょう．特に，消化管精査では，free airや腸管の拡張，造影不良域のチェックには，CT検査が有用となります．エコーは，ベッドサイドで利用できることや非侵襲性が大きなメリットであり，腸閉塞診断では，CTと遜色ありません[4]．加えて，胆道評価に関しては，CT陰性の胆石をチェックできることから，有用性は高いとされています．

> ### ●ここがポイント
> これまでの1〜5で必要な"評価"が終わったら，プロブレムごとにアセスメントとプランを立てることを忘れないようにしましょう．

2. 重症患者で遭遇しやすい消化器領域プロブレム

　総論でおよその"消化器の評価"の流れを示しましたが，特に重症患者で懸念しておかなければならない内容については別で下記に解説を加えておきます．

1 便通異常と鑑別

1）便秘（図1）

　ショック，人工呼吸管理，薬剤（カテコラミンやオピオイド）などで消化管運動低下を認めることが多く[5]，また，腸閉塞（複雑性機械的小腸閉塞）や消化管穿孔による腹膜炎でも腸管蠕動運動低下が起きている場合があり，「便が出ない＝きっと習慣性便秘だから，緩下薬」という安易な考えは重症化の徴候を見逃すことにつながります．

　便通障害は嘔吐による誤嚥や肺炎，腹腔内圧上昇によるコンパートメント症候群，また，血流障害を伴っている場合はそれ自体が敗血症の原因になります．便秘自体の有害性に関しては，過去の観察研究ではICU入室患者の70％に認められましたが死亡率やICU在室期間には影響を与えなかったという報告[6]があります．よって，**緊急の介入が必要な病態がないかを考察しながら，原因検索を行うことが重要**です．

　明らかな腸管運動低下，症状が著明（発熱や頻脈，血圧低下など），代謝性アシドーシス，乳酸の上昇，腹膜刺激徴候があるときは，腸管虚血が疑われるために，単純・造影CTを行い早急な評価をすることが必要となります．特に，NOMIは，高齢者，動脈硬化や血液透析患者，低心機能患者，重症病態によって血管収縮薬が使用されている場合はリスクが高まります．加えて，一度発症すると致死率が50％を超える報告もあることからNOMIを常に念頭において，刻一刻と変化する患者の状態は常に再評価をして，当初の診断がイレウスでも，訴えや腹部所見，採血データ，フォローアップの画像検査で開腹手術の適応がないかをくり返し評価しましょう．

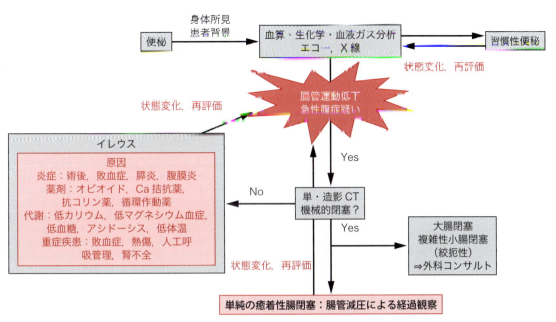

図1　便通障害のマネージメント（便秘）

Column

腹部コンパートメント症候群

　腹部コンパートメント症候群（abdominal compartment syndrome：ACS）は，何らかの原因によって腹腔内圧が上昇することで臓器障害が出現する疾患群です．腹腔内圧が上昇することで，静脈還流量が低下し，循環不全や腎血流が低下し，急性腎障害が発生します．さまざまなリスクファクターが知られています[7]（表2）．一度発症すると死亡率が非常に高いことから，原因不明の乏尿や血圧低下が出現した場合は鑑別疾患として想起しなければなりません．診断には，腹腔内圧の測定が必要ですが，膀胱内圧測定で代替されることが多いです．膀胱内圧は，①患者を仰臥位にした状態で尿道留置カテーテルから膀胱内に生理食塩水25 mL注入します．②サンプリングポートより遠位を鉗子などでクランプします．③サンプリングポートに圧トランスデューサーを接続し，ゼロ点は中腋窩線の高さに設定します．④生理食塩水を注入し60秒以上経過したら，呼気終末の圧を記録します．ここで記録された圧で20 mmHgを超え，新たな臓器障害が認められた場合は，腹部コンパートメント症候群と診断します．なお，腹腔内圧は健常人で0～5 mmHgで，重症患者でも5～7 mmHgであることが多いとされております[8]．治療は，外科的手術や穿刺などによって行われます．

2）下痢

　下痢は，重症患者では，14～21％に起こりますが，経管栄養を行っている場合，頻度は10～78％とかなり幅があります[9]．基本的に下痢は，水様性で1日3回以上[10]ないし排便量が200 g/日以上と定義されます[9]．下痢に関しては，夜間救急外来でのcommon diseaseなイメージ（実際，診断は難しいですが）が強く軽視されがちですが，下痢の原因が周囲への感染性を有するク

表2　腹腔内圧上昇が起きるリスクファクター

腹壁コンプライアンス低下	腹部外科手術
	外傷や熱傷
	腹臥位
腹腔内管腔臓器内容物増加	腸閉塞
	中毒巨大結腸症
	結腸軸捻転
腹腔内内容物増加	急性膵炎
	腹腔内出血や腹水などの腹腔内液体貯留
	腹腔内感染症（膿瘍も含む）
	腹腔内・後腹膜腫瘍
	腹腔鏡手術による不適切な気腹
	腹膜透析
血管透過性亢進・大量輸液	アシドーシス
	低体温
	大量輸液
	大量輸血
その他	年齢，菌血症，凝固異常，人工呼吸管理，肥満，PEEP*＞10 cmH2O，敗血症など

*positive end-expiratory pressure（呼気終末陽圧）．文献7を参考に作成

ロストリディオイデス・ディフィシル腸炎（2016年にクロストリジウム・ディフィシルから変更．以下，CD腸炎）や重篤な病態をきたす腸管出血性大腸菌感染症があり，さらに，カリウムやナトリウム，マグネシウムなどの電解質異常や肛門周囲の皮膚のただれ，水分コントロールへの患者管理に大きな影響などを与えます．また，腸管虚血の徴候である可能性もあり，"たかが下痢，されど下痢"と称されるように油断大敵です．腸管粘膜の脱落によるバクテリアルトランスロケーションも招くリスクとなり，重症患者における下痢は早急に対応しなければなりません．

　マネージメントのポイントとしては，**感染性か非感染性かが重要**です（**図2**）．下痢が，臨床的に電解質異常や水分バランスに影響を与えているか，血便や強烈な腹痛など感染性を示す所見があるかを評価します．続いて，感染性の可能性がある場合は，**図2**に示すようなリスクの有無を確認し，クロストリディオイデス・ディフィシルの迅速検査や，血便を有する症例ではベロ毒素や便培養を提出します．市中発生のCD腸炎の報告もあり，入院当日であっても否定はできません[11]．

　免疫抑制下の急性下痢症はサイトメガロウイルスやヘルペスウイルス，アデノウイルスも原因微生物として考慮しなければならず，診断に下部消化管内視鏡検査を考慮する必要があります．

　感染の可能性が低い場合には，経管栄養（栄養）の変更や使用薬剤をチェックします．経管栄養剤はタンパク質の分解の程度，浸透圧，繊維質の量などにより腸管への影響が異なり，一概にはどの要素が下痢を引き起こしやすいかは決められません．下痢症は，特異的な治療が少ない症状ですが，見逃すと大きな合併症を起こします．"下痢だから整腸剤"といった安易な対応はせず，特異的な治療がある原因がないか検索することを意識してください．

2 消化管出血の評価

　消化管出血の評価のポイントは，出血リスクの評価と予防の必要性，出血の有無の評価，出血

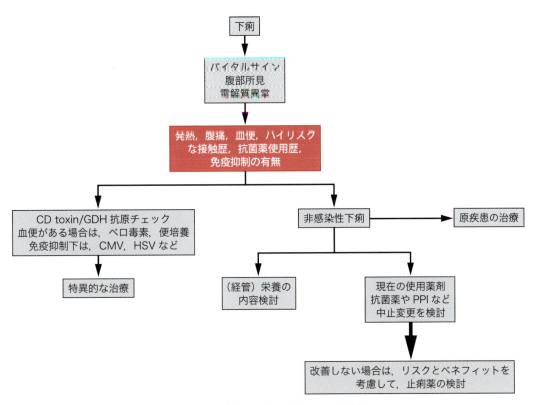

図2 便通障害のマネージメント（下痢）

部位の予想，バイタルサインの安定化と早期治療の必要性の判断**です．特に重症患者では，人工呼吸管理と凝固異常が強く消化管出血に関連しており，これらを有する患者では臨床的に有意な消化管出血の発生率が3.7％にもなると報告されています[12]．

何事もまずは予防が重要となります．消化管出血予防に関しては，**第3章7**で解説されていますので参照してください．

不幸にも消化管出血を認めた場合には**図3**に示すような診療アルゴリズム[13]に沿って診療を進めます．患者を診察した際に，既往歴やリスクファクターの確認をします．頻脈や末梢冷感などショックの徴候がある場合は，安定化を目指し，輸液や輸血を開始し，早急な治療に向けて，内視鏡医やIVR医・外科医へのコンサルテーションを行います．これらのタイミングは施設によって異なります．あらかじめ確認しておきましょう．

● ここがポイント

胃管と消化管出血
夜間休日では，施設によっては緊急検査（採血や画像，ましてや内視鏡など）が限られています．そのため，消化管出血の診断や出血源，重症度の判断が困難な場合があります．そのときに，経鼻胃管を挿入して，血性排液が引けるか試すように上級医から指導されることがあります．黒色便を呈していない患者での胃管からの血性排液は，陽性尤度比が11である一方，陰性尤度比は0.6と報告されています．つまり，陽性であれば上部消化管出血をかなり肯定できますが，陰性でも上部消化管出血がないとは言い難いです[14]．

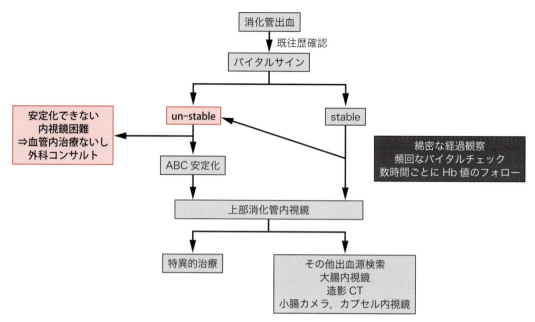

図3 消化管出血のマネージメント
文献13より作成

3 肝機能異常の鑑別

重症患者では，多臓器不全やそれに対する多くの薬剤，手術などが行われるため，さまざまな原因で肝機能異常を起こします．ここでは，肝機能異常は大きく肝細胞型（AST，ALT）が上昇するパターンと胆道型（ALP，γGTP）が上昇するパターン，ビリルビンが上昇するパターンを考えて，評価します．

1）肝細胞型の酵素の上昇（AST，ALT）：肝臓とその他の臓器障害の鑑別

ASTは，肝臓以外の臓器にも多く分布しており，心臓，骨格筋，腎臓，脳，赤血球に分布しています．肝細胞型肝逸脱酵素の上昇を認めた場合は，**肝臓なのか，その他の臓器なのかの鑑別が重要になります**．特に，心筋梗塞や腸管虚血，横紋筋融解症といった組織破壊や溶血は致命的な転機を辿る可能性があり，常に可能性を考慮します．一方，ALTは肝臓に比較的特異的とされています．図4に示したALTとALPの値を用いて，R valueを算出して，鑑別を進めますが，その他の臓器からの逸脱や循環不全で生じる場合は，**原疾患の治療やバイタルサインの安定化が重要**です．

重症患者では，多くの薬剤が使用され，薬剤性肝障害の可能性が常に残りますので，薬剤の使用開始時期，目的，今後の方針を含めて整理します．薬剤性肝障害の治療は，すみやかな薬剤の中止ですが，治療の要となっている薬剤が被疑薬の場合はそのまま継続しなければなりません．原因薬剤は，抗菌薬，NSAIDsや抗痙攣薬，抗不整脈薬など多岐にわたるので，すべての薬剤に肝障害のリスクがあると思っていた方が無難です．肝毒性物質の検索では，LiverTox[16]が有用かもしれません．

肝細胞型肝障害を認める場合は，常に急性肝不全をきたしていないか，意識障害（羽ばたき振戦を含む）やPT活性をチェックしましょう．

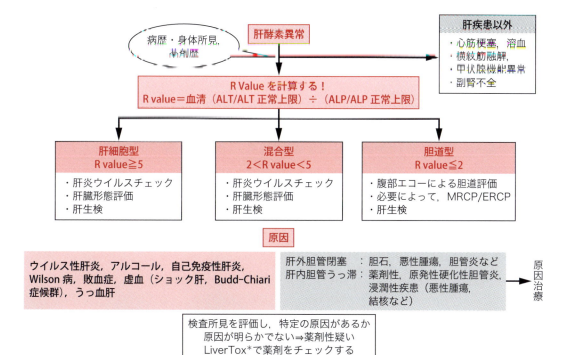

図4 肝逸脱酵素の異常値のアプローチ
＊LiverTox：http://livertox.nih.gov 文献15を参考に作成

2）胆道型の酵素の上昇（ALP，γGTP）

　ALPが上昇している場合，重症患者においては，**ドレナージが必要な病態であるかを判断することが重要です**．一般的には，肝外胆管の閉塞と肝内胆汁うっ滞に分けてアプローチします．肝外胆管閉塞では，腹部エコーによる評価が簡便です．胆管拡張が認められ，ビリルビンの上昇や感染症を合併している場合は，ENBD（endoscopic nasobiliary drainage），PTGBD（percutaneous transhepatic gallbladder drainage），PTBD（percutaneous transhepatic biliary drainage）などのドレナージをコンサルテーションする必要があります．

　肝内胆汁うっ滞では，薬剤性や肝炎など病歴が重要となります．重症患者においては肝外胆管閉塞よりは薬剤性による肝内胆汁うっ滞を呈することが多いことを念頭においておきましょう．

3）ビリルビン値の上昇

　ビリルビン上昇＝ドレナージではありません．敗血症や溶血，ショック，外傷でもビリルビンが上昇します．直接ビリルビンが有意に上昇している場合は，エコーやCTなどの画像評価を行い，閉塞機転を有しているのか確認しましょう．間接ビリルビンが上昇している場合は，血管内溶血の可能性があります．凝固系や血小板やヘモグロビン値などの血球成分のデータに注意しましょう．直接，間接ビリルビンの上昇にかかわらず，薬剤性の可能性はどんなときでも考慮するべきです．

● **ここがポイント**

重症患者における膵酵素上昇は特異的か？
重症患者のみならず，さまざまな患者でアミラーゼ上昇をよく目にします．膵酵素の異常は，唾液腺炎と膵炎の鑑別が必要ですが，身体所見やその他のデータから診断は難しくなく，かつ，アミラーゼ上昇は非特異的な上昇を認めることがあり，むしろ悩ましい結果となることが少なくありません．なので，急性膵炎に関しては，その他のデータ（膵炎重症度判定に必要なデータ）や画像評価，膵炎に至った原因精査が重要になります．

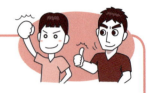

本稿を読んだ後の
初期研修医と集中治療医のやりとり

初期研修医：「ALT，ASTの上昇と，直接ビリルビンとALPの上昇がみられます．AST/ALTの上昇に関してですが，鑑別診断としてショック肝のほかに…．直接ビリルビンとALPの上昇に関して，鑑別診断は…」

おわりに

　重症患者において，消化器領域はそれ自体が敗血症や多臓器不全の原因になる一方で，全身状態の影響で消化管運動低下などマネージメントに苦慮する場合もあります．今，直面しているプロブレムの原因が何かを常に，評価していくことが必要ですね．

文献・参考文献

1) Cook DJ, et al：Risk factors for gastrointestinal bleeding in critically ill patients. Canadian Critical Care Trials Group. N Engl J Med, 330：377-381, 1994
2) Jensen DM & Machicado GA：Diagnosis and treatment of severe hematochezia. The role of urgent colonoscopy after purge. Gastroenterology, 95：1569-1574, 1988
3) Tendler DA & Lamont JT：Nonocclusive mesenteric ischemia. UpToDate, 2018
4) van Randen A, et al：A comparison of the accuracy of ultrasound and computed tomography in common diagnoses causing acute abdominal pain. Eur Radiol, 21：1535-1545, 2011
5) Adike A & Quigley EM：Gastrointestinal motility problems in critical care：a clinical perspective. J Dig Dis, 15：335-344, 2014
6) Nassar AP Jr, et al：Constipation in intensive care unit：incidence and risk factors. J Crit Care, 24：630. e9-12, 2009
7) Kirkpatrick AW, et al：Intra-abdominal hypertension and the abdominal compartment syndrome：updated consensus definitions and clinical practice guidelines from the World Society of the Abdominal Compartment Syndrome. Intensive Care Med, 39：1190-1206, 2013
8) Sosa G, et al：Abdominal compartment syndrome. Dis Mon, 65：5-19, 2019
9) Reintam Blaser A, et al：Diarrhoea in the critically ill. Curr Opin Crit Care, 21：142-153, 2015
10) LaRocque R & Harris JB：Approach to the adult with acute diarrhea in resource-rich settings. UpToDate, 2019
11) Khanna S, et al：The epidemiology of community-acquired Clostridium difficile infection：a population-based study. Am J Gastroenterol, 107：89-95, 2012

12) Chan FKL, et al：Peptic Ulcer Disease.「Sleisenger and Fordtran's Gastrointestinal and Liver Disease-Pathophysiology, Diagnosis, Management 10th edition」(Feldman M, et al, eds), pp884-900, Saunders, 2015

13) Saltzman JR：Approach to acute upper gastrointestinal bleeding in adults. UpToDate, 2019

14) Nable JV & Graham AC：Gastrointestinal Bleeding. Emerg Med Clin North Am, 34；309-325, 2016

15) Chalasani NP, et al：ACG Clinical Guideline：the diagnosis and management of idiosyncratic drug-induced liver injury. Am J Gastroenterol, 109：950-966, 2014

16) LiverTox-Clinical and Research Information on Drug-Induced Liver Injury：http://livertox.nih.gov

プロフィール

鈴木秀鷹（Hidetaka Suzuki)
武蔵野赤十字病院救命救急センター

安田英人（Hideto Yasuda)
亀田総合病院集中治療科

第2章 臓器別に評価し対応する

7. 血液・凝固の異常に対応する

今長谷尚史

Point

- 好中球数減少は重症患者の管理において重要なサイン
- 貧血の鑑別は緊急性とともに考える
- 血小板減少症の原因はさまざま，DICのせいにばかりしない
- 外傷など大量出血があるときには凝固・線溶系の管理が大切

本稿を読む前の初期研修医と集中治療医のやりとり

初期研修医：「血小板減少がみられ，D-dimerやFDPも上昇しており，PT-INRの延長も認めているため，間違いなくD・I・Cがあります！」

集中治療医：「ま，まぁそうかもしれないね．でももうちょっと考えてみよう．本当に血小板減少はあるのかな？ 偽性血小板減少ってやつだね」

初期研修医：「え？？」

集中治療医：「それと，DIC以外の血小板減少の可能性はあるかな？ 特に介入ができる血小板減少の原因があるなら，見つけておきたいところだよね」

初期研修医：「え，あ，ICU患者の血小板減少ってDICだけじゃないんですね…？」

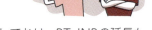

p.35症例提示参照

はじめに

重症患者診療における全血球計算（血算），凝固・線溶系の評価について，考えてみましょう．

1. 白血球数異常や分画異常を見つけたら

1 白血球の増加

白血球数が増加していると，感染症による炎症反応が起きているのでは？ と疑うと思います．

この場合，好中球増加が原因であることが多いですが，他の白血球成分（好酸球や好塩基球など）が増加していることもしばしば見受けられます．分画についても留意しましょう．

2 好中球減少

重症患者では好中球数減少がしばしばみられます．**好中球減少症は好中球数が1,500/μLを下回っている状態と定義されています**．好中球減少症の鑑別診断をあげてみると，化学療法による骨髄抑制のほかに，薬剤性，重症感染症，低栄養，血球貪食症候群，骨髄異形成症候群などがあります．

重症患者では，低栄養状態であったり，感染症を合併していたり，多くの薬剤が使われていたりと，好中球数が減少する理由が数多くあるのです．好中球数減少に気づくことで，栄養状態の再評価，感染症の合併がないか，薬剤で不要なものや変更可能なものがないかといった患者管理の見直しにつながっていきます．

2. 重症患者の貧血から何を優先して考えるか？

1 急性出血

重症患者の貧血は，緊急で対応する必要がある「**急性出血**」をまず考えて，それがあれば迅速に対応します．

出血の主な要因は，消化管出血・筋肉内（大腿・脊柱起立筋）血腫・外傷や創傷からの出血・性器出血・採血（医原性）があげられます．止血術を行うなど出血を減らす対応を行い，輸血が必要かどうか判断します．

赤血球輸血を行うヘモグロビン値の閾値として，下記を考慮します．

- ・安定している患者では7〜9 g/dL[1]
- ・冠動脈疾患あるいは虚血リスクがある場合や多臓器の障害がある場合は，より高めの閾値（施設によるが，10 g/dL前後）を考慮[1]

2 急性出血以外の鑑別診断

次に急性出血以外の鑑別診断を行いますが，その際に主に利用するのは，網状赤血球〔reticulocyte（Ret）〕と赤血球恒数〔平均赤血球容積：mean corpuscular volume（MCV）や平均赤血球ヘモグロビン濃度：mean corpuscular hemoglobin concentration（MCHC）〕です．

貧血以外に白血球数増加・減少や血小板数減少があれば，薬剤や重症感染症・低栄養による汎血球減少や，白血病や再生不良性貧血，骨髄異形成症候群などの血液疾患についても考慮します．薬剤や重症感染症，低栄養に対する介入は，その都度調整していくことが必要になります．血液疾患を疑う場合には，合併症を考慮して，骨髄穿刺・生検を行うかどうか考えます．

白血球数や血小板数の異常がなく，Retの増加がある場合，赤血球破壊（溶血）や慢性出血が考えられます．溶血はビリルビン値やLDH値の増加により疑います．

Ret低下〜正常の場合，表1のような状態を鑑別していきます．喫緊の対応が必要な場合は少なく，原病の治療を行いながら，血算の経過をフォローしていきます（後述）．

表1　貧血の鑑別診断

小球性低色素性貧血 MCV ≦ 80 fL MCHC ≦ 30 %	鉄欠乏性貧血 慢性疾患（感染，炎症，腫瘍など）に伴う貧血 サラセミア 鉄芽球性貧血
正球性貧血 81 fL ≦ MCV ≦ 100 fL MCHC = 31 ～ 35 %	肝疾患に伴う貧血 腎性貧血 甲状腺機能低下症 その他の骨髄の低形成（再生不良性貧血，骨髄異形成症 候群，骨髄への腫瘍浸潤） 慢性疾患（感染，炎症，腫瘍など）に伴う貧血 鉄欠乏性貧血
大球性貧血 101 fL ≦ MCV MCHC = 31 ～ 35 %	巨赤芽球性貧血（ビタミンB$_{12}$欠乏，葉酸欠乏，遺伝性， 薬剤性） アルコール性肝障害，肝硬変 腎性貧血 甲状腺機能低下症 骨髄異形成症候群など

文献2より転載

表2　血小板減少の鑑別疾患

病態生理	血小板減少の起きた臨床状況				
	重症感ない	急性疾病の重症患者	妊婦	心臓血管系	血栓症
破壊亢進	ITP 薬剤による抗体産生 感染症 （EBV，HIV など） 膠原病 （SLE，RA，APS など） 脾機能亢進 （肝硬変，門脈圧亢進 症など）	HIT DIC 感染症 / 敗血症 薬剤性 体外循環 TTP/HUS など TMA （輸血後） PTP	ITP HELLP	HIT 体外循環 人工弁 抗血小板薬（クロピ ドグレルやチクロピ ジン）による副作用	HIT APS PNH
産生低下	血液・骨髄の疾患 抗癌剤 放射線 アルコール	感染症 （ウイルス）			
その他			希釈性		

ITP : idiopathic thrombocytopenic purpura, EBV : Epstein-Barr virus, HIV : human immunodeficiency virus, SLE : systemic lupus erythematosus, RA : rheumatoid arthritis, APS : antiphospholipid antibody syndrome, HIT : heparin-induced thrombocytopenia, TTP : thrombotic thrombocytopenic purpura, HUS : hemolytic uremic syndrome, TMA : thrombotic microangiopathy, PTP : post transfusion purpura, HELLP : hemolysis, elevated liver function, and low platelets, PNH : paroxysmal nocturnal hemoglobinuria. 文献3を参考に作成

3. 血小板減少症に対して，安易にDICと診断しない

　　重症患者の血小板減少症をみると，すぐに播種性血管内凝固（disseminated intravascular coagulation：DIC）だと決めつけていませんか？ すべてDICのせいにしてはいけません．表2のように鑑別疾患をあげていってみましょう．

■ 血小板減少症の病態生理

　　血小板減少症の病態生理として，血小板の破壊亢進（血管内での破壊亢進，脾機能亢進）と骨髄での産生低下などが考えられます．また，臨床状況によって想起される鑑別疾患は異なります．

98 (2456)　　レジデントノート　Vol. 21　No. 14（増刊）2019

なお、一般的に血小板数が15万/μL未満となると血小板減少症とされていますが、絶対数の評価だけでなく、**血小板数が前日比で半減しているときも血小板減少症になるかもしれない**と考えるようにしましょう。

2 血小板減少の鑑別疾患

鑑別ですが、まず血小板減少症が真なるものかを確認します。採血に時間を要した場合や採血管内での転倒混和が不十分などの理由で血小板が凝集することがあります。採血手技の問題はなくても、抗凝固薬であるEDTA（ethylenediaminetetraacetic acid）により血小板凝集を生じることがあります。血小板減少症を起こす病態が想起されない場合には、EDTA以外の抗凝固薬で採血するなど、再検査してみるとよいでしょう。

1) 血小板減少症の原因となる疾患

TMA（thrombotic microangiopathy：血栓性微小血管障害）〔TTP（thrombotic thrombocytopenic purpura：血栓性血小板減少性紫斑病）やHUS（hemolytic uremic syndrome：溶血性尿毒症症候群）、PNH（paroxysmal nocturnal hemoglobinuria：発作性夜間ヘモグロビン尿症）〕、膠原病〔SLE（systemic lupus erythematosus：全身性エリテマトーデス）、RA（rheumatoid arthritis：関節リウマチ）、APS（antiphospholipid syndrome：抗リン脂質抗体症候群）など〕は、疾患特異的な治療を行うことが重要ですので、鑑別疾患をあげるときに忘れないようにしましょう。また、重症熱性血小板減少症候群は、マダニを介したSFTSウイルス（severe fever with thrombocytopenia syndrome virus）に感染する病気です[4]。重症のウイルス感染症では、骨髄での血球貪食が起きたり、DICを合併したりすることで、血小板減少症をきたします。

2) 医療行為に伴う副作用

HIT（heparin-induced thrombocytopenia：ヘパリン起因性血小板減少症）、薬剤性、体外循環による血小板減少症は、医療行為に伴う副作用です。常に医原性の可能性を考慮し、疑いがある場合には、介入方法を変更します。

3 血小板減少時の凝固異常の有無

血小板数減少時に、**凝固異常の有無**をみると鑑別診断が狭まります。ICUでよくみられる血小板数や凝固・線溶系検査の異常について**表3**に示します。凝固・線溶系検査をみることで血小板減少症の鑑別を絞っていくことができます。

また、前述したとおり、血算の結果を踏まえることで診断に近づくことができます。

凝固・線溶系検査や血算から診断に近づく例

・溶血性貧血＋血小板減少→ TTPやHUSなど血栓性微小血管障害（TMA）
・汎血球減少→白血病や再生不良性貧血、骨髄異形成症候群などの血液疾患、血球貪食症候群や薬剤性、重症感染症、低栄養、重症の肝不全など

---

4. 凝固・線溶系の管理について

外傷など急性出血による出血性ショックに対する管理は、止血処置を行いながら輸血を行うの

表3　ICUでよくみられる血小板数や凝固・線溶系検査の異常

病態		PT	APTT	フィブリノゲン	D-dimer	出血時間	血小板数	血液塗抹標本
ビタミンK欠乏or ビタミンK拮抗薬		↑	正常～軽度↑	正常	→	→	→	
アスピリンもしくは チエノピリジン系薬剤		→	→	→	→	↑	→	
肝不全	早期	↑	→	→	→	→	→	
	末期	↑	↑	↓	↑	↑	↓	
尿毒症		→	→	→	→	↑	→	
DIC		↑	↑	↓	↑	↑	↓	破砕赤血球
TTP/HUS		→	→	→	→	↑	↓↓	破砕赤血球
線溶亢進		↑	↑	↓	↑↑	→～↑	→	

PT：prothrombin time，APTT：active partial thromboplastin time
文献5より引用

ですが，**初期管理では特に凝固管理が大事**になります．出血に伴い凝固因子の消費が続き，凝固因子が欠乏した状態になると，止血が図れなくなります．そのため，出血性ショックの場合，大量の赤血球輸血を行うとともに**新鮮凍結血漿も投与することが推奨**されます．大量に輸血が必要な出血患者に対して「赤血球と新鮮凍結血漿」を1～2：1の割合で投与するプロトコールが施設内にあれば，それを活用することを考慮します．新鮮凍結血漿を投与する目標値は明らかではありませんが，外傷による出血に対しフィブリノゲン値を150～200 mg/dLにしておくことがよいとされています[1]．

　出血が続いている場合には，フィブリノゲン値を200 mg/dL以上に保つように新鮮凍結血漿の補充を行い，止血が得られていると判断した場合には，フィブリノゲン値が150 mg/dL以上であれば，新鮮凍結血漿の投与は控えています．新鮮凍結血漿や血小板製剤の輸血は，**ARDS**（acute respiratory distress syndrome）[6]や**血小板減少症**[7]といった副作用があり，**過剰に使用することは控えなければなりません**．

　出血の超急性期を乗り越えると，凝固因子が回復し，血液の状態は凝固機能が亢進した状態になります．出血時に増加し，その後減少傾向になっていたD-dimerが，急に再増加してくることがしばしばみられます．**過凝固→血栓症のリスクが高い状態**となるため，注意が必要です．急性出血があった患者さんでは，深部静脈血栓症など血栓形成の予防について十分に考慮しておくようにしましょう．

Advanced Lecture

■ 全血凝固検査を紹介します

　ふだん行っている凝固・線溶系の血液検査は，クエン酸加採血により血漿を分離し，血漿の状態を測定しています．PT/APTT/フィブリノゲン/D-dimer/出血時間など，それぞれ凝固系のカスケードのなかの一部の要素をみているに過ぎませんし，血漿を分離してから測定するため，すぐに結果が出るわけではありません．それに対し，全血凝固検査は凝固線溶反応全体を調べられる，ベッドサイドですぐに測定ができるということで，普及してきたわけです．

日本で一般的に使用されつつあるものとして、thromboelastography：TEG® と thromboelastometry：ROTEM® があります．これらの機械は、カップに入れた全血が固まり、溶けていく様子をみているものです．特徴としては、凝固反応の速さを測定できる、血餅の強さを測定できる、凝固過程だけでなく線溶過程も評価できるということがあります．心臓血管外科手術や外傷において輸血量の減少や凝固障害の早期認知に役立つとされています[8]．将来的には、救急外来や手術室のベッドサイドで測定が行われ、検査時点での凝固・線溶系の評価をし、decision making に欠かせない道具となっていくかもしれません．

2 血小板数がいくつになったら輸血しますか？

濃厚血小板は寿命が7～10日程度と短く、赤十字血液センターに発注すると未使用での返却はできません．さらに高額です．2019年10月現在、赤血球液2単位：17,116円、新鮮凍結血漿480 mL：24,054円に対して、濃厚血小板10単位：80,872円となっています[9]．また、アナフィラキシーやTRALI（transfusion-related acute lung injury：輸血関連急性肺障害）などの副作用は血小板製剤で発症率が高いため、使用には慎重でなければなりません[10]．

濃厚血小板が必要となるかどうかは病態によって異なります．血小板数の閾値について、下記のように考慮しています．

・濃厚血小板を積極的に使う

外傷による出血性ショックなど重篤な活動性出血を認める場合、5万/μL以上を保つように積極的に濃厚血小板を輸血します．

・濃厚血小板を必要時に最低限使う

白血病や再生不良性貧血、骨髄異形成症候群などの血液疾患では、1万/μL未満で、出血性合併症を軽減するため輸血を行います．治療が必要な出血がある場合、2万/μLを目標に輸血を行います．

また、外科手術の術前、小手術であれば2万/μL、一般的な手術で5万/μL、頭蓋内手術では8万/μLを目標に輸血を行います．

・原則的に使用しない

血小板凝集による血小板減少が病態の主座である場合には、原則的に濃厚血小板を使用しません．TTP，HUSやPNHなどのTMA，HITなどです．DICの場合も、微小血管における血小板凝集が起きていますので、濃厚血小板は使用しません．しかしながら、活動性出血が続く場合や血小板数が1万/μLを下回り、出血性合併症のリスクが高いと考えられる場合には、濃厚血小板をやむをえず使用します．

本稿を読んだ後の
初期研修医と集中治療医のやりとり

初期研修医：「血小板減少を認めます．一度末梢血を検査部にみていただきましたが血小板凝集はありませんでした．DIC以外の血小板減少の鑑別診断として、深部静脈血栓形成とHITはあげておくべきだと考えます．現時点でのそれらに対する検査の必要性は…」

おわりに

　重症患者診療において，血液検査は頻回に行われ，検査時における正常・異常の解釈とともに，継時的な変化をみていきます．患者さんの臨床状況とともに，血算，生化学検査や凝固・線溶系検査を参照しながら，病態の評価をしていくことが重要です．

引用文献

1) SpahnDR, et al：The European guideline on management of major bleeding and coagulopathy following trauma：fifht edition. Crit Care, 23：98, 2019
2) 溝口秀昭：貧血患者の診断と治療．日内会誌，84：446-450, 1995
3) Sekhon SS & Roy V：Thrombocytopenia in adults：A practical approach to evaluation and management. South Med J, 99：491-498, 2006
4) （別添2）重症熱性血小板減少症候群について．厚生労働省：2013：https://www.mhlw.go.jp/bunya/kenkou/kekkaku-kansenshou19/dl/20130130-03.pdf
5) Hunt BJ：Bleeding and coagulopathies in critical care. N Engl J Med, 370：847-859, 2014
6) MacLennan S & Williamson LM：Risks of fresh frozen plasma and platelets. J Trauma, 60：S46-50, 2006
7) Gonzalez CE & Pengetze YM：Post-transfusion purpura. Curr Hematol Rep, 4：154-159, 2005
8) Whiting D & DiNardo JA：TEG and ROTEM：Technology and clinical applications. Am J Hematol, 89：228-232, 2014
9) 薬価基準収載品目リスト及び後発医薬品に関する情報について．厚生労働省：
https://www.mhlw.go.jp/topics/2019/08/dl/tp20191001-01_02.pdf
https://www.mhlw.go.jp/topics/2019/08/xls/tp20191001-01_02.xls
10) アレルギー反応．日本赤十字社 医薬品情報：http://www.jrc.or.jp/mr/reaction/non_hemolytic/allergy/

参考文献

1) Walsh TS & Saleh E：Anaemia during critical illness. Br J Anaesth, 97：278-291, 2006
　↑重症患者の貧血についての総説です．
2) Greinacher A & Selleng K：Thrombocytopenia in the intensive care unit patient. Hematology Am Soc Hematol Educ Program：135-143, 2010
　↑ICUにおける血小板減少症を起こす代表的疾患についての教育的なレビューです．

プロフィール

今長谷尚史（Hisashi Imahase）
東京大学大学院医学系研究科社会医学専攻医療倫理学分野
専門：救急・集中治療，臨床倫理
救急外来からICUに入院される患者さんの多くは，入院時に明らかでなくとも，さまざまな疾患，それぞれに社会的背景を抱えています．ICUで医療行為を行うだけでなく，多職種によるチームで情報収集に努め，患者さんやご家族と診療の方向性を共有しながら，集中治療・その後の治療・ケアを行うことができればと考え実践してきました．さらにその実践を広く伝えていくために，研究を進めています．

第2章 臓器別に評価し対応する

8. 感染・炎症に対応する
focusを探せ！

日比野将也，植西憲達

● Point ●

- 炎症，感染の診断を考えるときは感染性疾患と非感染性疾患に分けて考えよう
- 感染症の評価の基本は「宿主の状態（基礎疾患，既往歴，免疫能，曝露歴，重症度）」「感染臓器」「原因菌」そして「抗菌薬治療」．このアプローチは患者が重症であっても軽症患者と全く変わらない
- 治療開始時には今後のプランニングまで考えて処方をしよう
- 全身のパラメーターと臓器特異的パラメーターを使ってフォローをしよう

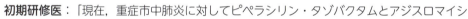

本稿を読む前の
初期研修医と集中治療医のやりとり

初期研修医：「現在，重症市中肺炎に対してピペラシリン・タゾバクタムとアジスロマイシンを投与中です．今朝から発熱を認めていて，治療失敗，もしくは新たな感染合併を疑います．感染巣は不明ですが重症患者ですのでメロペネムとバンコマイシンに変更したいと考えます」

集中治療医：「なるほど，素晴らしい．先生の言うとおり，感染だとすると治療失敗か新たな感染合併だよね．とすると，元の肺炎の治療がうまくいってないとして，それを示唆する所見はあるかな？ 痰の性状や呼吸状態の変化とか」

初期研修医：「むむ…」

集中治療医：「ちなみに，重症患者さんでは感染以外の発熱が起こることが多いんだけど，そういうものはなさそうかな？」

初期研修医：「へ？ や，薬剤とか…ですか」

集中治療医：「それもあるよね～．他にはどうかな？」

初期研修医：「むむ…」

p.35 症例提示参照

はじめに

　炎症と感染の評価は全身の評価であり，みるべきポイントは非常に多岐にわたります．「患者さんが発熱した！」「CRPが上昇している！」「どこかに感染があるに違いない！」「まずは抗菌薬！」と焦る気持ちをぐっとこらえて，**冷静に原因を探しにいきましょう**．そして治療開始後の効果判定と今後のプランニングまで，**エビデンスに基づき効率よく無駄を少なく，賢く行動しましょう**．

1. 初期評価

1 重症度評価をしよう

　感染症を疑う患者を診る際に行うのは**重症度評価**です．帰していいのか，一般病棟で治療可能なのか，ICUで治療をすべきなのかを判断する必要があります．患者さんの重症度を評価するツールはいくつかあり，よく使われるのはAPACHE（Acute Physiology and Chronic Health Evaluation）やSAPS（simplified acute physiology score）などがありますが今回は**SOFAスコア**（sequential organ failure assessment score）を紹介します．

1）SOFAスコア

　SOFAスコアをとりあげるのは2016年に出された「sepsis-3」[1]によって敗血症の定義が変わり，初期の重症度評価としてSOFAスコアが採用されているためです．従来は**敗血症**を「感染によって発症した全身性炎症反応症候群（systemic inflammatory response syndrome：SIRS）」であるとし，以下の4項目のうち2項目以上を満たせばSIRSと診断されるとしていました．

---

①体温＞38℃または＜36℃
②心拍数＞90回/分
③呼吸数＞20回/分またはPaCO$_2$＜30 Torr
④末梢白血球数＞12,000 mm^{3}または＜4,000 mm^3，あるいは未熟型顆粒球（band）＞10％

　今回の改定では**敗血症**は「**感染症に対する調節の効かない宿主の反応による生命に危険を及ぼす臓器障害である**」と定義されています．「敗血症とは，感染症による臓器障害である」というところがポイントです．ですからSOFAスコアにもあるような各種臓器のパラメーターが重症評価に用いられているわけです．敗血症とは**感染症に対する宿主の制御不能な反応である**ということ，その**死亡率は感染症単独よりもかなり高いものになる**ということ，そして**早く認識する**ことが患者さんの予後を改善するということが重要な点です．

2）敗血症診療のアルゴリズム

　また以前は敗血症の重症度分類として敗血症（sepsis），重症敗血症（severe sepsis），敗血症性ショック（septic shock）とされていたのが今回の改定では重症敗血症は廃止され，**敗血症性ショックを「十分な輸液蘇生にもかかわらず平均血圧＞65 mmHgを保つために血管作動薬が必要な状態かつ乳酸が＞2 mmol/L（18 mg/dL）」**としています．そのアルゴリズムは（図）です．ERや外来のセッティングではいち早く敗血症を認知する必要があるため**quick SOFAスコア**〔qSOFA：意識レベル低下（GCS＜15），血圧低下（収縮期血圧≦100 mmHg），呼吸数上昇（≧22回/分）の2項目に異常があれば陽性〕というバイタルサインのみで評価できるツールを使い，qSOFAスコア陽性に加えて臓器障害が疑われる場合はSOFAスコアを算出するように推奨されています（**表1**），SOFAスコア2点以上の上昇が敗血症です．さらに上記の循環不全があれば敗血

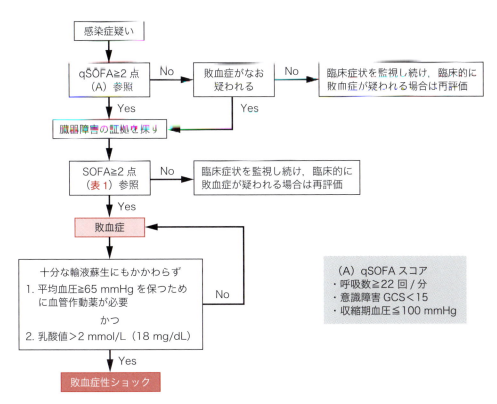

図　敗血症診療アルゴリズム
文献2より引用．補足のため著者が表1を加えた

表1　SOFAスコア

システム	スコア				
	0	1	2	3	4
呼吸器					
PaO₂/FiO₂ 比	≧400	＜400	＜300	＜200 呼吸サポートあり	＜100 呼吸サポートあり
凝固系					
血小板数（×10³/μL）	≧150	＜150	＜100	＜50	＜20
肝臓					
総ビリルビン（mg/dL）	＜1.2	1.2～1.9	2.0～5.9	6.0～11.9	＞12.0
心血管系					
平均血圧（mmHg）	≧70	＜70	ドパミン＜5γ or ドブタミン（量問わず）	ドパミン5.1～15γ or アドレナリン≦0.1 or ノルアドレナリン≦0.1γ	ドパミン＞15γ or アドレナリン＞0.1γ or ノルアドレナリン＞0.1γ
中枢神経系					
GCS	15	13～14	10～12	6～9	＜6
腎臓					
クレアチニン（mg/dL）または尿量（mL/日）	＜1.2	1.2～1.9	2.0～3.4	3.5～4.9 ＜500	＞5.0 ＜200

文献3より引用

表2　入院中の発熱の鑑別疾患

臓器	感染性	非感染性
中枢神経系	髄膜炎，脳炎	後方窩症候群，中枢熱，痙攣，脳梗塞，脳出血
心血管系	カテーテル関連血流感染（CRBSI），ペースメーカー感染，感染性心内膜炎，弁周囲膿瘍，胸骨骨髄炎，ウイルス性心外膜炎	心筋梗塞，心膜切開術後，Dressler症候群，脂肪塞栓，深部静脈血栓症
呼吸器系	人工呼吸器関連肺炎（VAP），縦隔炎，気管気管支炎，膿胸	肺塞栓，急性呼吸急迫症候群（ARDS），肺臓炎，無気肺，器質化肺炎，気管支癌，SLE肺臓炎
消化器系	腹腔内膿瘍，胆管炎，胆嚢炎，ウイルス性肝炎，腹膜炎，下痢（特にクロストリジウム関連腸炎）	膵炎，無石性胆嚢炎，腸管虚血，出血，肝硬変，虚血性腸炎，過敏性腸症候群
泌尿器系	カテーテル関連尿路感染症（CAUTI），前立腺炎	
皮膚軟部組織感染症	褥瘡感染，蜂窩織炎，創部感染	
骨/関節系	慢性骨髄炎，化膿性骨髄炎	痛風，偽痛風，その他膠原病
その他	副鼻腔炎，一過性菌血症	副腎不全，甲状腺クリーゼ，（非感染性）静脈炎，腫瘍熱，アルコールや薬剤の離脱，せん妄，薬剤熱，脂肪塞栓，深部静脈血栓症，術後発熱，輸血後発熱，Jarisch-Herxheimer reaction，移植後拒絶反応，免疫再構築症候群，腫瘍崩壊症候群

CRBSI：catheter-related blood stream infection，VAP：ventilator-associated pneumonia，ARDS：acute respiratory distress syndrome，SLE：systemic lupus erythematosus，CAUTI：catheter-associated urinary tract infection．文献4を参考に作成

症性ショックとなります．敗血症もしくは敗血症性ショックと判断された場合には，重症と考えて差し支えないでしょう．日常的に使い慣れておくようにしましょう．

　その他にも例えば市中肺炎におけるCURB65やA-DROPといったバイタルサインや簡単な検査所見を組合わせて重症度や予後を把握するスコアリングシステムなどがあり患者さんの治療方針を決めるのに参考になります．

3）重症度を決める重要な要素「患者背景」

　また詳細は後述しますが，**患者背景は重症度を決める重要な要素です**．同じ肺炎球菌肺炎でも30歳の元気な男性が罹患するのと，80歳の高齢女性が罹患するのではまるで重症感が異なります．重症度とはどんな「細菌に感染したか」ではなく「どのような背景・基礎疾患をもった患者が感染したか」で変わってくるのです．つまり極端にいえば，感染症にかかる前に重症度はある程度決まっている部分もあるということは意識しておく必要があります．今後高齢化がさらに進み，多くの合併症を抱えた患者が増えるにつれ，この傾向はますます顕著になってくるといえるでしょう．

●ここがポイント！

感染症を疑ったらqSOFAを，敗血症を疑ったらSOFAスコアをとって敗血症の早期認知を！

2 focusを探そう（表2）

1）感染性疾患

　感染症を考えるときは「どんな患者か（宿主）」「感染臓器」「原因微生物」の3つを明らかにすることが基本で，そのために詳細は**病歴聴取と身体所見が大きな力**となります．

「どんな患者か」については基礎疾患や既往歴，曝露歴（病人，動物，旅行，温泉，野山，虫，性行為など），免疫抑制状態か，院内感染か市中感染か，といった情報が重要です．慢性疾患を抱えている患者は重症化しやすいうえに病原菌も考えやすくなります（COPDの患者さんは肺炎球菌やインフルエンザ桿菌などが問題となります）．

「感染臓器」については，病歴（特にROS：review of system）や身体所見から臓器特異的な症候を探っていきます．その際に頭からつま先まで感染しうる臓器についての症候がないかを確認するとともに，さらに病歴から疑われる感染症についてはより注意深く狙うというやり方が漏れも少なく効率もよい方法だと考えます．検査前確率も考えないで検査の絨毯爆撃は無駄が増えるばかりか，われわれをmisleadするノイズ情報が増えることにつながります．

そして「原因微生物」．これは上記でこれまでに得られた患者背景や感染臓器から，考えられる微生物がある程度絞られてきます．皮膚の感染症であればグラム陰性菌よりも陽性菌の確率がグンと高くなるし，尿路感染症であればグラム陰性菌が大多数を占めます．施設入居者や最近病院に入院していた病歴があれば緑膿菌やMRSAといった耐性菌も考えるべきでしょう．そして喀痰や尿，髄液，膿といった検体検査は微生物に関する強力な情報を与えてくれます．

2）非感染性疾患

入院患者の非感染性疾患として多いのは薬剤熱，結晶性関節炎（痛風，偽痛風），深部静脈血栓症です．特に薬剤熱は疑わないと診断できない疾患の1つです．入院中の発熱患者の約10％を占めるといわれており[5]，投与後7〜10日後に発熱することが多く中止後すみやかに解熱することが多い[6]ですが長期投与されている薬剤でも起こり得ます．「比較的元気」「比較的徐脈」「好酸球増多」などは有名ですがなくても否定はできません．なかには悪寒戦慄を伴ったりCRPが10 mg/dLを超えることもあります[7]．早期に診断することで無駄な検査や抗菌薬投与を減らせる可能性がありますので常に鑑別に入れておきましょう．

その他の疾患としては成人Still病やSLEといった膠原病や甲状腺中毒症，副腎不全などの内分泌疾患，リンパ腫などの悪性腫瘍も鑑別としてあがります（表2）．

3 治療はどうする？

炎症や感染のfocusがはっきりした場合，次に考えるべきは「治療をするかしないか，また治療をすると決めた場合に抗菌薬の選択はどうするか？」です．軽症であればモニタリングのみで直ちに治療しないという戦略もありますし，focusが特定できていなくても患者さんの状態によっては直ちに経験的治療が必要な場合もあります．それは先述した重症度だけでなく患者さんの基礎疾患やADLも考慮する必要があります．特に細胞性免疫，液性免疫不全，好中球減少，皮膚や粘膜バリアの破綻といった免疫抑制状態の患者の場合は短時間に重症化しやすいので要注意です．

1）重症患者における感染症治療の方略

では患者が重症であった場合，感染症診療における診断や治療の方略は軽症患者のそれと違うのでしょうか？いくつかの点において違いがあります．1つは，「治療を直ちにするべき（＝待てない）か，またはfocusや起因菌がはっきりしてくるまでもう少し経過観察をする（＝待てる）か」です．先述した通り，**感染症を治療するときに「focus」と「起因菌」は重要な要素**で，この情報をもとに抗菌薬の選択をするわけですが，われわれが診察時にはこの一方あるいは両者がわからない場合があります．この場合，数日間経過をみることで診療所見が一層はっきりしてくることがあります．しかし重症患者では，この経過観察の時間が命取りになることがあります．ですから重症患者ではfocusや起因菌が曖昧または不明であっても抗菌薬を投与せざるを得ない場

合もあるのです.

2）抗菌薬の選択

2つめは抗菌薬の選択についてです．患者に投与する抗菌薬を選択する場合，病歴や身体所見，疫学などの情報をもとに経験的に抗菌薬を投与し（＝ empiric therapy），その後患者から採取した培養検体の結果に基づいてその起因菌により有効な抗菌薬に変更する（＝ definitive therapy）のが一般的な戦略です．患者が軽症の場合，たとえempiric therapyで治療に失敗しても，抗菌薬を変更すれば患者が改善する，すなわちリカバリーの余地があります．一方で患者が重症であった場合，empiric therapyでの失敗が患者の生命に直結する可能性があるため，empiric therapyで失敗できないわけです．ですから必然的に，重症患者への抗菌薬を投与する場合，広域抗菌薬を選択せざるを得ないことが多いのです．例えば，高齢者が肺炎で入院したとします．喀痰のグラム染色をするとグラム陽性の双球菌が多数観察され肺炎球菌尿中抗原検査が陽性であった場合，起因菌は当然肺炎球菌が予想されます．患者がもし，過去に複数の入院歴があった場合はMRSAの関与を疑う必要があるわけですが，ここで患者が軽症であれば，培養結果が判明するまで肺炎球菌に狙いを定めて治療を行うことが可能かもしれません．しかし患者が重症であった場合，肺炎球菌のみを狙った治療を開始したものの，起因菌が実はMRSAであったとすると，患者の状態は入院後も悪化し，培養結果が判明する頃にはリカバリーできない状態に陥っているかもしれません．グラム染色をはじめとした検査の傍証がある起因菌を示唆していても，最近の医療への曝露があり，重症であるということだけで，MRSAだけでなく緑膿菌を含むグラム陰性桿菌をもカバーする必要が出てくるのです.

入院中に発生したカテーテル関連血流感染症のケースにおいても，好中球減少を伴っているなど患者が免疫抑制者であればバンコマイシンだけでなくグラム陰性桿菌を視野に入れて抗緑膿菌活性のある抗菌薬を投与する必要性を考慮すべきですし，リスクの高い患者ではカンジダ菌血症を考慮して抗真菌薬を追加する必要があるかもしれません．カテーテル関連血流感染症におけるカンジダ菌血症のリスクとは中心静脈栄養，長期にわたる広域抗菌薬の使用，血液腫瘍，移植患者，鼠径からのカテーテル挿入，他検体におけるカンジタの保菌などです.

3）早期発見と早期治療が重要

敗血症の早期発見と早期治療は転帰を改善し，敗血症に関連する死亡率を減少させることにつながります．治療をすると決めたらできるだけ早く十分な量の抗菌薬を投与しましょう．特に敗血症性ショックの場合，効果的な抗菌薬の投与が1時間遅れるごとに死亡率が明らかに上昇することがいわれており，敗血症ガイドライン（SSCG2016）[8]でも1時間以内に治療開始することが強調されています．Hour-1 bundle[9]については賛否両論ありますが（詳細は**第3章6を参照**）[10]，重症であればあるほど，治療は早急に開始すべきといえるでしょう.

4 培養検査・異物の確認を忘れずに

炎症の原因が感染症であり感染のfocusが判明したら，原因微生物の特定に最大限の努力をしましょう．抗菌薬投与前に血液や喀痰，尿や膿といった検体を採取することを忘れないようにしましょう．ただし，検体採取に時間をとられるあまり抗菌薬投与が遅れることのないようにしましょう（細菌性髄膜炎を疑う場合は髄液採取よりも前に抗菌薬投与をする場合もあります）．血液培養は最低2セット，必要であれば3セット採取することで感度を上げることができます．さらに体に入っているドレーンやカテーテルといった異物にも着目し，感染源となっているようであれば抜去が必要になる場合もあります.

表3　抗菌薬治療がうまくいかない場合の例

現在使用中の抗菌薬に耐性	抗菌薬の投与量が不十分
抗菌薬が到達できない膿瘍や異物などの存在（デバイス感染も含む）	診断がそもそも間違っていて別の臓器に発熱原因がある
抗菌薬やほかの薬剤による薬剤熱	偽痛風，深部静脈血栓症などの非感染性疾患である
自然の治癒過程である	

2. 治療中の評価

1 全身＆臓器特異的なパラメーターに着目しよう

　治療開始後，その治療が奏功しているのか失敗しているのかを判断しその後の治療戦略を立てる必要がありますが，何をもって「改善」「悪化」を判断すればいいのでしょうか？体温や白血球，CRP ばかりに目をとられていませんか？それら非特異的なパラメーターは有用ですがそれのみに捉われることなく，**対象臓器に特異的なパラメーターで判断しましょう**．例えば肺炎であれば呼吸数や呼吸様式，crackles の変化が，尿路感染症では排尿症状が参考になりますし，さらに検体が採取できれば抗菌薬投与後のグラム染色で菌が減っている，あるいは見えないのであれば抗菌薬の選択は正しそうだと判断できます．

　これは非感染性疾患でも同様のことがいえます．例えば偽痛風であれば発熱や倦怠感，赤沈やCRP といった全身のパラメーターと，関節の熱感や可動痛といった臓器特異的なパラメーターの両方をフォローする必要があります．

2 治療はいつまで続けるか？

　ある治療を開始したら，「いつまで治療を続けるのか」について常に考えておかなければいけません．なんとなくダラダラと続けるのではなく，エビデンスに基づき十分な抗菌薬を最低限の期間で使い，抗菌薬の余計な曝露を減らしましょう．一方で感染性心内膜炎や骨髄炎の場合は数週間に及ぶ長期投与を要する場合もあります．抗菌薬の投与期間や経静脈投与から経口へのスイッチについてはさまざまなデータがあります（詳細は成書参照）．抗菌薬治療がうまくいっていない場合，表3のことを考え治療戦略の変更を考慮する必要があります．

3 培養結果を有効に使い，de-escalationできるか毎日検討をしよう！

1) de-escalationできるか意識しよう

　培養は出しっぱなしにしていませんか？治療終了後に「あ，培養結果を見るの忘れてた．まぁいいや」と広域抗菌薬が長く投与されるのをみかけます．特に重症である場合は広域抗菌薬が使用される傾向がありますので「de-escalationできる可能性は？」と意識しましょう．患者さんが改善傾向であり，起因菌が判明していて変更しようとする抗菌薬に感受性があるとわかれば躊躇なく de-escalation をしましょう．広域抗菌薬＝強力な抗菌薬ではありません．また de-escalation により，不要な広域抗菌薬の使用を抑制することが可能となります．

2) de-escalationの注意点

　ただし，de-escalation には注意も必要です．それは「培養で検出された菌のみが起因菌とは限らない」ということです．例えば下部消化管穿孔で手術後の患者さんにカバペネム系の抗菌薬を投与していたとします．血液培養から大腸菌が検出されセファゾリンに感受性があるとわかった

場合，セファゾリンに変更してよいでしょうか？状況にもよりますが，下部消化管穿孔や膿瘍といった感染症では嫌気性菌を含めた複数の菌が関与している場合があります．嫌気性菌は血液培養では培養されにくい菌の一種であり，培養結果のみで抗菌薬を de-escalation すると足元をすくわれることがあるということは留意しておきましょう．

3）培養結果を過信しない

さらに，培養結果が真の原因を教えてくれるわけでもありません．抗菌薬治療中に検出されたMRSAは単なる保菌（＝ colonization）である可能性もあるため，治療対象にすべきかどうかは臨床像と合わせて判断しないと余計な抗菌薬投与が増えるばかりです．やはり患者さんの状態を見て総合的に判断する必要があります．

> ●ここがポイント！
> 治療効果判定は全身と臓器特異的なパラメーターの両方を使い，自分は何の評価をしているのかを意識しよう！

Advanced Lecture

■ CRPやPCT（プロカルシトニン）は使えるのか？

CRPやPCTの上昇は細菌感染症の可能性を考慮する所見とされていますが，あくまで参考所見の1つであることは忘れないでください．CRPやPCTが高いから抗菌薬投与というのをみかけますが，膠原病や外傷，薬剤などによる発熱でもそれらは上昇します．

特に，PCTはCRPよりも優れたマーカーとして注目されていますが，これもまた限定的です．PCTの高値またはPCTの増加（PCT ≧ 1.0 ng/mL）は90日死亡率の独立した予測マーカーとなりうるとされている文献[11]や，成人の呼吸器感染症に対して抗菌薬治療を受けている患者で，PCTをガイドにした治療群とガイドラインに沿った治療群を比較したRCTでは，死亡率と治療失敗は変わらず抗菌薬の使用期間が4日間短縮できたという文献[12]もあり，予後予測や抗菌薬中止の判断基準として使用できる可能性は示唆されていますが，全身状態や臓器特有のパラメーターに注目することが重要で絶対的な指標ではないことは留意しましょう．

> ## 本稿を読んだ後の
> ### 初期研修医と集中治療医のやりとり
>
> 初期研修医：「今朝から発熱を認めています．そのほかのバイタルサインには悪化を示唆する大きな変化はありません．原因の考察ですが，非感染性の発熱だとすると鑑別診断としては…．感染性の発熱だとすると治療失敗，もしくは新たな感染合併を考えるところですが，臓器特異的なパラメーターをみると…．また考えられる新たな感染巣としては…」

おわりに

　重症患者には広域抗菌薬が投与される傾向にあることはある程度しかたないと思います．しかし重症だからといって甲にカルバペネム系＋抗MRSA薬を投与すればよいといっわけではありません．重症患者だからこそ，病歴聴取と身体所見を駆使して病態の把握に全力を尽くしましょう．それらは病状が安定した後の慢性期マネジメントの際にも役立ち，患者医師関係を強化していくものです．さぁ，ベッドサイドに行こう！

引用文献

1) Shankar-Hari M, et al：Developing a New Definition and Assessing New Clinical Criteria for Septic Shock：For the Third International Consensus Definitions for Sepsis and Septic Shock（Sepsis-3）. JAMA, 315：775-787, 2016

2) Singer M, et al：The Third International Consensus Definitions for Sepsis and Septic Shock（Sepsis-3）. JAMA, 315：801-810, 2016

3) Vincent JL, et al：The SOFA（Sepsis-related Organ Failure Assessment）score to describe organ dysfunction/failure. On behalf of the Working Group on Sepsis-Related Problems of the European Society of Intensive Care Medicine. Intensive Care Med, 22：707-710, 1996

4) Dimopoulos G & Falagas ME：Approach to the febrile patient in the ICU. Infect Dis Clin North Am, 23：471-484, 2009

5) Johnson DH & Cunha BA：Drug fever. Infect Dis Clin North Am, 10：85-91, 1996

6) Patel RA & Gallagher JC：Drug fever. Pharmacotherapy, 30：57-69, 2010

7) 山本舜悟：入院患者の不明熱．Hospitalist, 1：169-178, 2013

8) Rhodes A, et al：Surviving Sepsis Campaign：International Guidelines for Management of Sepsis and Septic Shock：2016. Crit Care Med, 45：486-552, 2017

9) Chen AX, et al：Sepsis Guidelines. N Engl J Med, 380：1369-1371, 2019

10) Levy MM, et al：The Surviving Sepsis Campaign Bundle：2018 Update. Crit Care Med, 46：997-1000, 2018

11) Jensen JU, et al：Procalcitonin increase in early identification of critically ill patients at high risk of mortality. Crit Care Med, 34：2596-2602, 2006

12) Schuetz P, et al：Procalcitonin to guide initiation and duration of antibiotic treatment in acute respiratory infections：an individual patient data meta-analysis. Clin Infect Dis, 55：651-662, 2012

参考文献・もっと学びたい人のために

1) Shankar-Hari M, et al：Developing a New Definition and Assessing New Clinical Criteria for Septic Shock：For the Third International Consensus Definitions for Sepsis and Septic Shock（Sepsis-3）. JAMA, 315：775-787, 2016

　↑本文でも引用した新しい敗血症の定義について改定についての背景も含めて書いてある．一度は読んでおこう．

2) Rhodes A, et al：Surviving Sepsis Campaign：International Guidelines for Management of Sepsis and Septic Shock：2016. Intensive Care Med, 43：304-377, 2017

　↑敗血症ガイドライン2016年版．2012年版が改定され治療などについてのエビデンスがアップデートされている．

3) Chen AX, et al：Sepsis Guidelines. N Engl J Med, 380：1369-1371, 2019

　↑Hour-1 bundleについて，賛否両論が分かれている背景について書かれており読みやすい．自施設において採用すべきかどうかの参考になる．

プロフィール

日比野将也（Masaya Hibino）
藤田医科大学救急総合内科
地域医療を志して家庭医療専門医を取得. その後診断学, 病態生理, 重症管理, 集中治療を勉強すべく, まさかの大学へ移籍. 現在はICUで内科的集中治療を勉強中. 毎日が新鮮で楽しく仕事しています. 皆さん見学にいらしてください！

植西憲達（Norimichi Uenishi）
藤田医科大学救急総合内科
総合内科, 集中治療を専門としています. どこにいっても役立つ総合診療医を一人でも多く生み出すために, 質の高い総合内科, 救急, 集中治療が十分に学べる環境をつくることを私たちは目標としています.

第3章 重症患者対応で重要な知識

1. 血液ガス分析
血液ガスは診断ツールだ，使いこなそう!!

金城昌志，岩永　航

● Point ●

・血液ガスでは酸素化／換気と酸塩基平衡の評価が可能である

・酸塩基平衡は5つのステップで評価を行う

・病歴や身体所見と血液ガス所見から病態アセスメントが可能である

はじめに

　重症患者の管理では，血液ガス評価がいろんな場面で役に立ちます．血液ガス評価では酸素化／換気と酸塩基平衡の評価を行います．これにより，①重症かどうかの見極めや②治療経過の判断，そして③病態のアセスメントなどが可能になります．多くの指導医は血液ガスが難解な病態を紐解くきっかけになった経験をしているでしょう．本稿では，酸塩基平衡の評価方法とそれを用いた病態のアセスメント，診断へのアプローチ方法について解説します．

血液ガスでわかる3つのポイント!!
①重症化の判断
②治療経過の判断
③酸塩基平衡の評価による病態アセスメント

　酸塩基平衡の評価方法はいくつも提唱されておりますが，本稿では従来から最もよく用いられている physiological approach（生理学的アプローチ）を解説します．physiological approach とは Henderson-Hasselbalch の式（下記）に基づいて pH を決定し酸塩基平衡を評価する方法です．式からわかるように，「pH」は2つの因子「PCO_2」と「HCO_3^-」で変化します．「PCO_2」の排泄に大きく影響するのは肺（呼吸性）であり，「HCO_3^-」排泄に影響するのは腎臓（代謝性）であることを覚えておいてください．評価の方法について，5つのステップに分けて解説します．

血液ガス（酸塩基平衡）評価の方法
・5つのステップで評価する！（図1）
・pH は2つの因子「PCO_2」・「HCO_3^-」で決まる！

レジデントノート　Vol. 21　No. 14（増刊）2019

```
Step 1   アシデミア？ アルカレミア？

Step 2   酸塩基平衡異常の原因は ？

Step 3   代償性変化は適切か？

Step 4   アニオンギャップ（AG），補正 AG の計算
         AG＝Na⁺－（Cl⁻＋HCO₃⁻）
         補正 AG＝AG＋2.5 ×（4 － Alb）

Step 5   補正 HCO₃⁻の計算
         補正 HCO₃⁻＝HCO₃⁻＋（AG － 12）
```

図1　酸塩基平衡の評価
文献1を参考に作成

Henderson-Hasselbalch の式

$$pH = 6.1 + \log \frac{[HCO_3^-]}{0.03 \times PCO_2}$$

Step 1. pH に注目！ アシデミア or アルカレミアを判断する！

　まずは「pH」に注目し，アシデミア（酸血症）かアルカレミア（アルカリ血症）か判断します．アシデミアはpH＜7.35の状態，アルカレミアはpH＞7.45の状態です．

＊用語の解説
　血液pH正常値（7.40±0.05）より逸脱した**状態**をそれぞれアシデミア（pH＜7.35），アルカレミア（pH＞7.45）と表現します．一方，血液が**酸性になるような病態をアシドーシス，アルカリ性になるような病態をアルカローシス**と呼び，それぞれ次のStep2で**代謝性か呼吸性に分けて表現**します．

Step 2. 酸塩基平衡異常の原因は？ 代謝性 or 呼吸性を判断する！

　酸塩基平衡異常（アシデミア/アルカレミア）の原因病態が呼吸性か代謝性かを判断します．まず二酸化炭素分圧（PCO₂）に注目します．Step1でアシデミアを認めた場合，「PCO₂」が上昇していれば「呼吸性アシドーシス」の病態が酸塩基平衡異常（pHの変化）の原因であり，「PCO₂」の上昇がなく「HCO₃⁻」が低下していれば「代謝性アシドーシス」の病態が酸塩基平衡異常の原因であると判断します．同様にStep1でアルカレミアの場合は，「PCO₂」が低下していれば「呼吸性アルカローシス」，「HCO₃⁻」が上昇していれば「代謝性アルカローシス」が酸塩基平衡異常の原因と判断します（表1）．動脈血でのPCO₂の基準値は40±5 Torr，HCO₃⁻の正常値は24±2 mEq/Lになります．

表1 酸塩基平衡異常の原因

Step1		原因
アシデミアを認めた場合	PCO₂上昇	呼吸性アシドーシス
	PCO₂上昇なし，HCO₃⁻低下	代謝性アシドーシス
アルカレミアを認めた場合	PCO₂低下	呼吸性アルカローシス
	HCO₃⁻上昇	代謝性アルカローシス

表2 代償性変化の予測式

呼吸性アシドーシス	
急性	pH減少＝0.08×（PaCO₂－40）/10 HCO₃⁻増加＝（ΔPaCO₂±3）/10
慢性	pH減少＝0.03×（PaCO₂－40）/10 HCO₃⁻増加＝3.5×ΔPaCO₂/10
呼吸性アルカローシス	
急性	pH増加＝0.08×（40－PaCO₂）/10 HCO₃⁻減少＝2×ΔPaCO₂/10
慢性	pH増加＝0.03×（40－PaCO₂）/10 HCO₃⁻減少＝5－7×ΔPaCO₂/10
代謝性アシドーシス	
PaCO₂減少＝1.2×ΔHCO₃⁻ 予想PaCO₂＝1.5×HCO₃⁻＋8±2	
代謝性アルカローシス	
PaCO₂増加＝0.6－0.7×ΔHCO₃⁻	

文献3を参考に作成

Step3. 代償性変化は適切か？ 混合性障害の可能性はあるか？

　ここでは**代償性変化**について**評価**します．人間の体は「HCO₃⁻」と「PCO₂」のどちらかが変化し酸塩基平衡のバランスが崩れた場合，もう片方を変化させることで酸塩基平衡異常（pHの変化）を正常化しようと働きます．（Henderson–Hasselbalchの式参照）

　例えば，代謝性アシドーシスが原因でアシデミアになった場合，呼吸性の代償機構が働いてpHが正常値に近くなります．この場合は酸塩基平衡異常の原因である代謝性アシドーシスの病態により「HCO₃⁻」が減少しますが，それを代償するために「PCO₂」を下げようと呼吸数上昇を認めます．代謝性の代償は腎臓で行われ，呼吸性の代償は肺で行われています．

　ここで以下の3点に注意してください．

代償性変化のポイント3つ

①「pH」は正常に近づくが，完全には正常化しない
②代償機構の反応がメインの酸塩基平衡異常による変化を超えることはない
③肺による代償は早く，腎臓による代償は遅い

　代償性変化は**表2**に示すように変化の予測式があります．**計算値と実測値を比べましょう**．大きくかけ離れている場合はその他の酸塩基平衡異常（混合性障害）の存在を疑います．ただし代償性変化の過程をみている可能性もあるので注意しましょう．代償性変化の式は複雑であり，実

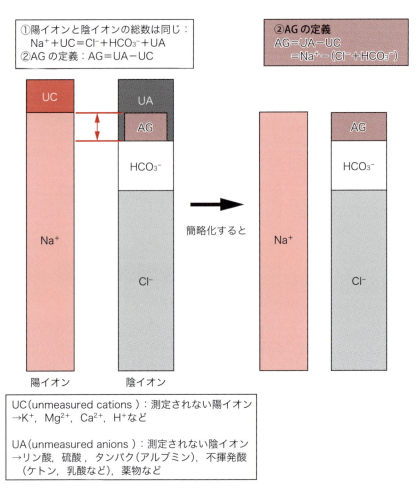

図2　AGについて
①，②の方程式を解くとAG＝Na$^+$−（Cl$^-$＋HCO$_3^-$）となり，簡略化した右側の図と同じものになる

際の臨床場面で毎回計算するのは困難なことも多いと思いますが，最初の慣れないうちは実際に計算して比べてみることをお勧めします．代謝性アシドーシスに対する代償性変化を予測する**予想PaCO$_2$の式**は比較的簡易で，使用する機会も多いので，覚えていると便利です．

Step4. アニオンギャップ（AG），補正AGの計算

1 AGの計算

ここでは**代謝性アシドーシスの鑑別**を行います（図2）．アニオンギャップ（anion gap：AG）とは「HCO$_3^-$」や「Cl$^-$」以外の通常測定されない陰イオン（UA：unmeasured anions）と，「Na$^+$」以外の通常測定されない陽イオン（UC：unmeasured cations）の差にあたるものを指します．血漿中は陰イオンと陽イオンは同量で電気的には中性であるといえるため，下記の式で表現できます．

表3-① 代謝性アシドーシスの鑑別

	病態	原因
AG開大性 代謝性アシドーシス （AGが上昇）	内因性の酸増加	・乳酸アシドーシス ・ケトアシドーシス ・尿毒症（高度腎不全）
	外因性の酸増加 （薬剤性）	・アスピリン ・メタノール ・サリチル酸エチレングリコール など
AG非開大性 代謝性アシドーシス （AGが上昇していない）	酸の排泄障害	・遠位型RTA ・慢性腎不全
	塩基（HCO_3^-）の喪失	・近位型RTA ・下痢 ・尿路変更（回腸導管など）
	Cl^-の過剰負荷	・生理食塩水の大量投与 ・塩酸（アミノ酸製剤内の塩酸塩）

RTA：renal tubular acidosis（尿細管性アシドーシス）．文献1を参考に作成

表3-② 代謝性アルカローシスの鑑別

病態	原因
酸の喪失	（消化管）嘔吐，胃管でのドレナージ （腎）利尿薬，アルドステロン症 （細胞内へのシフト）低カリウム血症
塩基の増加	（外因性）重炭酸投与，輸血 （内因性）脱水，呼吸性アシドーシスの急速な改善

文献1を参考に作成

●AGの計算式

$$AG = UA - UC$$
$$= Na^+ - (Cl^- + HCO_3^-)$$

基準値は測定する機器によっても異なりますが，一般的には 10 ± 4 mEq/Lとなります[3]．以前は 12 ± 2 mEq/Lという値が基準値でしたが，近年は機器の精度の影響などで基準値が変わってきています．ご自身の施設でも基準値に関して確認いただくことをお勧めします．

一般的にUAにはリン酸，硫酸，アルブミンを主としたタンパクや乳酸やケトン体など内因性産生される不揮発性有機酸が含まれます．また，特殊な場合ですが過剰摂取で外因性に取り込まれた薬剤（アスピリン，メタノール，サリチル酸エチレングリコールなど）もUAに含まれます．

UCには K^+，Mg^{2+}，Ca^{2+}，H^+などが含まれます（注：K^+は一般に測定されているためUCに含まない形で説明されていることもありますが，今回はUCに含めることにします）．

また一般的にUCはほとんど増減しません．一方，乳酸やケトンなどUAの構成成分の一部は**身体が病的状態になった際に増加**し，「乳酸アシドーシス」や「ケトアシドーシス」というアシドーシスの原因になります．**UAの上昇はAGの上昇とほぼ同義**であるため，**AGが上昇する場合は，アシドーシスの原因となる陰イオンが増加**していることが示唆されます．それを利用して，AGが上昇している場合（AG開大性代謝性アシドーシス）と上昇していない場合（AG非開大性代謝性アシドーシス）に分けて，代謝性アシドーシスの鑑別を行います（表3-①）．あわせて表3-②に

代謝性アルカローシスの原因についてもあげておきます.

2 補正 AG の計算

　低アルブミン（Alb）血症が存在する場合アルブミン自体がAGの構成要素であるためAGの値も減少します．つまり，基準値である10 ± 4 mEq/Lで評価をするためにはアルブミンが正常値として補正したAGの値を計算する必要があります．これを補正AGといいます．**アルブミン値が1 g/dL低下するとAGの正常値は2.5 mEq/L低下する**ため下記の計算式が成り立ちます．

　●補正AGの計算式
　補正AG ＝ AG ＋ 2.5 ×（4 － Alb）

3 AG のピットフォール

　pHやHCO_3^-が正常範囲内でもAGが診断の鍵となるケースがあります．「pH 7.40, $PaCO_2$ 35 Torr, HCO_3^- 24 mEq/L, Na 150 mEq/L, Cl 101 mEq/L」という血液ガスを読んでみてください．一見，pH，$PaCO_2$，HCO_3^-ともに正常値なのでその時点で評価を終了しそうになります．しかしAGを計算してみるとAG＝25 mEq/LとAG上昇を認め，AG開大性代謝性アシドーシスが存在していることがわかりました．アシデミアがない状態でも，代謝性アシドーシスと代謝性アルカローシスの病態が併存していることが予測できるのです．実臨床では，混合性障害の原因に関しては病歴やその他の検査結果から評価していくことになりますが，AG評価をしていないと混合性障害を見落としてしまう可能性があります．AGの評価は常に行うように意識しましょう．

　●AGのピットフォール
　・pH，HCO_3^-が正常値の場合もAGの評価を怠らない!!

　●AG評価のポイント!!
　・AGは代謝性アシドーシスの鑑別に有効!
　・AG開大性代謝性アシドーシスは致死的な疾患が多い!!
　・AG正常値はアルブミン値で変化する!

Column

$Na^+ - Cl^-$ について

　「AG＝Na^+－（Cl^-＋HCO_3^-）」という式を変形すると「Na^+－Cl^-＝AG＋HCO_3^-」という式になります．AGの基準値が12，HCO_3^-の基準値は24であり，Na^+－Cl^-の基準値は36となります．Na^+－Cl^-が上昇していた場合（40以上のとき），HCO_3^-が上昇している可能性，つまり代謝性アルカローシスの可能性があります．逆に低下していた場合（30以下のとき）はHCO_3^-が低下している可能性，つまり代謝性アシドーシスの可能性があります．普段行う血液検査の項目にNaやClは入れていることが多いと思いますので，血液検査結果でNa^+－Cl^-に異常があれば血液ガスを評価することを考えてみてもいいかもしれません．

Step5. 補正 HCO$_3^-$ の計算

AG 開大性代謝性アシドーシスの場合，続いて補正 HCO$_3^-$ の計算を行います（下記の式参照）．混合性障害の有無を評価することが目的です．AG が上昇すると HCO$_3^-$ が低下します．厳密には蓄積する不揮発酸の種類によって比率に違いがあるのですが，一般的には AG が 1 mEq/L 上昇するごとに HCO$_3^-$ は 1 mEq/L 低下すると考えます．AG の上昇の程度と一致して HCO$_3^-$ が低下していない場合，AG 非開大性代謝性アシドーシスや代謝性アルカローシスを合併している可能性があります．補正 HCO$_3^-$ の基準値は 24 ～ 26 mEq/L で，補正 HCO$_3^-$ ＜ 24 は AG 非開大性代謝性アシドーシス，26 ＜補正 HCO$_3^-$ の場合は代謝性アルカローシスの合併を疑います．

Δgap という考え方を用いて説明されていることもありますが，Δgap は AG の変化量と HCO$_3^-$ の変化量の差と計算したもので，評価している内容としては補正 HCO$_3^-$ の評価と同じものになります．

> ● AG 開大性アシドーシスを認めたら，補正 HCO$_3^-$ を計算する !!
>
> 補正 HCO$_3^-$ ＝ HCO$_3^-$ ＋（AG － 12）
>
> 補正 HCO$_3^-$ ＜ 24 → AG 非開大性代謝性アシドーシスの合併
>
> 補正 HCO$_3^-$ ＞ 26 → 代謝性アルカローシスの合併

■ 混合性障害がある場合はどうしたらいいの !?

以上が 5 つのステップでの評価になります．しかし，評価するだけでは不十分です．**異常があった場合はその原因について考えることが最も重要です**．「アシデミア．原因病態が AG 開大性代謝性アシドーシス．呼吸性代償できていて，代謝性アルカローシスが混合性障害として存在する」と評価したとしましょう．この場合，AG 開大性代謝性アシドーシスと代謝性アルカローシスそれぞれの原因について考える必要があります．

例えば，「慢性腎不全の既往があり利尿薬を内服していた．最近食欲がなくなり食事がとれなくなったが利尿薬は毎日内服していた．尿が数日前から出なくなり動けなくなった」という病歴と「1 型糖尿病でインスリン使用中．数日前から胃腸炎に罹患し嘔吐をくり返してしていた．食事もあまりとれなかったためインスリンを全く使用していなかったところ動けなくなり意識障害が出現した」という病歴，どちらも同様の酸塩基平衡結果になりえますが，起こっている病態は全く異なります．前者は「腎不全による AG 開大性代謝性アシドーシス＋脱水や利尿薬使用による代謝性アルカローシス」，後者は「DKA（diabetic ketoacidosis：糖尿病性ケトアシドーシス）による AG 開大性代謝性アシドーシス＋脱水や嘔吐による代謝性アルカローシス」を想定しています．混合性障害に限らないことですが，**血液ガスを評価する際は病歴や身体所見もふまえて病態をアセスメントし，原因について考察すること**が重要です．

静脈血ガスで代用できるか？[4]

末梢静脈の場合，動脈から採取した場合と比較してpHは0.03〜0.04低くなり，HCO_3^-は1〜2 mEq/L，PCO_2は3〜8 Torr高くなるといわれており，これらの項目であればある程度予想することができます．中心静脈から採血した場合と末梢静脈の場合で多少数値は変わりますが，大きな差はありません．

おわりに

physiological approachについて解説しました．成書によっては3ステップ，4ステップなどで説明されることもありますが評価内容は今回の5ステップと同様です．まずは型通りに漏れなく評価できるようにして，慣れてきたら自分なりの評価方法・順番を見つけてください．

文献・参考文献

1) 「より理解を深める！体液電解質異常と輸液 改訂3版」（深川雅史/監，柴垣有吾/著），中外医学社，2007
2) 「竜馬先生の血液ガス白熱講義150分」（田中竜馬/著），中外医学社，2017
3) 「FCCSプロバイダーマニュアル 第3版」（集中治療医療安全協議会/監），メディカル・サイエンス・インターナショナル，2018
4) Theodore AC：Venous blood gases and other alternatives to arterial blood gases. UpToDate, 2018

プロフィール

金城昌志（Masashi Kinjo）
奈良県総合医療センター集中治療部
福岡で救急・集中治療，千葉で総合内科を勉強し，2019年から現施設で集中治療を勉強中です．初期研修医の頃に読んでいた本に自分が執筆しているのは不思議な気分ですが，皆様の参考になれば幸いです．

岩永　航（Wataru Iwanaga）
奈良県総合医療センター集中治療部

第3章　重症患者対応で重要な知識

2. NPPVと高流量鼻カニュラ（HFNC）

森實雅司

● Point ●

・NPPVでは非侵襲的に陽圧による呼吸補助を行うことができます

・HFNCは呼吸仕事量の軽減や加湿による分泌物の移動と除去に効果が期待されています

・NPPV/HFNCでは潔い引き際と気管挿管のタイミングの見極めが重要です

はじめに

　非侵襲的陽圧換気（non-invasive positive pressure ventilation：NPPV）と高流量鼻カニュラ（high flow nasal cannula：HFNC）はいずれも気管挿管することなく高濃度の酸素を投与することが可能であり，重症患者を中心に広く一般に使用されています．気管挿管を伴う人工呼吸管理と比較して，鎮静薬を削減できるため意思の疎通を取りやすく，患者のQOLを向上させることができます．その一方で，この両者にはそれぞれの特徴や限界があります．本稿では適応と禁忌，両者の違いについて意識しながら読み進めてください．

1. NPPVとは

　NPPVとは気管チューブなどの侵襲的エアウェイを使用せず，マスクなどにより陽圧換気を行う人工呼吸です．NPPV用のマスクには，口と鼻を覆うフルフェイスマスク，顔全体を覆うトータルフェイスマスク，鼻マスクなどがあります．急性呼吸不全の患者では口呼吸をしていることが多く，リークをより少なくして確実に陽圧換気を行うため，鼻と口を覆うことのできるフルフェイスマスクが第一選択として使用されます．**表1**にNPPVマスクの種類と特徴をまとめます．

1 利点

　NPPVの利点は，**気管チューブによる人工呼吸の合併症を減らすことができること**です．人工物による歯，喉咽頭，気道の損傷や気管吸引による気管損傷がないこと，抜管後の咽頭浮腫や声帯損傷による上気道閉塞リスクを減らすこと，鎮静の必要がほぼないので患者との意思の疎通が図りやすいことなどがあげられます．また，気管チューブを経出して細菌が下気道へ流れ込むこともないため，人工呼吸器関連肺炎（ventilator-associated pneumonia：VAP）を防ぐこともできます．

表1　NPPVマスクの種類と特徴

	フルフェイスマスク	トータルフェイスマスク	鼻マスク
適応	・急性期患者	・急性期患者 ・小児患者	・慢性期患者 ・在宅患者
長所	・高い圧がかけられる ・口呼吸の患者に使用可能	・高い圧がかけられる ・鼻梁に褥瘡のある患者でも使用可能 ・成人から小児までサイズが豊富	・会話が可能 ・圧迫感が少ない
短所	・頬の窪みが大きい患者ではリークが増えやすい ・皮膚トラブルを起こしやすい	・マスク上部のカーブからリークしやすい	・開口すると圧が逃げるため，急性期患者では使用できない
外観			

写真提供：株式会社フィリップス・ジャパン

2 注意点

　第一選択とされるフルフェイスマスクは比較的簡便に装着できますが，患者の頬の窪みが大きいとリークが増えやすくなります．さらに，マスクサイズが不適切であったり締め付け過ぎたりすると鼻梁に褥瘡ができやすいこと，閉所恐怖症やマスクの圧迫感，陽圧による違和感などによりNPPVに耐えられない患者がいることなどがデメリットです．また，気道分泌物が多い症例ではマスク装着によって痰の喀出や吸引が妨げられ，気道クリアランスの悪化や誤嚥を引き起こす可能性があります．

●ここがピットフォール

NPPV専用器は酸素消費量が非常に多く，高いF_IO_2で管理している患者をNPPV専用器で搬送すると，酸素ボンベが一気に空になってしまうことがあり，大変危険です．少なくとも，初期研修医，専攻医だけでNPPV下での搬送の判断や実施を行わないようにしましょう．

3 適応

　NPPVに適しているのは，48〜72時間以内に呼吸状態が改善することが予想され，意識が清明で，かつNPPVに協力的な患者とされています[1]．**循環動態が安定しており，自身で排痰が可能であることも重要**です．急性呼吸不全の患者で人工呼吸を要すると考えられる患者ではまずはNPPVが施行可能かを考えますが，患者の状態がNPPVに適さないほど重症である場合や，NPPVを開始しても改善が認められない場合は，すぐに気管挿管と人工呼吸器管理を開始してください．

　NPPVの適応として強いエビデンスがあるとされているのは，COPDの急性増悪[2,3]，急性心不全[4〜6]，免疫不全患者[7,8]，COPD患者のウィーニングに対する使用[9,10]などです（**表2**）．

表2　NPPVの適応とエビデンス

エビデンスのレベル	NPPVのエビデンス
A	COPDの急性増悪
	COPD患者のウィーニング，抜管促進
	急性心原性肺水腫
	免疫不全患者
B	術後の呼吸不全
	喘息
	do-not-intubate患者
	閉塞性睡眠時無呼吸症候群
	肥満低換気症候群

レベルA：複数のRCTとメタ解析で実証されている．
レベルB：1つのRCTもしくはコホートスタディで実証されている．
　　　　　もしくは複数のそう反する結果のRCTが存在する．
文献11，12を参考に作成

４ 禁忌

　A（airway：気道）の確保ができていない患者はNPPVの陽圧が有効に肺には届かないので使用できません．**Aの確保には気管挿管が必要**となります．

　非協力的な患者，分泌物の自己排除が困難な患者，嘔吐をくり返す患者，活動性の上部消化管出血のある患者，心停止や呼吸停止後の患者，循環の不安定な患者ではNPPVを施行すべきではありません．この他に，顔面外傷や顔面熱傷，顔面手術後の患者はマスクが使用できないのでNPPVは施行できません．

５ 設定方法

1）NPPV専用器種

　通常，NPPVはNPPV専用器種を用います．一般的な人工呼吸器はリークのある状態では正常に作動しないためNPPVには使用できません．NPPV用のモードを搭載した人工呼吸器もありますが，リークに対する補正性能は専用器には及びません．

2）モード

　NPPV専用器種では，吸気/呼気を通して一定に陽圧（PEEP：positive end-expiratory pressure）をかけることのできる持続的気道陽圧法（continuous positive airway pressure：CPAP）とPEEPに圧補助換気（pressure support ventilation：PSV）を付加することのできるS/T（spontaneous/timed）の2つのモードが主に使用されます．CPAPとS/Tの違いを図1に示します．

・CPAPモード

　CPAPモードは呼気終末陽圧（PEEP）を設定し，吸気・呼気を問わずすべての呼吸サイクルで一定の圧を保つモードです．平均気道内圧を上昇させ肺の虚脱を改善したり，機能的残気量（functional residual capacity：FRC）を増加させたりすることで酸素化を改善させることができます．

　CPAPモードは急性心原性肺水腫の患者に頻繁に使用され，開始時は5 cmH₂Oなどの低めから設定していきますが，低酸素性呼吸不全では最大で10〜12 cmH₂Oに設定されます[11]．

・S/Tモード

　CPAPモードとの違いは**PEEPに加えてPS圧による換気補助ができる**ことです．換気補助を行

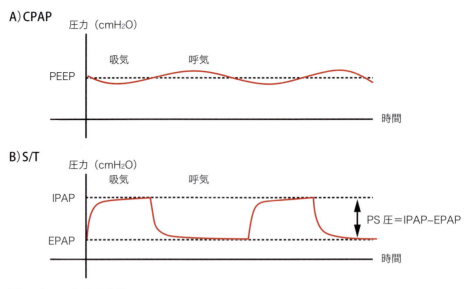

図1　CPAPとS/Tの違い
CPAPは吸気/呼気を通して一定に陽圧であり（A），S/Tでは吸気圧と呼気圧に差（PS圧）がみられます（B）

うためには，吸気圧（inspiratory positive airway pressure：IPAP）と呼気圧（expiratory positive airway pressure：EPAP）を設定します．

　S/Tモードは自発呼吸を感知してPS圧（IPAPとEPAPの差圧）を供給するSモードとあらかじめ設定した呼吸サイクル時間内に自発呼吸が検出されなかった場合，自動的にIPAPが供給されるTモードを組合わせた換気モードです．バックアップ機能であるTモード作動中に患者の自発呼吸を認識すると再度Sモードに移行してPS圧を供給します．

　S/TモードはNPPVで最も一般に使用されているモードで，COPDなどのⅡ型呼吸不全では換気補助を目的に使用されます．初期設定として，EPAPは4～5 cmH₂O，IPAPは5～15 cmH₂Oに設定されます．EPAPはPEEPとして低酸素性呼吸不全であれば上げていき，IPAPは目標とする1回換気量を指標にPS圧（＝IPAP－EPAP）に合わせて設定します[11]．

　これらの圧の調整は，患者の呼吸状態や胸の動き，グラフィックモニタ，換気量をみながら行います．モードにかかわらず，まずは低めの圧から始めて患者に慣れてもらい，徐々に目標とする設定圧まで上げていきます．

> ● ここがポイント
>
> 患者の受け入れの可否がNPPV導入の成功の鍵となります．当院では急性呼吸不全に対するNPPVの導入は全例で臨床工学技士が立ち会い，患者にマスクを見せながら「風で押されるマスクに変えます」「最初は違和感がありますが，すぐに慣れます」「マスクが当たって痛いところはないですか？」と入念に声がけをしています．また，マスクのサイズ選択や皮膚トラブル発生時のマスクの種類の変更などについてもかかわりが大きいです．ぜひ皆さんもご施設の臨床工学技士の知恵を活用してみてください．

3）NPPV中のモニタリング

　NPPVを開始後は患者の呼吸状態を慎重に観察する必要があります．**NPPV中は血圧，心拍数，**

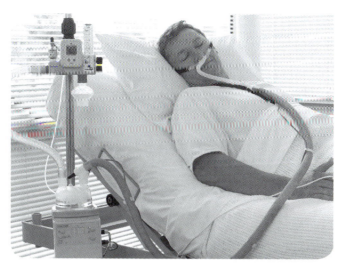

図2　オプティフロー™を用いたHFNCの外観
写真提供：フィッシャー＆パイケルヘルスケア株式会社

呼吸数，$PaCO_2$，pH，PO_2，呼吸様式などをモニタリングしてください．NPPVが効果的であればこれらの指標は徐々に正常値に近づいていきます．

　NPPV装着にもかかわらず呼吸状態や意識状態が改善しない，もしくは悪化しているにもかかわらずNPPVを継続すると，NPPVの効果により呼吸状態の悪化が潜在的に進行し，病態悪化の発見が遅れてしまいます[13, 14]．NPPV開始後1〜2時間以内に上記の指標に改善が認められない場合で，患者や家族により積極的治療を受ける意思がある場合はすみやかに気管挿管しましょう．また，NPPV開始後4〜6時間経過後上記の指標が施行開始前の目標値に達しない場合も気管挿管・人工呼吸管理に移行してください．

2. HFNCとは

　HFNCは最大流量60 L/分までの酸素・空気混合ガスを相対湿度100％に加湿して，鼻カニュラから直接上気道内に投与する酸素療法です．
　HFNCの外観および回路の基本構成を図2，図3に示します．HFNCは鼻カニュラ，加温加湿器と蛇管，ブレンダーにより構成されます．鼻カニュラは複数のメーカーから販売されていますが，流量が多いために通常の鼻カニュラよりも一回り太く，少し重いです．オプティフロー™（フィッシャー＆パイケルヘルスケア株式会社）のように加湿により発生する水滴がカニュラ内に溜まりにくい構造のものもあります．加温加湿は人工呼吸用の加温加湿器または専用の加温加湿器により加湿され，蛇管は結露を防ぐために内蔵された熱線により加温されます．ブレンダは酸素と空気を混合することにより，設定された流量のガスを任意の酸素濃度で供給することができます．

1 利点

1）任意の吸入気酸素濃度設定

　通常の鼻カニュラと異なり21〜100％までの任意の酸素濃度を設定することができます．流量

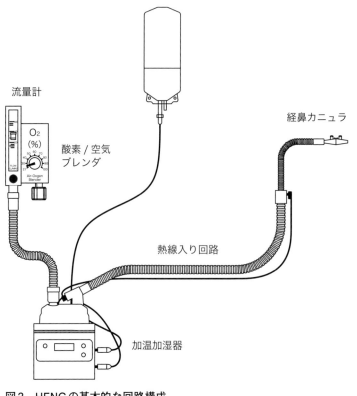

図3 HFNCの基本的な回路構成
文献15より引用

40 L/分以上であれば患者の1回換気量の増加（300〜700 mL）による設定に対しての吸入気酸素濃度の低下はありません[16]．

2）解剖学的死腔の洗い流し効果と呼吸仕事量の軽減効果

鼻咽頭に溜まった呼気ガスを洗い流すことでCO_2の再呼吸を防ぐことができます．これにより死腔換気率を減少（肺胞換気率を上昇）させ，分時換気量を減少させることにより呼吸仕事量を軽減させます[17, 18]．

3）PEEP様効果と肺リクルートメント効果

持続的な高流量によって，呼気終末に陽圧が生じ，閉口時で30，40，50 L/分では1.9，2.6，3.3 cmH_2Oの平均鼻咽頭内圧となります．これにより，呼気終末の肺容量は増加するためリクルートメント効果が期待されています[19]．ただし，開口時の平均鼻咽頭内圧は1.0，1.3，1.7 cmH_2O程度と小さく[19]，開放型のシステムであるHFNCで実際にPEEP様効果を得ることができるのは高流量かつ閉口状態であることという条件があります．

4）気道の粘液繊毛機能の維持と改善

加温加湿によって乾燥を防いで気道の粘膜繊毛機能を維持するため，分泌物の移動性を維持し，分泌物の除去，無気肺形成の予防，呼吸器感染リスクの軽減をもたらします．

また，気管支拡張症患者を対象に，体温に近い温度まで加湿し，かつ十分加湿した空気を高流量で1日3時間，7日吸入させると，そうでない場合に比べて，気道の粘膜繊毛運動が改善されることが報告されており[20]，HFNCでも同じ効果が期待されています．

5）QOL の維持

　酸素を吸入しながら会話や飲食，排痰が可能なため快適性に優れており，患者のQOLを大きく損なうことなく維持できます．

2 注意点

　通常の酸素療法と比較して，やや大がかりな専用システムが必要となります．ブレンダの種類によっては空気配管を必要とするため使用可能な場所が限られます．空気配管を必要としないブレンダやHFNCモードを搭載している人工呼吸器であっても，**酸素消費量が非常に多く，酸素ボンベが一気に空になってしまうことがあり，大変危険です**．少なくとも，初期研修医，専攻医だけでHFNC下での搬送の判断や実施を行わないようにしましょう．

　HFNCの高流量ガスや加温加湿されたガスに不快感を覚える患者さんもいます．この場合は，流量を許容範囲内で下げたり，加温加湿器の温度を下げるなど対処を必要とするため，患者の呼吸状態や快適性などを総合的に判断する必要があります．

3 適応

　HFNCは上述の呼吸仕事量の軽減効果やPEEP様効果の程度から，従来の酸素療法とNPPVの中間に位置すると考えられています．そのため，高圧のPEEPを必要としない軽症から中等症のⅠ型呼吸不全が適応となります．具体的には，

① P/F比＜300
② 呼吸数＞25回/分
③ 呼吸性アシドーシスがない（pH≧7.35かつ$PaCO_2$≦45 Torr）

　の3つの条件を満たす患者です．

　Ⅱ型呼吸不全の患者への使用は，積極的な換気補助を必要としない軽症例やNPPV拒否症例など一部の症例に限定されます．

　また，急性期患者のみでなく，慢性呼吸不全患者やdo-not-intubate（DNI）患者などの終末期医療での緩和目的の使用やベンチュリマスクなどの従来の酸素療法の代わりとしても使用することができます．

4 禁忌

　NPPVと同様に，Aが確保できていない場合（重度の意識障害，自発呼吸の消失，気道確保困難など）や循環が不安定，患者の協力が得られない場合などが考えられます．ただし，NPPVと比較して，患者の快適度は高く，患者の非協力例は少ないです．

5 設定方法

　HFNCの設定は主に流量と酸素濃度の調整です．成人の急性呼吸不全患者では，初期設定として**患者が許容できる最大流量（40〜60 L/分）と十分な酸素濃度から設定し，すみやかに患者の呼吸苦を軽減すること**が重要です．

　HFNC導入後は30分〜1時間以内に呼吸状態の評価を行い，HFNCの継続もしくはNPPVや気管挿管への移行を検討します．呼吸状態の改善が認められない場合で，患者や家族により積極的治療を受ける意思がある場合はすみやかに気管挿管しましょう．HFNCを継続する場合は，SpO_2 94〜96％程度を目標に，酸素濃度を可能な限り60％以下とします．HFNCによる呼吸数や酸素

レジデントノート　Vol. 21　No. 14（増刊）2019

化，自覚症状の改善は装着後30分〜1時間以内に発現することが多いとされています[21]．

新生児・小児領域でもHFNCの使用が増えており，こちらでの初期設定流量の目安は2 L/kg/分とされています[22]．

3. NPPVとHFNCの使い分け

1 急性呼吸不全

急性呼吸不全において，確実な圧補助による換気補助や確実なPEEPによる肺リクルートメント効果を期待して使用するのであればNPPVを使用してください．HFNCは換気補助や高いPEEP効果は期待できません．

2 Ⅰ型呼吸不全

Ⅰ型呼吸不全のうち，急性心原性肺水腫ではPEEPによる酸素化の改善だけでなく前負荷の軽減によるうっ血性心不全の病態改善が期待されます．この場合はNPPVが適応となり，PEEP効果のわずかなHFNCはファーストラインで使用することはできません．

3 急性Ⅱ型呼吸不全

COPDの急性増悪や拘束性胸郭疾患の増悪などの急性Ⅱ型呼吸不全では，積極的な換気補助が可能なNPPVの適応となるため，これもHFNCはファーストラインとして使用することはできません．

おわりに

NPPVとHFNCはどちらも侵襲なく比較的簡便に装着することができ，うまく適した患者を選択すれば効果を感じることができます．しかし，その効果により呼吸困難感を緩和することができてしまうため，逆に病態の悪化をマスクして挿管のタイミングを遅らせ，患者予後の悪化につながる可能性があります．

NPPV/HFNC装着後6時間以内は，少なくとも30分〜1時間以内の間隔で呼吸パターンや酸素化などの呼吸状態を慎重にモニタリングし，NPPV/HFNC継続の可否や気管挿管の必要性を迅速に判断しましょう．

文献・参考文献

1) 「FCCSプロバイダーマニュアル 第3版」（米国集中治療医学会／編，一般社団法人集中治療医療安全協議会／監），p59，メディカル・サイエンス・インターナショナル，2018

2) Keenan SP, et al：Which patients with acute exacerbation of chronic obstructive pulmonary disease benefit from noninvasive positive-pressure ventilation? A systematic review of the literature. Ann Intern Med, 138：861-870, 2003

3) Lightowler JV, et al：Non-invasive positive pressure ventilation to treat respiratory failure resulting from exacerbations of chronic obstructive pulmonary disease：Cochrane systematic review and meta-analysis. BMJ, 326：185, 2003

4) Masip J, et al：Noninvasive ventilation in acute cardiogenic pulmonary edema：systematic review and meta-

analysis. JAMA, 294：3124-3130, 2005

5) Winck JC, et al：Efficacy and safety of non-invasive ventilation in the treatment of acute cardiogenic pulmonary edema-a systematic review and meta-analysis. Crit Care, 10：R69, 2006

6) Peter JV, et al：Effect of non-invasive positive pressure ventilation (NIPPV) on mortality in patients with acute cardiogenic pulmonary oedema：a meta-analysis. Lancet, 367：1155-1163, 2006

7) Antonelli M, et al：Noninvasive ventilation for treatment of acute respiratory failure in patients undergoing solid organ transplantation：a randomized trial. JAMA, 283：235-241, 2000

8) Hilbert G, et al：Noninvasive ventilation in immunosuppressed patients with pulmonary infiltrates, fever, and acute respiratory failure. N Engl J Med, 344：481-187, 2001

9) Ferrer M, et al：Noninvasive ventilation during persistent weaning failure：a randomized controlled trial. Am J Respir Crit Care Med, 168：70-76, 2003

10) Nava S, et al：Noninvasive mechanical ventilation in the weaning of patients with respiratory failure due to chronic obstructive pulmonary disease. A randomized, controlled trial. Ann Intern Med, 128：721-728, 1998

11) Simonds AK, et al：New modalities for non-invasive ventilation. Clin Med (Lond), 6：s41-45, 2013

12) Seyfi S, et al：New modalities for non-invasive positive pressure ventilation：A review article. Caspian J Intern Med, 10：1-6, 2019

13) Epstein SK & Ciubotaru RL：Independent effects of etiology of failure and time to reintubation on outcome for patients failing extubation. Am J Respir Crit Care Med, 158：489-493, 1998

14) Antón A, et al：Predicting the result of noninvasive ventilation in severe acute exacerbations of patients with chronic airflow limitation. Chest, 117：828-833, 2000

15) Nishimura M：High-flow nasal cannula oxygen therapy in adults：Physiological benefits, indication, clinical benefits, and adverse effects. Respir Care, 61：529-541, 2016

16) Chikata Y, et al：FIO_2 in an adult model simulating high-flow nasal cannula therapy. Respir Care, 62：193-198, 2017

17) Möller W, et al：Nasal high flow reduces dead space. J Appl Physiol (1985), 122：191-197, 2017

18) Mauri T, et al：Physiologic effects of high-flow nasal cannula in acute hypoxemic respiratory failure. Am J Respir Crit Care Med, 195：1207-1215, 2017

19) Parke RL, et al：The effects of flow on airway pressure during nasal high-flow oxygen therapy. Respir Care, 56：1151-1155, 2011

20) Hasani A, et al：Domiciliary humidification improves lung mucociliary clearance in patients with bronchiectasis. Chron Respir Dis, 5：81-86, 2008

21) Sztrymf B, et al：Beneficial effects of humidified high flow oxygen in critical care patients：a prospective pilot study. Intensive Care Med, 37：1780-1786, 2011

22) Lodeserto FJ, et al：High-flow nasal cannula：Mechanisms of action and adult and pediatric indications. Cureus, 10：e3639, 2018

プロフィール

森實雅司（Masashi Morizane）
済生会横浜市東部病院臨床工学部
日本集中治療教育研究会（JSEPTIC）のCE部門の代表をさせていただいています．ホームページ（http://www.jseptic.com/ce_material/）に若手の方向けの無料教材をアップロードしていますので，ぜひ探してみてください．

| 第3章 | 重症患者対応で重要な知識 |

3. 人工呼吸管理

田中竜馬

● Point ●

- ・人工呼吸器設定は，換気と酸素化に分けて考える
- ・ARDSのような低酸素血症のある症例では，PEEPを活用する
- ・COPDや喘息のような閉塞性肺疾患では，呼気にも注目する
- ・人工呼吸管理中は血液ガスを正常にすることをめざさない
- ・人工呼吸器離脱と抜管は区別して考える

症例1

50歳女性，インフルエンザ肺炎による急性低酸素性呼吸不全のために人工呼吸管理となる．

症例2

70歳男性，COPD急性増悪による高二酸化炭素性呼吸不全に対してNPPVが導入されるが，意識状態，ガス交換ともに改善しないため，人工呼吸管理となる．

はじめに

人工呼吸器は患者さんの病態に応じて使い分ける必要があります．本稿では，人工呼吸器の初期設定，設定調節，離脱の考え方を，2つの症例（症例1：ARDS, 症例2：COPD）をみながら順に考えていくことにします．

CQ1. 初期設定はどうするか？

無事に気管挿管を終えてほっとするのもつかの間，1つ目の関門が待ち構えています．そうです．人工呼吸器の初期設定をしなければなりません．どの患者さんにもあてはまるようなお決まりの設定メニューがあればよいのですが，あいにくそうはいきません．それぞれの患者さんや病態に応じた設定をします．

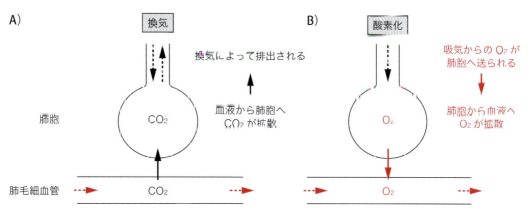

図1 換気と酸素化のしくみ

1 設定項目と目的

1）換気の設定

まずは，人工呼吸器にどのような設定があるのかをみてみましょう．自分の呼吸で考えてみると，深く吸ったり浅く吸ったり，回数を少なくしたり多くしたりできますよね．これと同じように，人工呼吸器でも**1回換気量**と**呼吸回数**を設定できます．1回換気量というのは1回ごとに肺に出入りする空気の量で，呼吸回数というのは1分あたりに何回空気が出入りするかです．この2つは**換気**，すなわちどれだけ二酸化炭素（CO_2）を吐き出すかを決める項目です（**図1A**）．普段の呼吸でも，運動したり発熱したりして体内のCO_2産生量が増えると，呼吸を深くしたり回数を増やしたりしますよね．それと同じで，人工呼吸器を装着している患者でも，CO_2を調節するのにはこの2つを調節します．1回換気量と呼吸回数を掛け合わせた**分時換気量**という指標があります．

> 分時換気量＝1回換気量×呼吸回数

これが大きければ大きいほど1分あたりに肺に出入りする空気の量が多くなるので，CO_2が肺から体外に排出されます．

2）酸素化の設定

呼吸においてCO_2と並んで重要なものといえば，酸素（O_2）ですね．人工呼吸器を装着している場合，**酸素化**（**図1B**），すなわちどれくらい酸素が血液に供給されるかを調節する設定がF_IO_2（吸入酸素濃度）と**PEEP**（positive end-expiratory pressure：呼気終末陽圧）です．

F_IO_2はわかりますよね．肺に送られる空気にどれだけの酸素が含まれるかを示す指標です．普段吸っている空気のF_IO_2は21％で，人工呼吸器を装着すると21〜100％の間で調節することができます．**最初は高めに設定して，SpO_2をみながら下げていくとよいでしょう．**

PEEPの方はちょっとわかりにくいかもしれません．というわけで，ここではとりあえず**5 cmH₂Oに設定**しておいてください．「誰にでもあてはまるような設定はないといっておいて，話が違うじゃないか！」と思われるかもしれませんが，**CQ2**で改めて説明しますので少しの間がまんしてください．ちなみに「cmH₂O」というのは圧の単位で，水（H_2O）5 cm分の圧という意味です．プールとかお風呂とかで水深5 cmに手を置いて感じる圧なので，大したことはなさそうなのですが，普段，非常に低い圧の変化（2〜3 cmH₂O）で膨らんだり縮んだりしている肺にとっては，

表1 病態・疾患別の1回換気量と呼吸回数の目安

病態・疾患	1回換気量（mL/kg）	呼吸回数（回/分）
①気道確保，神経筋疾患	6〜8	10〜16
②肺炎，肺水腫		16〜24
③喘息・COPD 急性増悪		8〜12
④ARDS	6	〜35

文献1，p71 より引用

これでも結構な圧なのです．

2 初期設定で注意するポイント

1）1回換気量

「初期設定で特に気をつけるポイントは？」と聞かれて，なんといってもまっ先にあがるのは1回換気量です．その昔は，人工呼吸器を導入したら「とりあえず1回換気量は500 mLに設定！」なんてちょっと乱暴なことが行われていましたが，どの患者さんでも同じ1回換気量になることはなさそうですよね？そこで，**1回換気量は体型（と病態）に合わせて設定します**．

ちなみに私たちの普段の1回換気量は？というと，だいたい体重1 kgあたり6 mLくらいです．なので，人工呼吸器を装着したときもこれを基準に考えるのがよさそうです．そこで，一般的には**6〜8 mL/kg**という数字が使われています．体重70 kgの患者さんなら420〜560 mLです．

ここで注意しなければいけないのは，**予想体重**を使うことです．同じ人が太って体重が増えたり，逆にダイエットに成功して体重が減ったりしても，肺の大きさは変わりません．そのため，1回換気量の設定に使う予想体重は性別と身長から次のように計算します．

男性：50＋0.91×｛身長（cm）－152.4｝
女性：45.5＋0.91×｛身長（cm）－152.4｝

自分で計算するとなると面倒そうですが，スマホなどですぐにできますし，計算してくれるアプリもありますので，ここの手間は惜しまないようにしてください．

2）呼吸回数

初期設定でもう一点注意するのは呼吸回数です．1回換気量の設定は体型で異なりましたが，**呼吸回数は疾患によって異なります**．おおよその設定回数を**表1**[1]に示します．肺炎やARDS（acute respiratory distress syndrome）などでは，体内でのCO_2産生量増加に加え，死腔増大（**CQ3参照**）のために必要な換気量が増えるので，呼吸回数は多めに設定します．

逆に，呼吸回数を少なめに設定するのはCOPD（chronic obstructive pulmonary disease：慢性閉塞性肺疾患）や喘息などの**閉塞性肺疾患**がある場合です．閉塞性肺疾患の患者さんの呼吸音を聴診すると，喘鳴が聞こえて呼気が長くなっていますよね．人工呼吸器を使っても**呼気は調節できない**ので，呼気時間が長くなっているような患者さんでは息を吐ききるのに十分な時間をとれるよう呼吸回数は少なめに設定します（**図2**）．

3）F_IO_2，PEEP

これらの設定については**CQ2**で改めて説明することにします．

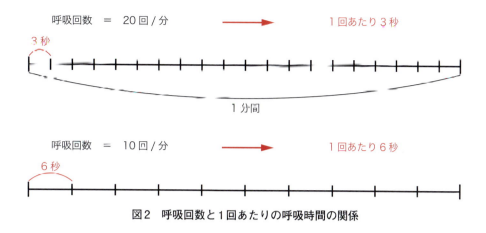

図2　呼吸回数と1回あたりの呼吸時間の関係

● ここがポイント
・どの患者にもあてはまる初期設定はない．
・換気の設定：1回換気量，呼吸回数．
・酸素化の設定：F_IO_2，PEEP．

CQ2. 低酸素血症が悪化したときの対応は？

症例1続き
人工呼吸管理開始後も低酸素血症が悪化傾向にあり，F_IO_2 80％での血液ガスではPaO_2 70 Torrである．胸部X線は両側にびまん性の浸潤影を呈している．心エコーにて明らかな心機能の異常はない．人工呼吸器設定をどのように変更すべきか？

1 低酸素血症の原因

人工呼吸管理中に酸素化が悪化することがあります．酸素化が悪化するとSpO_2が下がったり，血液ガスでPaO_2が低下したりするのですが，現場の対応としてそのまま放っておくことはないと思いますので，「必要なF_IO_2が上昇する」という現象で捉えられることになるはずです．SpO_2が同じ90％であっても，必要なF_IO_2が50％から80％に上がっていれば，よくないことが起こっているのがわかります．

低酸素血症を起こす原因はというと，症例1のようなARDSだったり，肺炎の悪化，心不全，気胸，無気肺などなどさまざまあり，また胸部X線には変化が起こらない原因として肺塞栓があります．これらの鑑別方法は**第2章3**に譲るとして，低酸素血症が悪化したときに人工呼吸器設定をどう変更するのかを説明します．

2 低酸素血症での設定変更

気胸のように人工呼吸器以外の対応をすぐに行わないといけないような原因ではなく，肺炎の悪化やARDSのようなすぐにはよくならない原因で低酸素血症になった場合を考えてみます．

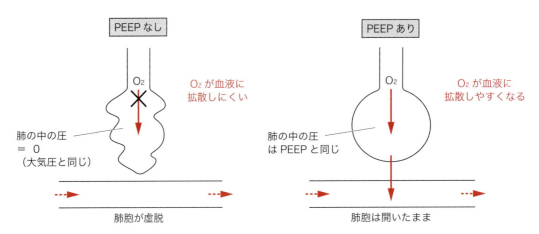

図3 呼気終末の肺胞の様子

1）PEEPの役割

低酸素血症になっているので，すでにF_IO_2は上げていると思います．F_IO_2と並んで酸素化に影響する設定にPEEPがありました．先ほど「とりあえず5 cmH₂Oに設定」と説明をした設定です．PEEPによる効果として虚脱した肺胞を開くことがあります．PEEPがなければ，息を吐き終わったときの肺胞のなかの圧は大気圧と同じく0 cmH₂Oになります．人工呼吸器を使わない普段の呼吸と同じです．それに対して，PEEPを5 cmH₂Oにすれば5 cmH₂Oの圧がかかった状態で息を吐き終わります．圧がかかっている分，肺胞は開いたままになる＝酸素が血液に届きやすくなる，わけです（図1, 3）．

2）PEEPの設定

重症肺炎やARDSのように，胸部X線で肺が白くなる（すなわち肺にあまり空気が入っていない）病態では，肺胞を開いて低酸素血症を改善させるためにPEEPが必要になります．このような場合，先に述べた5 cmH₂Oよりも高く，例えば10 cmH₂Oのような設定にします．おおむね，肺が白ければ白いほど高いPEEPが必要になるのですが，「どれくらい肺が悪ければ，どれくらいのPEEPにするのがよい」というのは実はまだわかっていなくて，専門家の間でもさまざまな意見があります．ここでは，比較的簡便なARDSネットワークによるF_IO_2とPEEPの対応表をお示しします（表2）[2]．

酸素化が悪化して，しかも胸部X線で肺が白くなっているような場合には，**F_IO_2だけでなくPEEPも上げる**というのが低酸素血症でのポイントです．

❸ ARDSになった場合の人工呼吸器設定

ARDSは4つの臨床項目で診断し，酸素化障害の程度によって，軽症，中等症，重症に分類します（表3）．ARDSに対する人工呼吸管理において重要なのは，**1回換気量を6 mL/kgにする**ことです（表1）．2000年に発表されたARMAという研究で，1回換気量を6 mL/kgにする方が12 mL/kgにするよりも死亡率が下がると示されたのが根拠です[4]．1回換気量を低くする分，換気を保つために呼吸回数は多めに設定します．この研究での呼吸回数は平均で30回/分程度でした．

表2 lower PEEP/higher F_IO_2

F_IO_2	0.3	0.4	0.4	0.5	0.5	0.6	0.7	0.7
PEEP	5	5	8	8	10	10	10	12

F_IO_2	0.7	0.8	0.9	0.9	0.9	1.0
PEEP	14	14	11	10	18	18～24

文献2より引用

表3 ARDSの定義

臨床項目			
発症	ARDSの原因から1週間以内		
画像	両側浸潤影 （胸水，肺虚脱，結節影では説明がつかない）		
肺水腫の原因	心不全，循環血液量過剰では説明のつかない呼吸不全 （ARDSの原因が不明なら，心エコーなどの客観的心機能評価が必要）		
酸素化	軽症	中等症	重症
	$200 < P/F \leqq 300$	$100 < P/F \leqq 200$	$P/F \leqq 100$
	（PEEPまたはCPAP $\geqq$ 5 cmH$_2$Oにて）		

CPAP：continuous positive airway pressure（持続的気道内陽圧）．文献3より引用

●ここがポイント

低酸素血症への対応

・F_IO_2だけでなくPEEPも上げる．

・ARDSなら1回換気量を6 mL/kgに変更する．

CQ3. 高二酸化炭素血症が悪化したときの対応は？

症例2続き

人工呼吸器導入後の血液ガスは，pH 7.24，$PaCO_2$ 70 Torr，PaO_2 100 Torr，HCO_3^- 30 mEq/L（F_IO_2 40％）であった．$PaCO_2$をさらに下げる目的で呼吸回数の設定を12回/分から20回/分に上げたところ，SpO_2と血圧が低下した．このときの血液ガスは，pH 7.15，$PaCO_2$ 80 Torr，PaO_2 60 Torr，HCO_3^- 28 Torr（F_IO_2 50％）であった．人工呼吸器設定をどのように変更すべきか？

1 高二酸化炭素血症の原因

1）分時換気量の低下

高二酸化炭素血症が起こる原因を考えたいと思います．先に説明したように，換気に影響する設定は1回換気量と呼吸回数です．いずれかが低くなって，**分時換気量（＝1回換気量×呼吸回数）が低下すれば$PaCO_2$が上昇する**ことになります．

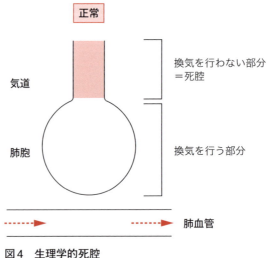

図4　生理学的死腔
文献5より引用

2）死腔の増大

高二酸化炭素血症のもう1つの原因に**死腔の増大**があります．死腔というのは，肺へ送られた空気のうち換気に使われない部分をさします．健常な肺では，気管・気管支といった，空気の通り道までしか達せず肺胞には届かない空気が死腔になります（図4）．健常での死腔は，体重あたり2 mL/kg程度，1回換気量の30％くらいといったところです．肺疾患があると（人工呼吸器を要するような患者さんはほとんどそうですが）一般に死腔は増大します．例えば，同じ1回換気量500 mLを肺に送ったとしても，死腔が150 mLから250 mLに増大して有効に換気に使われる量が350 mLから250 mLに減れば，$PaCO_2$は上昇します．このように，同じ人工呼吸器設定にしていても，**肺疾患の悪化によって$PaCO_2$が上昇することがあります**．

死腔は肺疾患によって増大するのですが，人工呼吸器の（よくない）設定によっても悪化することがあるので要注意です．特に起こりやすいのが，症例2のような**閉塞性肺疾患**がある患者さんへの人工呼吸管理においてです．閉塞性肺疾患の患者さんに人工呼吸器が必要になるときには，たいてい$PaCO_2$が上昇していますので，$PaCO_2$を下げるために換気量を増やしたくなります．しかし，そうすると呼気が延長している場合には息を吐ききるのに十分な時間を確保できないことになり，肺が過膨張してしまいます．肺過膨張は死腔を増大させますので，$PaCO_2$を下げるつもりでかえって悪化させる結果になるのです（図5）．死腔増大の他にも，肺過膨張は人工呼吸器による肺傷害のリスクになりますし，胸腔内圧を上昇させて静脈還流を減らすことから血圧低下の原因にもなるので要注意です．

2 高二酸化炭素血症での設定変更

1）そもそも，設定変更は必要か？

$PaCO_2$を下げるための設定変更を考える前に，「そもそも$PaCO_2$を下げる必要があるのか？」を考えます．人工呼吸器の役割は，患者さんが肺疾患から回復して自力で呼吸できるようになるまで手伝いをすることです．**血液ガスを正常にすることが目的ではありません**．$PaCO_2$を正常にしようと無理な人工呼吸器設定にして，閉塞性肺疾患で肺過膨張を悪化させたりしないように，「**pH≧7.2** くらいに保たれていればおおむねOK！」というように，ユルい感じで人工呼吸器を使

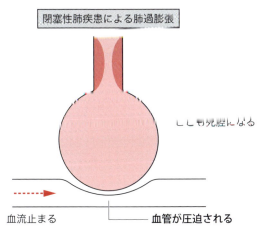

図5　肺過膨張による死腔の増大
文献5より引用

います．このような考え方を，permissive hypercapnia（高二酸化炭素許容人工換気法）と呼び，人工呼吸管理の基本になっています．先のARDSでもPaCO₂上昇は許容します．

症例2のような閉塞性肺疾患においては，人工呼吸器の設定で無理にPaCO₂を調節しようとしなくても，原疾患の治療が進めば自然にPaCO₂は低下してきます．

2）設定変更の実際

PaCO₂を下げることが必要で，人工呼吸器の設定を変更する場合には，換気の設定の1回換気量と呼吸回数のうち，どちらかを上げることになります．とはいえ，1回換気量の方は6〜8 mL/kg（予想体重あたり）とそれほど変更する幅がないので，**主に呼吸回数で調節**することになります．成人患者の場合，呼吸回数はARDSのような疾患において最大35回/分程度にまで増やすことができますが（表1），呼気が延長している閉塞性肺疾患ではあまり増やせないのはすでに述べた通りです．

●ここがポイント
高二酸化炭素血症への対応
・高二酸化炭素血症は許容してもよい．
・PaCO₂を下げるには，1回換気量または呼吸回数を上げる．

CQ4. 人工呼吸器から離脱するには？

> **症例1続き**
> インフルエンザによる肺炎からARDSを発症したが，呼吸状態は改善し，F₁O₂は40％，PEEPは5 cmH₂Oにまで下げられている．人工呼吸器から離脱すべきか？

1 人工呼吸器から離脱するには？

「そろそろ人工呼吸器から離脱できるのではないか？」と考えるのはどのような場合でしょうか？**原疾患から回復している**のは大事ですね．肺炎で人工呼吸器導入となったのであれば，肺炎がよくならないと人工呼吸器から離脱できそうにありません．

意識状態がよいというのも重要です．人工呼吸器から離脱して自分で呼吸するのですから，それだけ意識がはっきりしていることも必要になります．後に述べる抜管との関連でも意識レベルの評価は重要です．

次に，**循環動態が安定している**ことを確認します．「呼吸の話をしているのに循環⁉」と思われるかもしれませんが，循環も影響します．ショックというのはただ単に血圧が低いことをさすわけではなく，体内での酸素供給と酸素需要のバランスがとれていない状態です．まだ高用量の昇圧薬が必要で，酸素供給が酸素需要に追いついていないような状況で人工呼吸器を外してしまうと，呼吸筋による酸素需要が増えることになり，循環・呼吸状態の悪化につながります．昇圧薬を中止できている，あるいは低用量に減量できていることを確認します．

もう1つは**酸素化の改善**です．高濃度酸素や高いPEEPが必要な状態では人工呼吸器からの離脱は困難です．必要な酸素が，人工呼吸器離脱しても供給できるくらいに低下していることを確認します．

2 人工呼吸器離脱の評価

人工呼吸器からの離脱が早すぎて再挿管になった場合，死亡率が上昇したり入院日数が長くなったりすることがわかっています．一方で，むやみに人工呼吸器離脱を遅らせると，人工呼吸器関連肺炎のような合併症を起こすリスクが高くなってしまいます．そこで，適切なタイミングで人工呼吸器から離脱できるように評価することが重要です．

人工呼吸器から離脱できるか評価するにはどうすればよいでしょうか？人工呼吸器から離脱したのと同じ状態にして，自力で呼吸できるかみるのがよさそうですね．とはいえ，そのたびに気管チューブを抜いてしまうわけにはいきませんので，気管チューブは抜かずに行います．これを，SBT（spontaneous breathing trial：自発呼吸トライアル）と呼びます．主な方法は2つです．

1つは，気管チューブを人工呼吸器回路からいったん外して，**Tピース**と呼ばれる吹き流しの回路に接続する方法（図6）[1]，もう1つは，人工呼吸器を付けたまま，設定を下げてしまって人工呼吸器を外したのと同じような状態にする方法です．前者の場合，別の回路を準備する必要があったり，1回換気量をモニターできなくなるといった欠点があるため，比較的簡便な後者の方法が採られることが多いです．最低限の人工呼吸器設定とは，「CPAP $\leqq$ 5 cmH$_2$O，PS $\leqq$ 8 cmH$_2$O」をさします．

一般に，SBTは**30〜120分間**行い，表4[6]のような基準を満たせば成功と考えます．

3 人工呼吸器離脱 ≠ 抜管

Tピースまたは CPAP（＋PS）での SBT に成功すれば，「即座に抜管！」と考えてよいでしょうか？

人工呼吸器が必要になる原因と，気管挿管が必要になる原因は必ずしも同じではありません．人工呼吸器は低酸素血症や高二酸化炭素血症といった呼吸の問題があるときに必要になるのに対して，気管チューブは，

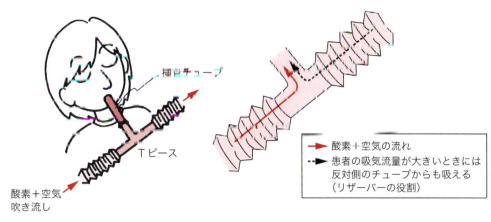

図6　TピースによるSBTの実践
　文献1, p256より引用

表4　SBT成功基準

□呼吸数＜30回/分 □開始前と比べて明らかな低下がない（たとえばSpO$_2$≧94％, PaO$_2$≧70 Torr） □心拍数＜140回/分，新たな不整脈や心筋虚血の徴候を認めない □過度の血圧上昇を認めない
□以下の呼吸促迫の徴候を認めない（SBT前の状態と比較する） 　1．呼吸補助筋の過剰な使用がない 　2．シーソー呼吸（奇異性呼吸） 　3．冷汗 　4．重度の呼吸困難感，不安感，不穏状態

文献6より転載

①上気道閉塞がある
②気道を保護できない
③分泌物を喀出できない

といった，**気道の問題でも必要**になります．なので，抜管前にはこれらの気道の問題がクリアされていることを確認します．

1）上気道閉塞があるか？

アナフィラキシーや急性喉頭蓋炎のような①の問題がある場合，閉塞が解除されているのが必要です．また，喉頭浮腫による気道狭窄を検索・治療するために，日本集中治療医学会，日本呼吸療法学会，日本クリティカルケア看護学会からなる3学会合同ガイドラインでは，カフリークテストと超高リスク群に対する抜管前のステロイド投与を推奨しています（図7）[7]．

2）気道を保護できるか？

②と関連して，人工呼吸器離脱＋抜管には先に述べたように**意識状態が重要**です．意識が悪くて舌根沈下してしまうような患者さんは抜管できないのはわかりますね．

3）分泌物を喀出できるか？

③の分泌物ですが，自分で痰を出せない患者さんを抜管してしまうと，気管吸引という手が使えなくなるので痰詰まりを起こしてしまいます．ここが抜管前の評価としては一番難しいところ

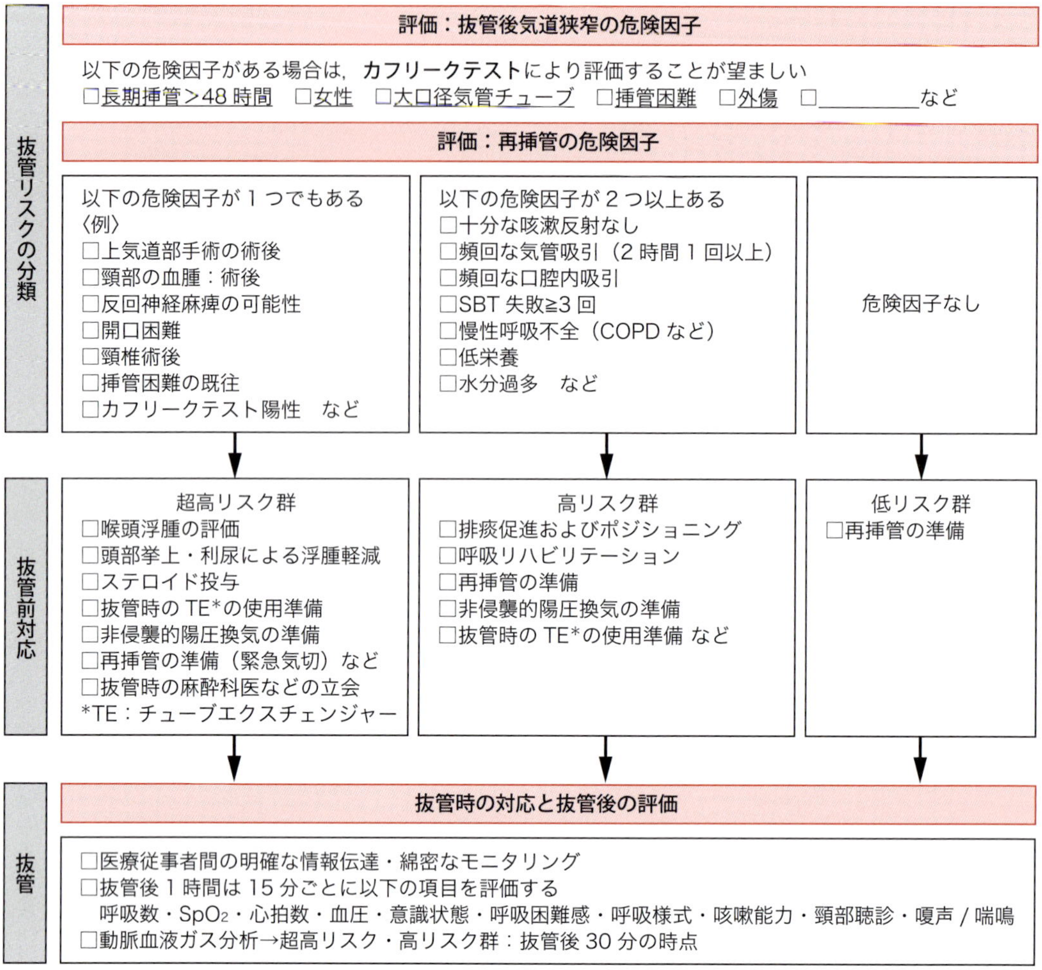

	評価：抜管後気道狭窄の危険因子
	以下の危険因子がある場合は，**カフリークテスト**により評価することが望ましい □長期挿管≥48時間　□女性　□大口径気管チューブ　□挿管困難　□外傷　□_____　など

評価：再挿管の危険因子

以下の危険因子が1つでもある 〈例〉 □上気道部手術の術後 □頸部の血腫：術後 □反回神経麻痺の可能性 □開口困難 □頸椎術後 □挿管困難の既往 □カフリークテスト陽性　など	以下の危険因子が2つ以上ある □十分な咳嗽反射なし □頻回な気管吸引（2時間1回以上） □頻回な口腔内吸引 □SBT失敗≥3回 □慢性呼吸不全（COPDなど） □低栄養 □水分過多　など	危険因子なし
超高リスク群 □喉頭浮腫の評価 □頭部挙上・利尿による浮腫軽減 □ステロイド投与 □抜管時のTE*の使用準備 □非侵襲的陽圧換気の準備 □再挿管の準備（緊急気切）など □抜管時の麻酔科医などの立会 *TE：チューブエクスチェンジャー	**高リスク群** □排痰促進およびポジショニング □呼吸リハビリテーション □再挿管の準備 □非侵襲的陽圧換気の準備 □抜管時のTE*の使用準備　など	**低リスク群** □再挿管の準備

	抜管時の対応と抜管後の評価
	□医療従事者間の明確な情報伝達・綿密なモニタリング □抜管後1時間は15分ごとに以下の項目を評価する 　呼吸数・SpO₂・心拍数・血圧・意識状態・呼吸困難感・呼吸様式・咳嗽能力・頸部聴診・嗄声 / 喘鳴 □動脈血液ガス分析→超高リスク・高リスク群：抜管後30分の時点

左側の縦ラベル：抜管リスクの分類 / 抜管前対応 / 抜管

図7　抜管時のプロトコル
文献7より改変して転載

ですが，自分で咳をして痰を出せることは慎重に評価する必要があります．

まとめると，人工呼吸器離脱の評価から抜管までは図8[1]のような手順になります．

●ここがポイント

・人工呼吸器からの離脱はSBTで評価する．
・人工呼吸器離脱と抜管は別個に評価する．

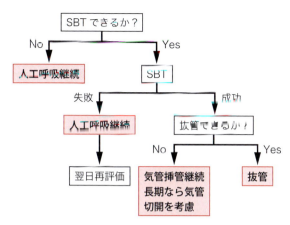

図8　SBTから抜管までのフローチャート
文献1, p260より引用

CQ5. 人工呼吸器離脱後にNPPVやHFNCを使用するか？

症例2続き
COPD急性増悪から改善している．SBT後の血液ガスはpH7.37，$PaCO_2$ 48 Torr，PaO_2 80 Torr，HCO_3^- 28 Torr（F_iO_2 30％にて）である．人工呼吸器離脱後にNPPVを導入すべきか？

1 人工呼吸器離脱直後のNPPV

特に元疾患がCOPD急性増悪のような**高二酸化炭素性呼吸不全**の場合，$PaCO_2$が高いなど人工呼吸器離脱後に悪化するリスクが高いと考えられる患者に対して，**離脱直後に**NPPV（non-invasive positive pressure ventilation：非侵襲的陽圧換気）を導入することがあります．これにより再挿管率と死亡率が低下することが示されています[8]．

一方で，COPDのような高二酸化炭素性呼吸不全の患者が主な対象ではない場合，抜管直後にNPPVを導入する効果はそれほど明らかではありません[9]．

2 人工呼吸器離脱後に呼吸状態が悪化してからのNPPV

人工呼吸器を離脱した後に呼吸状態が悪化してからのNPPVはどうでしょうか？悪化してしまってから導入した場合には，NPPVは再挿管を予防せず，むしろ死亡率を上昇させる危険性があります[10]．このため，欧州呼吸学会と米国胸部学会の合同ガイドラインでは，**抜管後呼吸不全にはNPPVを使わない**ように提案しています[11]．死亡率が上昇する原因としては，再挿管までの時間が遅れることが関連していると考えられています．

抜管後呼吸不全ではNPPVは使用しないか，あるいは使用しても短時間にとどめ，改善がなければ再挿管するようにします．

3 人工呼吸器離脱直後のHFNC

低酸素血症（SBT後に$PaO_2/F_iO_2 \leq 300$）のある患者を対象に，抜管直後のHFNC（high flow nasal cannula）とベンチュリマスクを比較した研究では，HFNCの使用によって再挿管率が低下するという結果になっています[12].

人工呼吸器離脱後に呼吸不全を起こすリスクが高いと思われる患者に対して，離脱直後からのHFNCとNPPVを比較した研究では，再挿管率と抜管後呼吸不全発症率は同等という結果になっています[9]．ただし，この研究は原則として高二酸化炭素性呼吸不全の患者を除外しているので，先に述べたようにそもそもNPPVに効果があるのか不明です．したがって，HFNCを抜管直後に導入する効果を示すものではないと思います．

④ 人工呼吸器離脱後に呼吸状態が悪化してからのHFNC

このような状況でのHFNC使用についてはまだデータが限られており，効果の有無は不明です．NPPVの場合と同様に，使用したとしても短時間にとどめて，改善がなければ再挿管を検討します．

⑤ 人工呼吸器離脱直後のNPPV＋HFNC

抜管後に呼吸不全を起こすリスクが高いと考えられる患者（65歳以上，あるいは，慢性の心疾患または呼吸器疾患の既往）に対して，抜管直後からNPPV（1日合計12時間以上）を開始して，NPPVの合間にはHFNCを使用して48時間呼吸補助すると，同じ時間HFNC単独で使用するよりも，再挿管率が有意に低下する（11.8％ vs 18.2％）という結果になっています[13]．この研究の全患者648名のうち，111名（17％）で抜管前の$PaCO_2$が45 Torr以上でした．医療資源の面からは最も能率がよいとはいえませんが，高リスク群の再挿管を予防する方法として今後さらに検証されると思われます．

●ここがポイント
- 人工呼吸器離脱直後のNPPV：高二酸化炭素性呼吸不全（COPDなど）では有効.
- 離脱後呼吸不全を起こしてからのNPPV：再挿管を遅らせて死亡率を上昇させる危険性がある.
- 人工呼吸器離脱直後のHFNC：高リスク群において有効である可能性がある.
- 離脱後呼吸不全を起こしてからのHFNC：データが少なく不明.

おわりに

人工呼吸器はあくまでも患者さんの肺がよくなるまでの時間稼ぎで，肺そのものをよくしてくれる器械ではありません．一方で，不適切な使い方をすれば，人工呼吸器によって肺が悪くなることはあります．患者さんの病態に応じて安全に使えるようになりたいところです．

文献・参考文献
1) 「Dr.竜馬の病態で考える人工呼吸管理〜人工呼吸器設定の根拠を病態から理解し，ケーススタディで実践力をアップ！」（田中竜馬/著），羊土社，2014
2) NHLBI ARDS NETWORK. Ventilator Protocol card：Mechanical ventilation protocol summary of low tidal volume used in the ALVEOLI study.：http://www.ardsnet.org/files/ventilator_protocol_2008-07.pdf
3) Ranieri VM, et al：Acute respiratory distress syndrome：the Berlin Definition. JAMA, 307：2526-2533, 2012

4) Brower RG, et al：Ventilation with lower tidal volumes as compared with traditional tidal volumes for acute lung injury and the acute respiratory distress syndrome. N Engl J Med, 342：1301-1308, 2000

5) 「人工呼吸器トラブルシューティングセミナー」（田中竜馬/著），p120，日本医事新報社，2019

6) 「人工呼吸器離脱に関する3学会合同プロトコル」〔3学会合同人工呼吸器離脱ワーキング（日本集中治療医学会，日本呼吸療法学会，日本クリティカルケア看護学会）〕：https://www.jsicm.org/pdf/kokyuki_ridatsu1503b.pdf

7) 「人工呼吸器離脱プロトコル」〔3学会合同人工呼吸器離脱ワーキング（日本集中治療医学会，日本呼吸療法学会，日本クリティカルケア看護学会）〕：https://www.jsicm.org/pdf/kokyuki_ridatsu1503a.pdf

8) Burns KE, et al：Noninvasive positive-pressure ventilation as a weaning strategy for intubated adults with respiratory failure. Cochrane Database Syst Rev：CD004127, 2013

9) Perkins GD, et al：Effect of Protocolized Weaning With Early Extubation to Noninvasive Ventilation vs Invasive Weaning on Time to Liberation From Mechanical Ventilation Among Patients With Respiratory Failure：The Breathe Randomized Clinical Trial. JAMA, 320：1881-1888, 2018

10) Esteban A, et al：Noninvasive positive-pressure ventilation for respiratory failure after extubation. N Engl J Med, 350：2452-2460, 2004

11) Rochwerg B, et al：Official ERS/ATS clinical practice guidelines：noninvasive ventilation for acute respiratory failure. Eur Respir J, 50：doi：10.1183/13993003.02426-2016, 2017

12) Maggiore SM, et al：Nasal high-flow versus Venturi mask oxygen therapy after extubation. Effects on oxygenation, comfort, and clinical outcome. Am J Respir Crit Care Med, 190：282-288, 2014

13) Thille AW, et al：Effect of Postextubation High-Flow Nasal Oxygen With Noninvasive Ventilation vs High-Flow Nasal Oxygen Alone on Reintubation Among Patients at High Risk of Extubation Failure：A Randomized Clinical Trial. JAMA：doi：10.1001/jama.2019.14901, 2019

プロフィール

田中竜馬（Ryoma Tanaka）
Intermountain LDS Hospital 呼吸器内科・集中治療科

| 第3章 | 重症患者対応で重要な知識 |

4. 栄養管理

野浪　豪, 伊藤次郎

● Point ●

・栄養を始める前に栄養リスクとリフィーディング症候群のリスクを評価しよう

・腸が使えるなら使え！"If the gut works, use it!"

・目標量の達成はあせらなくていい．overfeeding と極端な underfeeding を避けよう

・静脈栄養が行われるのは限られたシチュエーション．本当に適応かもう一度考えよう

> ※本稿の内容は基本的に欧州静脈経腸栄養学会（ESPEN）と米国静脈経腸栄養学会／米国集中治療医学会（ASPEN/SCCM），日本集中治療医学会（JSICM）がそれぞれ発表しているガイドラインに準拠しています[1〜3]．

はじめに

　普段，私たちはエネルギー消費量に見合ったエネルギーを食事により摂取することでエネルギーの収支バランスを保っています．しかし，入院患者ではこのバランスが崩れていることがしばしばあります．入院患者で経口摂取不良や絶食指示などで「消費量＞摂取量」の状態（underfeeding）が長期間続くと，入院期間が延び，死亡リスクが増加すると報告されています[4]．さらに，重症患者は，自力では栄養摂取ができない状態であることが多いうえに，栄養開始は後回しにされるなど，underfeeding の状態が長く続く要因がたくさんあります．不要な underfeeding を減らし，上記のような悪いアウトカムを引き起こさないようにするのが栄養療法の目的となります．

　本稿では重症患者への栄養の投与方法やその適応，開始のタイミング，目標量，栄養開始後の注意事項などを解説していきたいと思います．

1. 重症患者のエネルギー収支バランス

　重症患者では特有のエネルギー収支バランスの変化が生じているので，前述の underfeeding の状態になりやすい一方で，エネルギー収支がプラスに傾く「消費量＜摂取量」（overfeeding）の状態にもなりやすいことに留意が必要です．どういうことかというと，重症患者や高度な侵襲の加わった患者は炎症性サイトカインやストレスホルモンの影響によりエネルギー消費量が平常時よりも増大します．一方で，筋肉などのタンパク質の分解（異化）も亢進し，それにより内因性

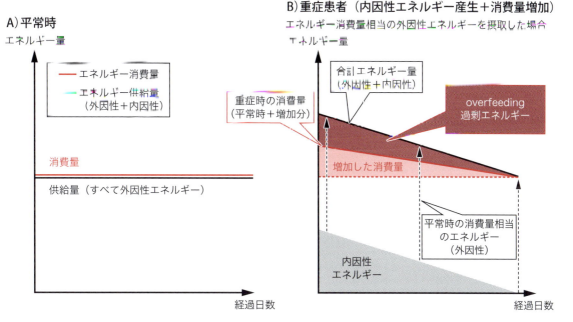

図1 平常時と重症患者のエネルギー収支の違い

のエネルギーを生み出します．つまり，**重症患者はエネルギー消費量が増大すると同時に，平常時には存在しない内因性エネルギーを体内で産生している**のです．これらは治療が進み病態が改善していくにつれて平常時に戻っていくため，増加しているエネルギー消費量や内因性エネルギー産生量を正確に把握することは現実的には不可能です．しかし，このエネルギー収支バランスの変化を意識せず，栄養（外因性エネルギー）を投与すればエネルギー収支は容易にプラスに傾いてoverfeedingになるリスク（図1）があります．overfeedingは高血糖を引き起こし，感染合併症や臓器障害のリスクになると報告されており，避けるべき状態です．重症患者では，overfeedingを避けるためにも，このようなエネルギー収支バランスの変化を理解することが第一歩となります．

2. 栄養を始める前に押さえておくこと

1 投与経路

　まず皆さんに押さえておいてほしいことは，栄養の投与経路の優先順位です．①**経口摂取**，②**経腸栄養（EN）**，③**経静脈栄養（PN）**の順番で投与経路を考えてください．自力で経口摂取が可能な患者には経口摂取をしてもらい，誤嚥のリスクや意識障害があり経口摂取ができない患者は胃管を介した経腸栄養を選択し，何らかの理由で腸管が使用できない患者の場合は経静脈栄養を検討するということです．本稿では経口摂取ができない患者を想定して話を進めていきます．

2 栄養リスクとリフィーディング症候群の評価

　「栄養リスク」というのは目の前の患者が栄養療法を必要としているかどうかの指標です．重症患者に対するリスク評価ツールはいろいろありますが，「これが一番優れています」といったもの

表1　Nutrition Risk Screening（NRS-2002）

NRS初期スクリーニング
1. BMI＜20.5
2. 体重が過去3カ月以内に減少したか？
3. 過去1週間の食事摂取量は減少したか？
4. 患者は重症か？（例えば集中治療を受けている）
・いずれかの質問に対する回答が「はい」であれば最終スクリーニングに進む．
・すべての項目で「いいえ」であれば週1回の間隔でスクリーニングをくり返す．
・患者が大手術を控えている場合は，関連する栄養障害を回避するために予防的な栄養療法を検討する．

NRS最終スクリーニング	
①栄養障害の重症度	
0	栄養状態正常
1	過去3カ月以内で5％を超える体重減少，または過去1週間の食事量が通常必要量の50〜75％に満たない
2	過去2カ月以内で5％を超える体重減少，またはBMI18.5〜20.5および全身状態の悪化，または過去1週間の食事量が通常必要量の25〜60％に減少
3	過去1カ月以内で5％を超える体重減少（3カ月以内に＞15％），またはBMI＜18.5および全身状態の悪化，または過去1週間の食事量が通常必要量の0〜25％に減少
②疾病または外傷の重症度	
0	疾病または外傷なし
1	大腿骨頸部骨折，急性合併症のある慢性疾患患者（肝硬変，慢性閉塞性肺疾患，慢性透析，糖尿病，悪性疾患）
2	腹部大手術，脳卒中，重症肺炎，造血器腫瘍
3	頭部外傷，骨髄移植，集中治療患者（APACHE＞10）
③年齢	
0	70歳未満
1	70歳以上
・栄養障害，原疾患，年齢のスコアの合計点が3以上の場合には，栄養療法を開始する	
・栄養障害，原疾患，年齢のスコアの合計点が3未満の場合には，週1回の間隔で再評価を行う（ただし大手術を予定しているような患者では，関連する栄養障害を避けるために，予防的な栄養療法を検討する）	

APACHE：Acute Physiology and Chronic Health Evaluation．文献5より引用

はありません．多くのツールでは年齢やBMI，最近の食事摂取量や体重減少の程度，疾患の重症度，といった評価項目が含まれており，その項目にどのくらい合致するかで栄養リスクがどの程度高いかを評価します．例えば，NRS-2002というツールでは，スコアが3点以上であればリスクがあるとされ，リスクのある患者では栄養管理をしっかり行うことで，よりよいアウトカムが得られる可能性が高いということが報告されています（表1）[5]．また，栄養リスクの評価と同時にリフィーディング症候群のリスク評価も行うようにしましょう．リフィーディング症候群については後述しますのでこのまま読み進めてください．

3. 経腸栄養を始めよう

1 経腸栄養（enteral nutrition：EN）を始めるタイミングは？

　ENを行い腸管を使用することは腸管の粘膜を維持し，腸管萎縮やバクテリアルトランスロケーションを予防するといわれており，実際に早期ENで感染合併リスクが低下するという研究が多く存在しています[1, 2]．このような背景もありENを始めるタイミングについては，「**腸管が使用**

可能であれば入院後24～48時間以内には開始すること」と推奨されています.

●ここがピット・フォール

重度の低酸素血症，高用量の昇圧薬や大量輸液を要する状態，大量の輸血を要する状態など呼吸循環動態が不安定な状態があればENの開始を遅らせるよう推奨されています. このような介入が不要になれば，つまり呼吸循環動態が安定し，蘇生期を過ぎたら，忘れずにENの開始を検討するようにしましょう[6].

2 ENの目標量は？

より正確にエネルギー必要量を推定しようとするならば，間接熱量計を使用することが推奨されています. しかし，この間接熱量計は施設や患者の状態によっては使えないこともしばしばあります. そこで，**体重を用いた計算式〔実体重（kg）× 25～30 kcal〕で推定**しています. また，重症患者では異化の亢進により，筋などのタンパク質が分解され続けており，これを補う形で適切にタンパク質を補充する必要があります. 重症患者であれば，**実体重（kg）× 1.2～2.0 gがタンパク質の1日必要量**となり，（持続および間欠）透析患者や熱傷患者では少し増えて，実体重（kg）× 1.5～2.0 gが1日必要量となります.

多くの経腸栄養剤ではエネルギー目標量を設定すると，自動的に1.2～2.0 g/kg/日のタンパク質が含まれるようになっていますが，実際に目標量が含まれているか確認し，不足していればタンパク質製剤で補充することも検討してください.

3 ENの投与計画

治療が進み全身状態が改善してくるにつれて，前述したエネルギー収支バランスの変化も1週間ほどでもとに近い状態に戻ると考えられています. ですので，**入院後1週間程度までに目標量に達するように少しずつ投与量を増やしていく**ことでoverfeedingのリスクを減らしながら，極端なunderfeedingを避けることができます（図2）.

4 誰でも実践できる「経腸栄養プロトコール」

ここまでの話で，栄養療法は重要であると感じてもらえたかと思います. しかし，実践できるのがそれを知っている一部の医療者たちだけだとあっては，栄養療法は「知る人ぞ知る」領域となってしまいます. 栄養療法を必要とする患者は多く，誰でも，何ならこの考え方を知らなくても実践できるような仕組みづくりが大切になります. そこで各学会は「経腸栄養プロトコールの作成」を推奨しています.

実際にプロトコールの使用により，経腸栄養の早期開始や栄養投与量が増えたという報告があります[7]. 具体的なプロトコール作成については扱いませんが，施設の規模や資源，在籍する職種などを考慮し，自施設にあったプロトコールの作成と利用が大切です. 一例として，私の所属する施設での経腸栄養投与プロトコールを掲載します（図3）.

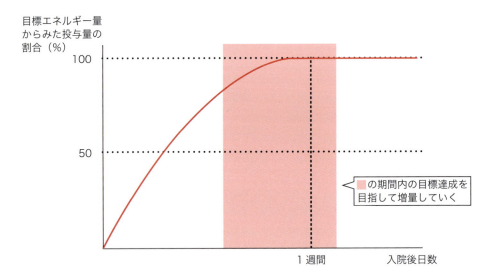

図2　ENの投与計画と目標達成
■ の期間より前に目標到達をめざすとoverfeedingのリスクが高くなります．一方，■ の期間より後の目標到達だとunderfeedingのリスクが高くなります．■ の期間に明確なものはなく，1週間前後，あるいはさらに数日早くてもよいとされることが多いです．文献6を参考に作成

【経腸栄養プロトコール】
基準体重（実体重 or 理想体重）：（　）kg
目標カロリー：（　）kcal，目標タンパク：（　）g
────────────────────────────────
○○○○（栄養製剤名）：（　）mL（栄養製剤の栄養成分〈例〉100 mL＝○○kcal＝タンパク○g）
※上記が最終的な1日の目標投与量
────────────────────────────────
・（20）mL/時で開始
・（36）時間後に（25）mL/時に増量
・その後（8）時間ごとに（5）mL/時ずつ増量
《目標：（　）mL/時×（24 or 日中のみの15）時間》
※Day4に目標タンパクの80％，Day7に目標カロリーの100％達成

図3　経腸栄養プロトコールの一例

4. 経静脈栄養っていつするの？

1 経静脈栄養（parenteral nutrition：PN）の適応は？

　栄養の投与経路の優先順位を思い出してください．経口摂取→EN→PNの順番でしたね．**PNは腸管が安全に使用できないときに適応**となります．腸閉塞や腸管虚血，消化管出血，難治性嘔吐・下痢などがこれに含まれます．さらに，**予測される腸管が使えない期間がどの程度なのかも**適応を考えるうえで大切です．予測される使えない期間が1週間以上の場合と数日〜1週間程度の場合を考えたとき，前者の場合はPNの適応と考えられます．一方，後者の場合は少し複雑になります．前述した栄養リスクの大小がかかわってくるのですが，栄養リスクが高い場合は，腸管が使えない期間が数日であっても，早期のPN開始を考えてもよいとされています．一方，栄養リスクが低い場合はすぐにPNは開始せず，腸管が使えない期間が数日から1週間程度続いた時点でさらに長期化するのであればPN開始を検討します（図4）．

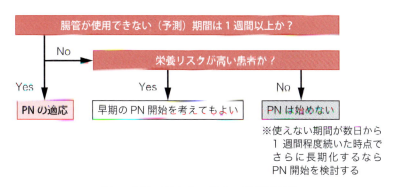

図4 腸管が使えない場合の経静脈栄養

2 PNの目標量

　エネルギー目標量はENと同じく，実体重（kg）×25〜30 kcalで計算します．そして，タンパク質目標量もENと同じように実体重（kg）1.2〜2.0 gで計算します．ENと違って注意しないといけないのが**水分量**です．ENと異なり，同じエネルギー量でもPNでは水分量が多くなるため，水を制限しなければならない患者では注意が必要です．また，製剤キットによっては電解質やビタミン，微量元素が不足することがあり，必ず含有量を確認して不足しているなら添加するように注意してください．

5. 栄養療法開始後のモニタリングと合併症

　経腸栄養に関連して下痢や便秘などの消化器症状がみられることがあります．そちらに関しては**第3章2**を参照してください．ここでは栄養療法開始後のモニタリングとして血糖管理，合併症としてリフィーディング症候群を紹介します．

1 血糖管理

　重症患者ではインスリン抵抗性が増大し，糖尿病の背景がなくとも高血糖がしばしば生じることがあります．かつては血糖値を80〜110 mg/dLの範囲で厳しくコントロールする強化インスリン療法が死亡率を改善するといわれていました．しかしその後，強化インスリン療法群と通常血糖管理群で行われた複数のRCTとそれらを含んだメタ解析で，強化インスリン療法では有意に低血糖の副作用が増え，死亡率に関しても改善せず，むしろ悪化するという結果が得られました[8]．それ以降，現在に至るまで**重症患者の血糖管理は180 mg/dLを超えないように管理する**のが推奨されています．

2 リフィーディング症候群

　低栄養状態の患者の体内はエネルギーの産生経路や代謝が平時とは異なる状態になっています．そこへ急激に栄養が投与されると，エネルギー産生にかかわるホルモンや代謝の変化が生じ，体液や電解質の急激な細胞内外シフトが引き起こされます．その結果，致死的な電解質異常（低リン血症，低マグネシウム血症，低カリウム血症）や呼吸不全，循環不全などの臓器障害が引き起こされます．これを**リフィーディング症候群**といいます．

表2 リフィーディング症候群の高リスク因子

以下の**1つ以上**を満たす場合
・BMI＜16
・過去3～6カ月以内の意図しない15％以上の体重減少
・10日間以上ほとんど栄養摂取していない
・栄養開始前の電解質（K・P・Mg）が低値
もしくは，以下の**2つ以上**を満たす場合
・BMI＜18.5
・過去3～6カ月以内の意図しない10％以上の体重減少
・5日間以上ほとんど栄養摂取していない
・大量飲酒歴，インスリン，化学療法，利尿薬，制酸薬の使用歴

文献9より引用

表3 リフィーディング症候群への栄養療法

カロリー	～10 kcal/kg/日で開始し，4～7日で目標量に達するように上げていく．BMI＜14や15日以上食事がとれていないなど極度の低栄養状態が疑われるのなら，5 kcal/kg/日で開始する．
ビタミン	ビタミンB$_1$ 200 mg/日を栄養開始前から7日目まで投与する．処方例：リン酸チアミンジスルフィド・B$_6$・B$_{12}$配合剤静注用（ビタメジン®）200 mg/日
電解質	栄養開始前にK，P，Mgが高い場合を除いて，経口や経静脈的に電解質を補正する．投与量の目安としてK（2～4 mmol/kg/日），P（0.3～0.6 mmol/kg/日），Mg（0.2 mmol/kg/日 静注）
モニタリング	循環血液量と水分バランス，不整脈の有無をモニタリングする．

明確な診断基準がないため，後述するような**高リスク因子をもつ患者で，栄養投与開始後に先述のような所見（特に低リン血症が特徴的といわれています）がみられれば疑う**姿勢が大切です．

1）リフィーディング症候群を注意しなければいけない患者って？

リフィーディング症候群の発症に関連する高リスク因子として**表2**のようなものがあります[9]．慢性的に低栄養状態にありそうな患者や電解質異常がすでに存在している，あるいは引き起こしやすい素因をもっている患者が高リスクだといえます．

2）リフィーディング症候群のリスクのある患者への栄養療法は？

リフィーディング症候群のリスクが高い患者の場合，ビタミンを補充しながら少量の投与量（～10 kcal/kg/日）から栄養療法を開始し，こまめに電解質をチェックしながら緩徐に漸増していきます（**表3**）．

3）リフィーディング症候群が起きてしまったら？

栄養を始めた患者にリフィーディング症候群が生じたと判断したときは，栄養投与量は減量する，あるいは増量を控えて，必要な電解質を直ちに（可能であれば経静脈的に）補充するようにします．また，必要であれば呼吸循環のサポートも開始します．そして，電解質異常が是正され，全身状態が安定していれば慎重に栄養を増量していきます．

おわりに

今回扱った内容は重症患者の栄養療法の基本ですが，これだけ押さえていれば臨床で困ることはほとんどなくなるのではと思います．結論の出ていない部分もたくさんあるうえに，裾野は広

く，そして深い領域ですが，まずは基本を押さえてから知識を広げていってください．

文献・参考文献

1) McClave SA, et al：Guidelines for the Provision and Assessment of Nutrition Support Therapy in the Adult Critically Ill Patient：Society of Critical Care Medicine（SCCM）and American Society for Parenteral and Enteral Nutrition（A.S.P.E.N.）. JPEN J Parenter Enteral Nutr, 40：159-211, 2016

2) Singer P, et al：ESPEN guideline on clinical nutrition in the intensive care unit. Clin Nutr, 38：48-79, 2019

3) 小谷穣治，他：日本版重症患者の栄養療法ガイドライン．日集中医誌，23：185-281, 2016

4) Dvir D, et al：Computerized energy balance and complications in critically ill patients：an observational study. Clin Nutr, 25：37-44, 2006

5) Kondrup J, et al：Nutritional risk screening（NRS 2002）：a new method based on an analysis of controlled clinical trials. Clin Nutr, 22：321-336, 2003

6) Preiser JC & Arabi YM：Be early for enteral, no rush for calories! Intensive Care Med, 42：451-452, 2016

7) Heyland DK, et al：Implementing the PEP uP Protocol in Critical Care Units in Canada：Results of a Multi-center, Quality Improvement Study. JPEN J Parenter Enteral Nutr, 39：698-706, 2015

8) Griesdale DE, et al：Intensive insulin therapy and mortality among critically ill patients：a meta-analysis including NICE-SUGAR study data. CMAJ, 180：821-827, 2009

9) 「Nutrition Support for Adults：Oral Nutrition Support, Enteral Tube Feeding and Parenteral Nutrition.」〔National Collaborating Centre for Acute Care（UK）〕, 2006

プロフィール

野浪　豪（Suguru Nonami）

神戸市立医療センター中央市民病院麻酔科　集中治療フェロー

福井県立病院と神戸市立医療センター中央市民病院で救急医療を学びました．現在，集中治療フェローとして臨床はもちろんですが，教育手法やチームビルディングなど今まであまり接したことのないような内容も勉強させていただいています．とても有意義な研修ができると思いますので，興味のある人はぜひ見学に来てください．

伊藤次郎（Jiro Ito）

神戸市立医療センター中央市民病院麻酔科　集中治療フェロー

集中治療というと，重症患者さんに対する挿管人工呼吸，中心静脈路確保，カテコラミン投与など派手な治療を思い浮かべる方が多いと思います．しかし，重症患者さんが安定した状態で集中治療室を退室し，退院あるいは転院していくまでには，これらの循環・呼吸管理だけではなく栄養療法を含む多くの適切な支持療法が重要な役割を担っています．読者の皆さんにとって本稿が重症患者さんの栄養療法のエッセンスを学ぶためのよきガイドとなれば幸いです．

| 第3章 | 重症患者対応で重要な知識 |

5. 鎮痛・鎮静・せん妄

卯野木　健

●Point●

・痛みは患者の主観が一番重要．定期的にモニタリングし，管理の評価を行う

・鎮静は鎮痛の後で，必要最小限に．鎮静の深さは鎮静スケールで表し，目標を決め，多職種で共有する

・せん妄は定期的に評価する．薬で治すというよりも，早期リハビリテーションで日常への復帰を早めるスタンスで

はじめに

　重症患者管理における鎮痛・鎮静・せん妄の管理に関しては，ここ10年で大きな変化を遂げました．2013年にいわゆる PAD（Pain Agitation Delirium）ガイドライン[1]が刊行され，2018年にはそれらに睡眠，早期リハビリテーションを含めた，PADIS（Pain Agitation Delirium Immobilization Sleep）ガイドライン[2]が刊行されています．今回はこのガイドラインをもとに，重症患者管理に必要な鎮痛・鎮静・せん妄の管理のコンセプトを述べたいと思います．

1. 鎮痛

① 「痛み」とは

　痛みはICUの患者が感じる不快な体験として重要であり，痛みをできるだけ除去する必要があることはいうまでもありません．**痛みを正しく，定期的にモニタリング（確認）することは疼痛管理の基本**となります．

　痛みは主観的な体験です．いくら医療者が「痛くない」と言っても患者が「痛い」と言えば痛いのです．よって，患者の訴えを聞くことができればそれが最も正しいということになります．患者が訴える主観的な疼痛の程度と，看護師が評価する評価では相関しないことも知られています[3]．もし，患者が痛みを訴えることができるのであれば，「自制内」などと評価するのではなく，それを VAS（Visual Analogue Scale）あるいは NRS（Numerical Rating Scale）で表現してもらうことで経時的に多職種で評価することができます．重症な患者では，NRSが視覚的にわかるように工夫した NRS-V[4]というものが推奨されています．

表1 BPS（Behavioral Pain Scale）

	様子	score
表情	穏やか	1
	少し緊張	2
	緊張（きつく目を閉じるなど）	3
	しかめっ面	4
上肢	無動	1
	少し曲げる	2
	大きく曲げ，指も曲げる	3
	常に縮んだ姿勢	4
人工呼吸器	問題なし	1
	咳込むことはあるが，通常は問題ない	2
	咳込んで呼吸器と同調しない	3
	換気が常にできない	4

文献5より引用

2 痛みの評価

特に重症な患者では鎮静などにより痛みを訴えることが難しいため，BPS（Behavioral Pain Scale，表1）[5]やCPOT（Critical-Care Pain Observational Tool）[6]が使用されます．これらは表情や，上肢の動きなどを観察し，疼痛の程度を客観的に評価するアセスメントツールで，合計点で表されます．いずれのツールも高い信頼性と妥当性が示されており，ICUでは使われていることが多いと思いますが，経過表に記載があるか確認し，活用してください．

3 痛みに対する対処

痛みに対する対処は，**鎮静より先に行うことが基本**です．患者が暴れているという事象に困っていても，暴れているのは痛みのためかもしれません．ICUで重症患者に標準的に使用される鎮痛薬はオピオイドです．一般的にはフェンタニルが使用されます．ほぼすべての気管挿管患者では，オピオイドが必要となる痛みが発生しているといわれています．ガイドライン[1, 2]では，オピオイドに追加する鎮痛薬として，アセトアミノフェンを推奨しており，フェンタニルでコントロールできない疼痛に関しては試す価値があります．また，いまだ日本では普及しているとはいえませんが，プロトコルを用いた鎮痛管理が推奨されており，今後，作成し，使用する施設が増えることでしょう．鎮痛管理に使用される薬剤を表2①，②にまとめています．

2. 鎮静

1 「鎮静」とは

一般的に，**鎮静は不安を軽減させ，人工呼吸管理に伴うストレスを減少させ，不穏を予防するために使用**されます．ただし，過剰な鎮静は人工呼吸日数を延長させ，合併症の機会を増やしてしまうため，現在では**できるだけ少なく，前述の目標を達成するだけの鎮静を行うことが主流**です．その昔は，つらいだろうから，と鎮静薬を大量に投与して，寝かせていたのですが，それ自体が人工呼吸から離脱できない，また，さまざまな合併症を生むことに繋がっていたのです．

①麻薬性鎮痛薬の薬理学

表2 鎮痛管理に使用される薬剤①

麻薬性鎮痛薬	等鎮痛用量 (mg)		作用発現 (IV)	消失半減期	持続投与後消失半減期	代謝経路	活性代謝物	間欠投与法	IV注入速度	副作用およびその他の情報
	IV	PO								
フェンタニル	0.1	N/A	1～2分	2～4時間	200分（6時間持続注入後）、300分（12時間持続注入後）[a]	N-脱アルキル化 CYP3A4/5基質	なし	0.5～1時間ごとに 0.35～0.5 μg/kg IV投与	0.7～10 μg/kg/時	モルヒネに比べて低血圧が発現する可能性が低い。肝機能障害症例で蓄積性を示す
ヒドロモルフォン	1.5	7.5	5～15分	2～3時間	N/A	グルクロン酸化	なし	1～2時間ごとに 0.2～0.6 mg IV投与[b]	0.5～3 mg/時	モルヒネ／フェンタニルに耐性を示す患者での選択肢となる。肝／腎機能障害例で蓄積性を示す
モルヒネ	10	30	5～10分	3～4時間	N/A	グルクロン酸化	6-および3-グルクロニド代謝物	1～2時間ごとに 2～4 mg IV投与[b]	2～30 mg/時	肝／腎機能障害例で蓄積性を示す。ヒスタミン遊離作用がある
メタドン	N/A[c]	N/A[c]	1～3日	15～60時間	N/A	N-脱メチル化 CYP3A4/5, 2D6, 2B6, 1A2基質	N-脱メチル化誘導体	IV/PO：6～12時間ごとに 10～40 mg投与 IV：8～12時間ごとに 2.5～10 mg投与	推奨しない	オピオイド必要量の増加が認められる場合に、耐性発現を遅延させるために使用できる。麻薬性鎮痛薬の使用歴がない場合では、薬物動態および薬力学的特性を予測できない。QTc[d]のモニタリングを行うこと
レミフェンタニル	N/A	N/A	1～3分	3～10分	3～4分	血漿エステラーゼによる加水分解	なし	N/A	負荷用量：1.5 μg/kg IV 維持用量：0.5～15 μg/kg/時 IV	肝／腎不全に伴う蓄積性はない。体重がIBWの130％を超える場合はIBWを用いて用量を決定すること

PO＝経口、IV＝静脈内、N/A＝該当なし、IBW＝理想体重
[a] 12時間以降の場合および末梢器官機能障害は予測できない上昇を示す。
[b] 投与間隔を延長した場合には1回の投与量の増量が必要になる可能性がある。
[c] 等鎮痛用量表はメタドンの作用が過小評価となっている可能性がある。モルヒネまたはヒドロモルフォンの用量が高くなるにつれて、モルヒネまたはヒドロモルフォンからメタドンへの換算比が高くなる（すなわち、メタドンの作用が高くなる）。経口メタドンと非経口メタドンの鎮痛作用の比は2：1であるが、その信頼区間は広い。
[d] QTcは、心電図におけるQT間隔（補正済み）である。
文献1より引用

②非麻薬性鎮痛薬の薬理学

表2 鎮痛管理に使用される薬剤②

非麻薬性鎮痛薬（投与経路）	作用発現	消失半減期	代謝経路	活性代謝物	投与法	副作用およびその他の情報
ケタミン（IV）	30～40秒	2～3時間	N-脱メチル化	ノルケタミン	初期負荷時の用量0.1～0.5 mg/kg IV、以降0.05～0.4 mg/kg/時	急性オピオイド耐性の発現を誘発させる、気管およびその他の精神的混乱が発現する可能性がある
アセトアミノフェン（PO）アセトアミノフェン（PR）	30～60分（変動あり）	2～4時間	グルクロン酸化、スルホン化	なし	4～6時間ごとに325～1,000 mg投与、最大用量≦4 g/日	著明な肝機能障害を有する患者では禁忌でより重大となる可能性がある
アセトアミノフェン（IV）	5～10分	2時間	グルクロン酸化、スルホン化	なし	4時間ごとに650 mg IV投与～6時間ごとに1,000 mg IV投与、最大用量≦4 g/日	
ケトロラク[a]（IM/IV）	10分	2.4～8.6時間	水酸化、抱合/腎排泄	なし	初回30 mg IM/IV投与、以降6時間ごとに15～30 mg IM/IV投与×最長5日間、最大用量=120 mg/日×5日間	以下に該当する場合、非ステロイド性抗炎症薬の使用を避ける：腎機能障害、消化管出血、血小板異常、アンジオテンシン変換酵素阻害薬の併用、うっ血性心不全、肝硬変、喘息。冠動脈バイパス手術施行患者における周術期疼痛の治療では禁忌である
イブプロフェン（IV）	N/A	2.2～2.4時間	酸化	なし	6時間ごとに30分以上かけて400～800 mg IV注入、最大用量=3.2 g/日	以下に該当する場合、非ステロイド性抗炎症薬の使用を避ける：腎機能障害、消化管出血、血小板異常、アンジオテンシン変換酵素阻害薬の併用、うっ血性心不全、肝硬変、喘息。冠動脈バイパス手術施行患者における周術期疼痛の治療では禁忌である
イブプロフェン（PO）	25分	1.8～2.5時間	酸化	なし	4時間ごとに400 mg PO投与、最大用量=2.4 g/日	
ガバペンチン（PO）	N/A	5～7時間	腎排泄	なし	開始用量=1日3回各100 mg PO、維持用量=900～3,600 mg/日を3回に分けて投与	副作用：（高頻度の副作用）鎮静、譫妄、めまい、運動失調、腎不全患者では用量調節を行うこと。急な中止に伴い、薬剤離脱症状、発作が発現する
カルバマゼピン即放性製剤（PO）	4～5時間	初回投与時25～65時間、以降12～17時間	酸化	なし	開始用量=1日2回各50～100 mg PO、維持用量=4～6時間ごとに100～200 mg投与、最大用量=1,200 mg/日	副作用：（稀な副作用）眠気、めまい、嘔吐、再生不良性貧血、立ちくらみ、倦怠感。HLA-B1502遺伝子を有する患者ではStevens-Johnson症候群または中毒性表皮壊死症が発現する。さまざまな薬剤との間で酵素誘導による薬物補正作用が生じる

PO＝経口、PR＝経直腸、IM＝筋注、IV＝静脈内、N/A＝該当なし。
[a] 年齢65歳超または体重50 kg未満の患者の場合、6時間ごとに15 mg IV/IM投与；最大用量60 mg/日×5日間。
文献1より引用

第3章 重症患者対応で重要な知識

表3 RASS（Richmond Sedation Agitation Scale）

スコア	用語	記述
＋4	闘争的	明らかに闘争的であるか，暴力的である．スタッフへの危険が差し迫っている．
＋3	強い不穏	チューブまたはカテーテルを引っ張ったり抜いたりする．または，スタッフに対して攻撃的な行動がみられる．
＋2	不穏	頻繁に目的のない動きがみられる．または，人工呼吸器との同調が困難である．
＋1	落ち着きがない	不安，あるいは心配そうであるが，動きは攻撃的であったり，激しく動くわけではない．
0	意識が清明で穏やか	
−1	傾眠	完全に清明ではないが，声に対し持続的に開眼し，アイコンタクトがある（10秒を超える）．
−2	浅い鎮静	声に対し短時間開眼し，アイコンタクトがある（10秒未満）．
−3	中程度鎮静	声に対してなんらかの動きがある（しかし，アイコンタクトがない）．
−4	深い鎮静	声に対し動きはみられないが，身体刺激で動きがみられる．
−5	覚醒せず	声でも身体刺激でも反応はみられない．

評価方法
1. ・患者を観察する．患者は意識が清明で穏やかか？（score 0）
 ・患者は落ち着きがない，あるいは不穏とされるような行動がみられるか？（score ＋1〜＋4，上記のクライテリアの記述を参照）
2. ・もし患者が覚醒していない場合，大きな声で患者の名前を呼び，開眼し，こちらを見るように指示する．必要であればさらに一回くり返す．こちらを持続的に見るよう促す．
 ・開眼し，アイコンタクトがとれ，それが10秒を超えて継続するのなら，score −1．
 ・開眼し，アイコンタクトがとれるが，それが10秒を超えて継続しないのなら，score −2．
 ・声に対しなんらかの動きがあるが，アイコンタクトがとれないのなら，score −3．
3. ・患者が声に反応しない場合，肩をゆすり，それに反応がなければ，胸骨を圧迫する．
 ・これらに対し動きがみられるのならば，score −4．
 ・声にも身体刺激にも反応しないのならば，score −5．
文献8より引用

2 鎮静の評価

　以前は，人工呼吸患者イコール鎮静でしたが，現在は，まずは痛みを和らげ，その後鎮静の必要性を考慮します（analog sedation：analgesia-first sedation）．PADISガイドラインでも，浅い鎮静が推奨されています．鎮静の目的は先にあげたように，不安や不穏を少なくすることであるため，鎮静の評価には鎮静評価用のスケールが用いられます．これらは意識レベルのみならず，不安や不穏，人工呼吸器との同調が評価できるようになっています．主に本邦で使用されるのはRASS（Richmond Agitation-Sedation Scale）です（表3）[7]．RASSを用いて，数時間おきに評価し，目標と実際の鎮静レベルが合っているか確認します．鎮静の目標はこのRASSを用いてあらかじめ看護師らと話し合っておくとよいでしょう．鎮静の目標を明確にせず，鎮静薬だけ投与し続けると実際は過鎮静であったり，不穏を引き起こし対応に難渋することになります．医師が常に鎮静を評価し，投与量を調整することは業務上難しいと思います．そこで，プロトコルなどを用いて，看護師が鎮静薬の投与量を調整することにより鎮静レベルは一定に保つことができます．プロトコルなどがあるかどうか，看護師に聞いてみるとよいでしょう．

3 実際の鎮静

　鎮静には主にミダゾラム，プロポフォール，デクスメデトミジンが用いられます（表4）．

1）ミダゾラム

　ミダゾラムはベンゾジアゼピン系の鎮静薬で，ベンゾジアゼピン系の薬剤は鎮静中止後の覚醒が遅いことや，せん妄のリスクを増加[9]させるため，基本的に他の薬剤が使用できない場合を除いて使用は推奨されません．ミダゾラムとその他の鎮静薬を比較したメタ分析でも，ベンゾジゼ

表4 鎮静薬の薬理学

薬剤	IV負荷投与後の作用発現	消失半減期	活性代謝物	負荷用量（IV）	維持用量（IV）	副作用
ミダゾラム	2〜5分	3〜11時間	あり	数分間かけて0.01〜0.05 mg/kg	0.02〜0.1 mg/kg/時	呼吸抑制，低血圧
ロラゼパム	15〜20分	8〜15時間	なし	0.02〜0.04 mg/kg（≦2 mg）	必要に応じて2〜6時間ごとに0.02〜0.06 mg/kg，あるいは0.01〜0.1 mg/kg/時（≦10 mg/時）	呼吸抑制，低血圧，プロピレングリコール関連アシドーシス，腎毒性
ジアゼパム	2〜5分	20〜120時間	あり[a]	5〜10 mg	必要に応じて0.5〜6時間ごとに0.03〜0.1 mg/kg	呼吸抑制，低血圧，静脈炎[e]
プロポフォール	1〜2分	短期投与時：3〜12時間；長期投与時：50±18.6時間	なし	5分間かけて5 μg/kg/分[b]	5〜50 μg/kg/分	注射時疼痛[f]，低血圧，呼吸抑制，高トリグリセリド血症，膵炎，アレルギー反応，プロポフォール注入症候群．プロポフォールによる深い鎮静では，浅い鎮静の場合に比べて覚醒が著明に遅延する．
デクスメデトミジン	5〜10分	1.8〜3.1時間	なし	10分間かけて1 μg/kg[c]	0.2〜0.7 μg/kg/時[d]	徐脈，低血圧，負荷投与に伴う高血圧，気道反射消失

IV＝静脈内．
[a] 特に腎不全患者では，活性代謝物により鎮静作用が延長する．
[b] プロポフォールのIV負荷投与は，低血圧が発現する可能性が低い患者でのみ行う．
[c] 血行動態が不安定な患者ではデクスメデトミジンIV負荷投与をしない．
[d] デクスメデトミジンの維持用量は，忍容性に応じて1.5 μg/kg/時まで増量してもよい．
[e] 静脈炎は，ジアゼパムを末梢静脈投与した場合に生じる．
[f] 注射部位の疼痛は，一般的にプロポフォールを末梢静脈投与した場合に生じる．
文献1より引用

ピン系の鎮静薬の使用は人工呼吸期間，ICU入室期間の延長と関連していることが報告されています[10]．特に，せん妄状態に対しミダゾラムを投与すると寝かせることは可能ですが，せん妄がより遷延することがよくあります．夜間眠れない患者で，夜間のみ鎮静薬の増量を考えるときもあると思いますが，ベンゾジアゼピン系の薬剤で昼夜のリズムをつけると，翌日のせん妄発生率は増加し，自発呼吸テストの失敗率が増加することも示されています[11]．よって，その場合はミダゾラムを選択すべきではありません．

2）プロポフォールとデクスメデトミジン

プロポフォールは比較的覚醒が早く，投与量によって浅い鎮静から比較的深い鎮静にすることも可能です．しかし，**血圧を低下させるため，血圧が低い患者に用いる場合注意が必要**です．デクスメデトミジンは眠らせるというよりは，不安を除去し，適度な傾眠状態をつくり出す薬剤です．深い鎮静深度をめざすのには不適で，徐脈の合併症もあります．プロポフォールとデクスメデトミジンのいずれの薬剤がよいのかは関心事ではありますが，PADISガイドラインでは推奨が出ていません．人工呼吸患者を対象に行われた多施設でのRCTでも，抜管までの期間に両群間に有意な差は認められていません[12]．しかし，デクスメデトミジンでコミュニケーションがとれる患者が多く，より浅い鎮静深度で管理できたことも報告されています．コミュニケーションがとれることは，痛みやその他の症状をモニタリングできるということであり，診療や看護にとって有益です．ちなみにデクスメデトミジンをボーラス投与をすると高度な徐脈，心停止を起こす危険があるため，ボーラス投与しないようにしてください．

3. せん妄

■1 「せん妄」とは

　重症な患者においてせん妄は，多臓器不全の一つとしての，脳の機能不全という観点から評価することが大切です．人工呼吸患者において，せん妄は，院内死亡[13]や，退院後も長期にわたる認知機能障害[14]の独立したリスク因子です．PADISガイドラインでは，重症患者に対し，せん妄を定期的に評価すべきとされています．一般的に，せん妄と不穏は区別せずに用いられることもありますが，不穏は興奮した，闘争的な状態を示し，せん妄は注意力の障害を主体とする精神状態の変化を示しています．

■2 せん妄の評価と分類

　せん妄は，過活動型，低活動型，混合型に分けられ，医療者が最も気づくのは，暴れたり，カテーテルを抜いたりする過活動型なのですが，実際には圧倒的に低活動型が多く，90％以上を占めます[15]．低活動型は，イメージとしては傾眠で，呼びかけても短時間しか視点が合わないような状況です．低活動型のせん妄は，目立った動きがないため見逃しやすいことが特徴です．実際に医師，看護師の感覚でせん妄，非せん妄を評価すると実際よりも非常に少なく見積もってしまうことが報告されています[16]．そのため，妥当性のある評価ツールを使用することが推奨されており，ガイドラインではCAM-ICU（Confusion Assessment Method for ICU）あるいはICDSC（Intensive Care Delirium Screening Checklist，表5）が推奨されています．どのように評価しているのかは，ICUの看護師に聞いてみるとよいと思います．

■3 せん妄のリスク因子

　せん妄のリスク因子としては，年齢，高い重症度，ベンゾジアゼピン系の鎮静薬の使用などがあげられます[9]．まず注目すべきは重症度が高い患者が，せん妄になりやすいことです．敗血症も因子の1つで，高い侵襲や全身性の炎症がせん妄を引き起こしているのではないかといわれています[18]．

■4 せん妄の予防

　せん妄を予防するには，せん妄に関連するような薬剤を使用しないことが最も重要です．具体的にはベンゾジアゼピン系の鎮静薬を避けることです．また，筆者はできるだけ鎮静を避けて覚醒させ，早期からリハビリテーション（作業療法も含む）を行うことはせん妄の日数を減少させるのではないかと考えています．重症患者とはいえ，できるだけ日常の生活に近いような環境にしていくことが大切です．これは看護師，リハビリテーションスタッフと協働して行います．

　予防するための薬物としては，ガイドラインで推奨されているものはありません．ハロペリドールも，非定形抗精神病薬，デクスメデトミジンのいずれも推奨なし，となっています．せん妄を起こしている場合の対処としては，ハロペリドール，非定形抗精神病薬のいずれも推奨なしで，デクスメデトミジンが，不穏のために人工呼吸からの離脱を困難にしている患者に対して，推奨されています．実際に臨床で使用されるラメルテオンに関しては，小規模なRCTでせん妄予防，せん妄日数の短縮が認められています[19]が，エビデンスの質が十分でないことから推奨に至っていません．

表5 ICDSC（Intensive Care Delirium Screening Checklist）

このスケールはそれぞれ8時間のシフトすべて，あるいは24時間以内の情報に基づき完成される．明らかな徴候がある＝1ポイント：アセスメント不能，あるいは徴候がない＝0ポイントで評価する．それぞれの項目のスコアを対応する空欄に0または1で入力する．

1. 意識レベルの変化 （A）反応がないか，（B）何らかの反応を得るために強い刺激を必要とする場合は評価を妨げる重篤な意識障害を示す．もしほとんどの時間（A）昏睡あるいは（B）混迷状態である場合，ダッシュ（ー）を入力し，それ以上評価を行わない． （C）傾眠あるいは，反応までに軽度ないし中等度の刺激が必要な場合は意識レベルの変化を示し，1点である． （D）覚醒，あるいは容易に覚醒する睡眠状態は正常を意味し，0点である． （E）過覚醒は意識レベルの異常と捉え，1点である．	
2. 注意力欠如 会話の理解や指示に従うことが困難．外からの刺激で容易に注意がそらされる．話題を変えることが困難．これらのうちいずれかがあれば1点．	
3. 失見当識：時間 場所，人物の明らかな誤認．これらのうちいずれかがあれば1点	
4. 幻覚，妄想，精神障害 臨床症状として，幻覚あるいは幻覚から引き起こされていると思われる行動（例えば，空を掴むような動作）が明らかにある．現実検討能力の総合的な悪化．これらのうちいずれかがあれば1点．	
5. 精神運動的な興奮あるいは遅滞 患者自身あるいはスタッフへの危険を予防するために追加の鎮静薬あるいは身体抑制が必要となるような過活動（例えば，静脈ラインを抜く，スタッフをたたく）．活動の低下，あるいは臨床上明らかな精神運動遅滞（遅くなる）．これらのうちいずれかがあれば1点．	
6. 不適切な会話あるいは情緒 不適切な，整理されていない，あるいは一貫性のない会話．出来事や状況にそぐわない感情の表出．これらのうちいずれかがあれば1点．	
7. 睡眠 / 覚醒サイクルの障害 4時間以下の睡眠，あるいは頻回な夜間覚醒（医療スタッフや大きな音で起きた場合の覚醒を含まない）．ほとんど1日中眠っている．これらのうちいずれかがあれば1点．	
8. 症状の変動 上記の徴候あるいは症状が24時間のなかで変化する（例えば，その勤務帯から別の勤務帯で異なる）場合は1点．	

Bergeron N, et al.：Intensive Care Delirium Screening Checklist：evaluation of a new screening tool. Intensive Care Med, 27（5）：859-864, 2001 より著者の許可を得て逆翻訳法を使用し翻訳
翻訳と評価：卯野木 健（札幌市立大学），水谷太郎（筑西市医療監），櫻本秀明（茨城キリスト教大学）
文献17より引用

表6 ABCDEF bundle

A	Assessing pain	痛みの評価
B	Both spontaneous awaking and Breathing trial	自発呼吸・覚醒トライアル
C	Choice of drugs	薬の選択
D	Delirium monitoring	せん妄の評価
E	Exercise	早期離床
F	Family Empowerment	家族へのエンパワーメント

おわりに

　痛み，不穏，せん妄に関して概説しましたが，ルーチンに○○を評価する，など，すべての患者に対し常に行うべきことが多くあったと思います．重症患者にルーチンに行うべきことはABCDEF bundleという名前でまとめられ，それらすべてをチームで行うという実践が普及してきています（表6）．おおむね本稿では，AとBの一部，C（鎮静薬，鎮痛薬の選択），Dに関して説明した形

になります．実際にこのbundleは確実に行われるほど患者予後がよいとされ[20]，**多職種と協同して，ABCDEF が行われているのかを確認することが大切**だと思います．

文献・参考文献

1) Barr J, et al：Clinical practice guidelines for the management of pain, agitation, and delirium in adult patients in the intensive care unit. Crit Care Med, 41：263-306, 2013

2) Devlin JW, et al：Clinical Practice Guidelines for the Prevention and Management of Pain, Agitation/Sedation, Delirium, Immobility, and Sleep Disruption in Adult Patients in the ICU. Crit Care Med, 46：e825-e873, 2018.

3) Giusti GD, et al：Pain assessment in the Emergency Department. Correlation between pain rated by the patient and by the nurse. An observational study. Acta Biomed, 89：64-70, 2018

4) Chanques G, et al：The measurement of pain in intensive care unit：Comparison of 5 self-report intensity scales. Pain, 151：711-721, 2010

5) Payen J, et al：Assessing pain in critically ill sedated patients by using a behavioral pain scale. Crit Care Med, 29：2258-2263, 2001

6) Gélinas C, et al：Validation of the critical-care pain observation tool in adult patients. Am J Crit Care, 15：420-427, 2006

7) Sessler CN, et al：The Richmond Agitation-Sedation Scale：validity and reliability in adult intensive care unit patients. Am J Respir Crit Care Med, 166：1338-1344, 2002

8) 卯野木 健ら：Richmond Agitation-Sedation Scale日本語版の作成．日集中医誌，17：73-74，2010

9) Pandharipande P, et al：Lorazepam is an independent risk factor for transitioning to delirium in intensive care unit patients. Anesthesiology, 104：21-26, 2006

10) Fraser GL, et al：Benzodiazepine versus nonbenzodiazepine-based sedation for mechanically ventilated, critically ill adults：a systematic review and meta-analysis of randomized trials. Crit Care Med, 41：S30-38, 2013

11) Seymour CW, et al：Diurnal sedative changes during intensive care：impact on liberation from mechanical ventilation and delirium. Crit Care Med, 40：2788-2796, 2012

12) Jakob SM：Dexmedetomidine vs midazolam or propofol for sedation during prolonged mechanical ventilation：two randomized controlled trials. JAMA, 307：1151-1160, 2012

13) Ely EW, et al：Delirium as a predictor of mortality in mechanically ventilated patients in the intensive care unit. JAMA, 291：1753-1762, 2004

14) Girard TD, et al：Delirium as a predictor of long-term cognitive impairment in survivors of critical illness. Crit Care Med, 38：1513-1520, 2010

15) Pandharipande P, et al：Motoric subtypes of delirium in mechanically ventilated surgical and trauma intensive care unit patients. Intensive Care Med, 33：1726-1731, 2007

16) Spronk P, et al：Occurrence of delirium is severely underestimated in the ICU during daily care. Intensive Care Med, 35：1276-1280, 2009

17) Intensive Care Delirium Screening Checklist（ICDSC）：http://www.md.tsukuba.ac.jp/clinical-med/e-ccm/_src/343/ICDSC.pdf

18) Hayhurst CJ, et al：Intensive care unit delirium：a review of diagnosis, prevention, and treatment. Anesthesiology, 125：1229-1241, 2016

19) Nishikimi M, et al：Effect of administration of ramelteon, a melatonin receptor agonist, on the duration of stay in the ICU：a single-center randomized placebo-controlled trial. Crit Care Med, 46：1099-1105, 2018

20) Barnes-Daly MA, et al：Improving Hospital Survival and Reducing Brain Dysfunction at Seven California Community Hospitals：Implementing PAD Guidelines Via the ABCDEF Bundle in 6,064 Patients. Crit Care Med, 45：171-178, 2017

プロフィール

卯野木　健（Takeshi Unoki）
札幌市立大学看護学部成人看護学（急性期）
千葉大学看護学部卒業後，聖路加国際病院救命救急センター，聖路加看護大学，筑波大学附属病院などで勤務．昨年より現職．

| 第3章 | 重症患者対応で重要な知識 |

6. 敗血症と敗血症性ショック

土屋りみ，牧野　淳

◖ Point ◗

・敗血症はありふれた疾患で予後が悪い．早期診断・治療が重要！

・敗血症の定義と診断を知り，敗血症の可能性を常に疑うこと

・敗血症の初期治療（初期輸液・昇圧薬）を適切に行うこと

はじめに

　敗血症は，世界で年間2,700〜3,000万人もの人々が罹患するありふれた疾患です[1]．医療技術が進歩した現在でもその予後は悪く，致死率は15〜50％に上るとされています[1]．今こうした瞬間にも世界では3.5秒に1人が敗血症で命を落としており[1]，早期診断・治療はきわめて重要です．本稿では，2016年に出された国内外の敗血症診療ガイドライン[2, 3]に沿って話を進めるとともに，2018年に新たに提唱された"Hour-1 bundle（＝1時間バンドル）"についても触れたいと思います．

1. 敗血症・敗血症性ショックの定義

　日本版敗血症診療ガイドライン2016[2]によると，敗血症とは"**感染症によって重篤な臓器障害が引き起こされる状態**"と定義されます．これは，国際的な敗血症診療ガイドラインであるSurviving Sepsis Campaignガイドライン（SSCG）2016[3]の"感染症に対する制御不能な宿主反応に起因した生命を脅かすような臓器障害"に準じています．1992年にはじめて敗血症の概念が導入されて以来，敗血症は感染症に伴う全身性炎症反応症候群（systemic inflammatory response syndrome：SIRS）と定義されてきました．ところが，SIRSは敗血症の診断や予後評価において特異度が低いことから，2016年のSSCG2016（通称Sepsis-3）[4]では診断基準から除外されました．代わりに，"**sequential organ failure assessment（SOFA）スコアを用いた臓器障害**"を新たな診断基準として導入し，臓器障害を伴う敗血症（＝従来の重症敗血症）を新たな敗血症と定義しました．

　また，敗血症性ショックは，敗血症のうち"**急性循環不全により細胞障害および代謝異常が重度となり，死亡率を増加させる可能性のある状態**"[2]と定義されます．こちらもSSCG2016[3]の"死亡率を増加させる可能性のある重篤な循環，細胞，代謝の異常を有する敗血症のサブセット"に準じています．

表1 感染症の評価

病原微生物の評価	感染巣の評価
・血液培養2セット ・尿培養 ・気道分泌物培養 ・髄液培養 ・創培養	・X線 ・エコー ・CT ・MRI

文献2を参考に作成

表2 感染巣の評価

疑われる感染巣	推奨される画像検査
髄膜脳炎	頭部CT，MRI
肺炎	胸部X線，CT
感染性心内膜炎	心エコー（経胸壁，経食道）
肝胆道系感染症（胆嚢炎，胆管炎，肝膿瘍など）	腹部エコー，CT，MRCP，ERCPなど
消化管感染症	腹部エコー，CT
尿路感染症	腹部エコー，CT
皮膚・軟部組織・骨感染症	X線，CT，MRI

MRCP：magnetic resonance cholangiopancreatography（磁気共鳴胆管膵管造影），
ERCP：endoscopic retrograde cholangiopancreatography（内視鏡的逆行性胆管膵管造影）．文献2を参考に作成

2. 敗血症の診断

　前述したとおり，**敗血症は早期診断・治療がとても重要**です．では，どのようなときに敗血症が疑われるでしょうか？答えは，**発熱，悪寒・戦慄，低血圧，頻呼吸**をはじめ，**低体温，意識障害，白血球減少や増加，代謝性アシドーシス，臓器障害**などがある場合です．特に，高齢者や免疫不全患者では症状がはっきりしないことも多く，敗血症を積極的に疑うことが重要です．

　敗血症の診断は，**感染症の評価と臓器障害の評価**へと分けられます．感染症の評価はさらに，**病原微生物の評価と感染巣の評価**へと分類されます（**表1**）．

1 病原微生物の評価

　病原微生物の評価は，起炎菌を同定することで狭域かつ薬剤感受性のある抗菌薬へすみやかに誘導することが目的です．まずは2セットの血液培養（1セットで好気・嫌気ボトルに10 mLずつ）を採取しましょう．感染巣がある（あるいは疑われる）場合は，当該部位（気道分泌物・尿・髄液・創など）から培養検体を採取します．いずれの培養も，抗菌薬による影響を除外するため投与前に採取することをお勧めします．

2 感染巣の評価

　感染巣の評価では，X線やエコー，CT，MRIなどの画像検査を行います（**表2**）．これは単に診断だけではなく，感染巣コントロールのために処置（閉塞性化膿性胆管炎に対する胆道ドレナージや腎盂腎炎に対する泌尿器科的ドレナージ，壊死性筋膜炎に対する外科的デブリードマンなど）が必要かどうか評価するためです．膿瘍を伴う感染症では抗菌薬投与だけでは完治せず，ドレナー

表3-① SOFAスコア（ICU症例）

臓器	項目	score				
		0	1	2	3	4
呼吸器	PaO_2/FiO_2	≧400	<400	<300	<200	<100
凝固系	PLT（×$10^3/mm^3$）	≧150	<150	<100	<50	<20
肝	T-Bil（mg/dL）	<1.2	1.2～1.9	2.0～5.9	6.0～11.9	>12.0
心血管系	低血圧	低血圧なし	平均血圧<70 mmHg	ドパミン≦5γ or ドブタミン投与	ドパミン>5γ or アドレナリン≦0.1γ or ノルアドレナリン≦0.1γ	ドパミン>15γ or アドレナリン>0.1γ or ノルアドレナリン>0.1γ
中枢神経系	GCS	15	13～14	10～12	6～9	<6
腎機能	Cre（mg/dL）または尿量	<1.2	1.2～1.9	2.0～3.4	3.5～4.9 or <500 mL	>5.0 or <200 mL

文献4を参考に作成

表3-② qSOFAスコア（非ICU症例）

①呼吸数≧22回/分
②意識変容（GCS<15）
③収縮期血圧≦100 mmHg

文献4より引用

ジなどの感染巣コントロールが必要となることも多いことを銘記しておきましょう．

3 臓器障害の評価

臓器障害の評価は，身体所見の他に血液検査（血算・生化学），動脈血ガス分析を組合わせたSOFA（sequential organ failure assessment）スコアを用いて評価します（表3-①，②）．ICU患者では，感染症もしくは感染症の疑いがあり，SOFAスコアがベースラインよりも2点以上上昇した場合に敗血症と診断します（表3-①）．院外，救急外来，一般病棟の患者では，感染症もしくは感染症の疑いがあり，quick SOFA（qSOFA）が2点以上の場合に敗血症を疑います（表3-②）．その場合，SOFAスコアを計算してベースラインよりも2点以上上昇していれば敗血症と診断します．

また，敗血症性ショックは，敗血症と診断された症例に対して30 mL/kg以上の初期輸液を投与したにもかかわらず，平均動脈血圧65 mmHg以上を維持するために昇圧薬を要しかつ血清乳酸値が>2 mmol/L（18 mg/dL）である場合に診断します．

3. 敗血症・敗血症性ショックの初期治療

敗血症と診断した（あるいは疑った）場合はすみやかに初期治療を開始します．初期治療は大きく，感染症とそれ以外の治療へと分類されます．感染症に対する治療は，抗菌薬と感染巣コン

表4 晶質液と膠質液

電解質 (mmol/L)	血漿	晶質液				膠質液	
		生理食塩水	乳酸リンゲル	酢酸リンゲル	重炭酸リンゲル	HES6% Voluven 130/0.42	HES6% Hextend 130/0.4
Na	140	154	131	130	130	154	137
K	5	0	5	4	4	0	4
Cl	100	154	111	109	109	154	110
Ca	2.2	0	2	3	3	0	0
Mg	1	0	1	0	2	0	1.5
HCO_3^-	24	0	0	0	28	0	0
乳酸	1	0	29	0	0	0	0
酢酸	0	0	0	28	0	0	34
クエン酸	0	0	0	0	4	0	0
グルコン酸	0	0	0	0	0	0	0
オクタン酸	0	0	0	0	0	0	0
pH	7.35〜7.45	5.5	6〜7.5	6.5〜7.5	6.8〜7.8	5.5	5.9
モル浸透圧濃度 (mOsm/L)	285〜295	308	273	270	270	310	307
薬価（500 mL 製剤：円）		179	204	130〜141	206〜214	946	750

トロール（ドレナージ・デブリードマンなど）ですが，**第2章8**で扱われているため省略します．本稿では，**感染症以外の治療**について，初期輸液，昇圧薬，ステロイドへと分けて紹介していきたいと思います．

1 初期輸液

1）晶質液

敗血症診療ガイドライン[2, 3]では，初期輸液として晶質液を30 mL/kg以上投与することが推奨されています．晶質液とは，血漿成分に近い電解質組成からなる輸液製剤のことで，静脈内投与をすると血管内や間質など細胞外へ多く浸透することから細胞外液と呼ばれています．

●補足

一般成人では（全体重の）約60%が水分で占められています．このうち，約2/3（体重の40%）が細胞内，約1/3（体重の20%）が細胞外に分布します．さらに，細胞外水分の約3/4（体重の15%）が間質へ，約1/4（体重の5%）が血管内へ分布します．したがって，体重の約5%前後が循環血液量であることが大まかに予測できます．

細胞外液として古典的には生理食塩水，乳酸リンゲル，酢酸リンゲルが，近年は重炭酸リンゲルが用いられています（**表4**）．このうち，生理食塩水は投与を続けると高クロール性代謝性アシドーシスから急性腎障害や凝固障害，免疫不全をきたすことから[5, 6]，近年は乳酸リンゲルや酢酸リンゲル，重炭酸リンゲルが好んで選択されています．これらは血漿成分により近いことからバランス輸液と呼ばれています．生理食塩水と比較し前述の合併症は少ないとされていますが[7, 8]，バランス輸液による予後改善や[9, 10]，各輸液間の有意差についてはいまだ結論は出ていません．

2）膠質液

膠質液は，晶質液に高分子物質を加えることで細胞外のうち血管内により多く留まるとされる輸液製剤です．晶質液と比較し少量投与で循環血液量が増加することが期待されましたが，実際は両者に有意差は認めず逆に膠質液で急性腎障害が増えました．なぜだと思いますか？これは，敗血症ではグリコカリックスが破綻するためとされています．グリコカリックスとは，血管内と間質を隔てる3つのバリアのうちの一つで，健常時には多糖類やアルブミンなど陰イオン性の高分子を吸着することで血管内浸透圧を高く維持しています．ところが，敗血症などでグリコカリックスが障害されると，高分子物質を吸着できなくなりアルブミンを含む高分子物質が間質へ漏れてしまうのです．敗血症診療ガイドライン[2, 3]では膠質液の投与は推奨されておらず，アルブミンも大量の晶質液で反応しないあるいは低アルブミン血症を伴う場合にのみ推奨されています．

3）初期輸液の評価

それでは，初期輸液に対する反応はどのように評価すればよいでしょうか？敗血症診療ガイドライン[2, 3]では，平均動脈圧を65 mmHg以上に維持すること，組織灌流の指標として2～4時間ごとの乳酸値測定を行い，乳酸値を正常化（正常：1～1.5 mmol/L）させることが推奨されています．循環動態の指標は，これまで右心前負荷の評価として中心静脈カテーテルを用いた中心静脈圧，左心前負荷の評価として肺動脈カテーテルを用いた肺動脈楔入圧などいわゆる静的指標が用いられてきました．しかし，過去の研究でこれらの静的指標が輸液に対する反応性を正確に反映しないことが明らかとなり[9, 10]，近年は以下に述べる動的指標が用いられるようになりました．

動的指標は，強制換気による人工呼吸下で循環動態が呼吸性に変動する特徴を用いた指標です．現在用いられている動的指標としては，人工呼吸周期内での各心拍出量の変化をみたSVV（stroke volume variation：1回拍出量変化）や各心拍での動脈圧の変化をみたPPV〔pulse pressure variation：脈圧（呼吸性）変動〕などがあります．これらの指標は，循環血液量が不足していると各心拍出量あるいは各動脈圧にばらつき（＝variation）が出るという特徴を用いており，そのばらつきが13％を超える場合に陽性と判断します．過去の研究では動的指標が輸液に対する反応性として有用であると報告されていますが[11]，使用するうえで気をつけることが何点かあります．まず，患者は呼吸条件が一定になるよう調節換気を用いた侵襲性人工呼吸にしておく必要があります．また，心拍出量は毎回同じであることが前提となっているため，心房細動などの不整脈がないことが条件となります．

その他の動的指標として受動的下肢挙上があります．この方法では，まず患者を仰臥位にして上半身を45°起こします．1回拍出量を心エコーで測定した後に仰臥位にし，下腿を45°挙上してから1分後に1回拍出量を計測します．下肢挙上後にSVが10％以上増加した場合に，輸液反応性があると判断します[12]．同様に，少量輸液負荷（通称mini-fluid challenge）では過剰な輸液を避けたい患者に対して少量（100 mL）の輸液ボーラスを行い，輸液投与前後での1回拍出量の変化をみて輸液反応性を評価します[13]．最後に，動的指標は脱水や輸液不足を評価するうえでよい指標となる反面，輸液過剰を評価することはできないことも覚えておくとよいでしょう．こちらの詳細は第2章2で述べられているので参照ください．

2 昇圧薬

初期輸液に反応がみられなければ，昇圧薬を開始します（表5）[14, 15]．初期輸液を入れきるまで昇圧薬の開始を待つ必要はありません．初期輸液の投与中から昇圧薬を開始し，輸液で満たされるとともに血圧が回復し昇圧薬が減量されることも多々あります．

表5　敗血症で用いられるカテコラミンの投与量

		作用する受容体				
	投与量	α_1	β_1	β_2	DA*	V_1
ノルアドレナリン	0.01〜3 γ	＋＋＋＋	＋＋	－	－	－
アドレナリン	0.01〜1 γ	＋＋＋＋	＋＋	＋＋	－	－
バソプレシン	0.01〜0.03 U/分	－	－	－	－	＋＋＋＋
ドパミン	1〜20 γ	＋＋＋	＋＋		＋	－
ドブタミン	1〜20 γ	＋	＋＋＋＋	＋＋		－

＊DA＝ドパミン．文献12，13を参考に作成

●ここがポイント

昇圧薬を投与する場合は，皮膚壊死のトラブルを避けるため，末梢静脈路から投与している場合には，可及的すみやかに中心静脈路からの投与へ変更してください．

昇圧薬の第一選択は，ノルアドレナリン（0.01〜1 γ）です．これは，他の昇圧薬（ドパミン）と比較しノルアドレナリンの方が致死的不整脈や心血管イベントが有意に少なかったからです[2, 3, 16]．少量（0.01 γ）から開始し，血圧をみながら徐々に増量していきます．ノルアドレナリン投与量を増やしても昇圧が十分に得られない（経験的には0.3〜0.5 γ）場合は，バソプレシン（0.01〜0.03 U/分）あるいはアドレナリン（0.01〜1 γ）の投与をします．いずれも，ノルアドレナリンの投与量を減らす効果はあるものの，予後の改善は証明されておりません[2, 3]．上記の他，心機能低下がある場合にはドブタミン（1〜20 γ）の投与を考慮しますが，こちらも有用性や副作用について十分立証されてはおらず，ガイドラインにおいても弱い推奨となっています．

3 ステロイド

敗血症性ショックでは，コルチゾールの分泌不全や組織における反応低下から相対的な副腎不全になるとされています[2, 17]．かつては高用量のステロイドが投与されていた時代もありましたが，予後を改善しないばかりか消化管出血や高血糖などの副作用が多くみられたため，低用量のステロイド（ヒドロコルチゾン200 mg/日）を投与するのが一般的となりました[2, 3]．

2000年代初頭のメタアナリシスでは[18]，敗血症性ショックに対する低用量ステロイドが昇圧薬の使用期間を短縮しかつ予後を改善することが報告されました．しかし，その後の前向き無作為比較試験[19〜21]では相次いで低用量ステロイドの有用性が否定され，最新のガイドライン[2, 3]でも低用量ステロイドは初期輸液と昇圧薬に反応しないショックに対してのみ弱く推奨されています．それではステロイドの時代は終わってしまったのでしょうか？答えは"No"です．2017年の敗血症性ショックに関する後ろ向き研究[22]では，低用量ステロイドに加えビタミンCとサイアミン（ビタミンB₁）を同時投与したところ，臓器不全を抑え予後を劇的に改善したという報告がされました．こちらは，現在前向き無作為試験が進行中で[23]，今後の結果に期待したいところです．

表6 Hour-1 bundle

① 乳酸値の測定（初回値が＞2 mmol/Lであれば再検）
② 抗菌薬投与前の血液培養採取
③ 広域抗菌薬の投与
④ 低血圧あるいは高乳酸血症（≧4 mmol/L）では，晶質液の急速投与開始（30 mL/kg）
⑤ 輸液投与中あるいは投与後に低血圧の場合は，平均動脈圧（≧65 mmHg）を維持するために，血管作動薬を投与

文献22より引用

Advanced Lecture

■ Hour-1 bundle

　2018年に国際的な敗血症診療ガイドライン（SSCG2016）の改訂が行われ，新たに"Hour-1 bundle（1時間バンドル）"が提唱されました（表6）[24]．これは，2012年のガイドライン[25]で推奨されていた"3-hour bundle（3時間バンドル）"と"6-hour bundle（6時間バンドル）"を一つにまとめ，敗血症診療をよりスピーディに行うためにつくられたバンドルです．

　このバンドルでは，救急外来あるいは院内でトリアージした時間を起点に，表6の5項目すなわち①乳酸値の測定，②抗菌薬開始前の2セット血液培養採取，③広域抗菌薬の投与，④晶質液を用いた急速輸液（30 mL/kg）の開始，⑤輸液投与でも血圧低下が続く場合は血管作動薬の投与，を1時間以内に行うことを目標としています．これは，2017年に発表された研究[26]で敗血症に対する1時間バンドルが患者予後を改善したことを根拠としています．

　ただし，1時間バンドルの有用性については否定的な意見もみられます[27]．まず，この研究が後ろ向き研究であり，前向き研究ではその有用性が証明されていないことです．次に，敗血症に対する十分な評価をしないまま見切り発車で広域抗菌薬が開始されることも危惧されています．本来，適応ではない症例に対して広域抗菌薬が投与されることで，薬剤耐性菌が増えてしまう可能性があるからです．そのため，米国感染症学会（IDSA）はSSCG2016に賛同を示しませんでした．また，ガイドラインで推奨される各内容のエビデンスレベルが低いこと，SSCGと製薬会社のつながりがあることも問題とされています．こうしたことから，1時間バンドルの重要さを認識はしつつも，ただ迅速さだけを追い求めるのではなく，今後はいかに迅速かつ正確な敗血症診断をしていくかを各施設であらかじめ話し合い決めておく必要があるでしょう．

おわりに

　以上，敗血症・敗血症性ショックに対する診療について最新の国内外敗血症診療ガイドラインを交えてご紹介しました．敗血症の予後は悪く，急性冠症候群や脳卒中などとならび緊急を要する疾患であることを広く周知する必要があります．そのうえで，敗血症に対する迅速かつ適切な診療が実践されることが望まれます．

文献・参考文献

1) World Sepsis Day：https://www.worldsepsisday.org/

2) 「日本版敗血症診療ガイドライン2016」（日本版敗血症診療ガイドライン2016作成特別委員会/編），日本集中治療医学会・日本救急医学会，2017：http://www.jaam.jp/html/info/2016/pdf/J-SSCG2016_ver2.pdf

3) Rhodes A, et al：Surviving Sepsis Campaign：International Guidelines for Management of Sepsis and Septic Shock：2016. Crit Care Med, 45：486-552, 2017

4) Singer M, et al：The Third International Consensus Definitions for Sepsis and Septic Shock（Sepsis-3）. JAMA, 315：801-810, 2016

5) Allen SJ：Fluid therapy and outcome：balance is best. J Extra Corpor Technol, 46：28-32, 2014

6) Raghunathan K, et al：What is the ideal crystalloid? Curr Opin Crit Care, 21：309-314, 2015

7) Yunos NM, et al：Association between a chloride-liberal vs chloride-restrictive intravenous fluid administration strategy and kidney injury in critically ill adults. JAMA, 308：1566-1572, 2012

8) Shaw AD, et al：Major complications, mortality, and resource utilization after open abdominal surgery：0.9% saline compared to Plasma-Lyte. Ann Surg, 255：821-829, 2012

9) Michard F, et al：Relation between respiratory changes in arterial pulse pressure and fluid responsiveness in septic patients with acute circulatory failure. Am J Respir Crit Care Med, 162：134-138, 2000

10) Osman D, et al：Cardiac filling pressures are not appropriate to predict hemodynamic response to volume challenge. Crit Care Med, 35：64-68, 2007

11) Marik PE, et al：Dynamic changes in arterial waveform derived variables and fluid responsiveness in mechanically ventilated patients：a systematic review of the literature. Crit Care Med, 37：2642-2647, 2009

12) Marik PE, et al：POINT：Should the surviving sepsis campaign guidelines be retired? Yes Chest, 155：12-14, 2019

13) Narasimhan M, et al：Advanced echocardiography for the critical care physician：part2. Chest, 145：135-142, 2014

14) Hollenberg SM：Vasoactive drugs in circulatory shock. Am J Respir Crit Care Med, 183：847-855, 2011

15) Overgaard CB & Dzavik V：Inotropes and vasopressors. Circulation, 118：1047-1056, 2008

16) De Backer D, et al：Comparison of dopamine and norepinephrine in the treatment of shock. N Engl J Med, 362：779-789, 2010

17) Marik PE, et al：Recommendations for the diagnosis and management of corticosteroid insufficiency in critically ill adult patients：consensus statements from an international task force by the American College of Critical Care Medicine. Crit Care Med, 36：1937-1949, 2008

18) Annane D, et al：Corticosteroids for severe sepsis and septic shock：A systematic review and meta-analysis. BMJ, 329：480, 2004

19) Sprung CL, et al：Hydrocortisone therapy for patients with septic shock. N Engl J Med, 358：111-124, 2008

20) Keh D, et al：Effect of hydrocortisone on development of shock among patients with severe sepsis：The HYPRESS randomized clinical trial. JAMA, 316：1775-1785, 2016

21) Venkatesh B, et al：Adjunctive glucocorticoid therapy in patients with septic shock. N Engl J Med, 378：797-808, 2018

22) Marik PE, et al：Hydrocortisone, vitamin C, and thiamine for the treatment of severe sepsis and septic shock：a retrospective before-after study. Chest, 151：1229-1238, 2017

23) Fujii T, et al：Vitamin C, hydrocortisone and thiamine in patients with septic shock（VITAMINS）trial：study protocol and statistical analysis plan. Crit Care Resusc, 21：119-125, 2019

24) Levy MM, et al：The surviving sepsis campaign bundle：2018 update. Crit Care Med, 46：997-1000, 2018

25) Dellinger RP, et al：Surviving sepsis campaign：international guidelines for management of severe sepsis and septic shock：2012. Crit Care Med, 41：580-637, 2013

26) Seymour CW, et al：Time to treatment and mortality during mandated emergency care for sepsis. N Engl J Med, 376：2235-2244, 2017

27) Marik PE：Fluid therapy in 2015 and beyond：the mini-fluid challenge and mini-fluid bolus approach. Br J Anaesth, 115：347-349, 2015

プロフィール

土屋りみ（Rimi Tsuchiya）
横須賀市立うわまち病院救急総合診療部
2015年長崎大学卒業．研修医の2年間はあっという間に過ぎていきました．現在は救急部専攻医として奮闘中です．北海道根室市や小笠原島など地域救急医療にも携わることができ，充実した日々を送っています．

牧野　淳（Jun Makino）
横須賀市立うわまち病院集中治療部
日本で10年，米国で7年，それぞれ総合内科，救急・集中治療，感染症を学びました．帰国後，現病院では集中治療をベースに感染症，総合内科の知識も活かした医学教育に力を入れています．

第3章 重症患者対応で重要な知識

7. ICU内の予防

助永親彦

Point

- 人工呼吸器関連肺炎予防はバンドルを作成し確実に実行する
- 上部消化管潰瘍予防はリスクに応じた対応を行う
- 静脈血栓塞栓症予防は血栓と出血のリスクを適切に検討する
- 合併症発生時には「基準」があるか，守れていたかの見直しを行う

はじめに

ICU患者においては生体の予備力が低下しており，人工呼吸をはじめとする侵襲的な治療を受けているため，原疾患以外にもさまざまな合併症リスクに晒されます．代表的な合併症としては，人工呼吸器関連肺炎，上部消化管潰瘍，静脈血栓塞栓症などがあげられます（図1）．しかし，予防を徹底してもその結果で感染や出血など別の有害事象が起きてしまうこともあり，バランスが求められます．それでは主な合併症ごとに予防策をみていきましょう．

1. 人工呼吸器関連肺炎

VAP（ventilator-associated pneumonia）とは気管挿管48時間以降に発生する肺炎と定義されています．日本におけるVAP発生率は1.5件/1,000患者・日と報告されており[1]，ICU内の院内感染で最も頻度が多く，在院日数や死亡率が増加するため予防が求められます．

2013年より米国NHSNではVAPを人工呼吸管理に関連する事象（ventilator-associated events：VAE）の1つとして捉えるサーベイランス手法が用いられています[2]．

日本におけるVAP予防に関する推奨については，「ICU感染防止ガイドライン 改訂第2版」[3]や「人工呼吸関連肺炎予防バンドル2010改訂版」[4]などがあります．「人工呼吸関連肺炎予防バンドル2010改訂版」においては，表1に示した内容が推奨されています．

海外のガイドライン[5]などでは抗菌薬の消化管内投与（selective decontamination of the digestive tract：SDD）なども推奨されていますが，耐性菌の問題なども指摘されており[6]日本においては積極的に推奨されません．

また，消化管潰瘍予防については，リスクに応じて対応するという推奨になっており，詳細は次項で述べます．

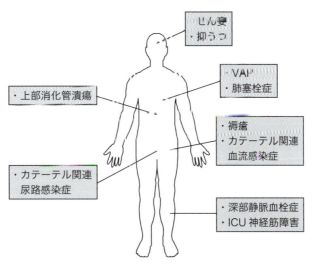

図1 重症患者の合併症

表1 VAP予防バンドル

・手指衛生を確実に実施する
・人工呼吸回路を頻回に交換しない
・適切な鎮静，鎮痛をはかる．特に過鎮静を避ける
・人工呼吸器からの離脱ができるかどうか，毎日評価する
・人工呼吸中の患者を仰臥位で管理しない

文献4を参考に作成

　予防策の内容はかなり多岐にわたりますが，①人工呼吸管理期間自体を短くする，②原因となる細菌を減らす（物理的，薬理的），という2つの目的に分けられます．単独で適応させるのではなく，バンドル化（バンドル＝束．守るべき予防策を複数束ねて掲げる）をすることによりVAP発生率が31〜57％低下するとの報告があります[7]．一度自施設でのVAPバンドルを確認してみましょう．

2. 上部消化管出血

　重症患者においてストレス潰瘍の高リスク群を多く含む上部消化管出血（gastrointestinal bleeding：GIB）の発生は死亡率にも関連しているため予防が求められます．薬剤としては制酸薬であるH_2受容体拮抗薬（H_2RA）やPPI，胃粘膜防御薬であるスクラルファートが用いられますが，漫然と制酸薬を投与してしまうと有害事象も生じます．胃内pH≧4で胃内細菌が増殖することが知られており[8]，前述のVAPや*C.difficile*リスクを増加させるというデータがある[9]のでリスクに応じた対応が求められます．
　少し古い文献ですが上部消化管潰瘍リスクとしては表2のようなものがあげられます[10]．

● 上部消化管出血を予防するための薬剤

　予防で使用する薬剤としては，制酸薬（H_2RA，PPI）と胃粘膜防御薬（スクラルファートなど）

表2　成人ICU患者でのストレス潰瘍予防の適用

絶対適用（1つでも該当すれば適用）
・凝固障害
・48時間以上の人工呼吸管理
・1年以内の上部消化管潰瘍または出血
・GCS≦10
・体表面積＞35％の熱傷
・肝部分切除後
・多発外傷，移植患者周術期，肝不全，脊椎外傷
相対適用（2つ以上該当すれば適用）
・敗血症
・1週間以上のICU在室
・6日間以上の潜血
・高用量コルチコステロイド治療

文献10を参考に作成

に分類されます．上部消化管潰瘍はPPI＞H_2RA≧スクラルファート＞プラセボで予防できますが，PPI＝H_2RA＞スクラルファート≧プラセボで肺炎が増える可能性があり，全死亡にはどの薬剤でも有意差がないとされています[11〜13]．つまり，PPIもしくはH_2RAのどちらでもよいとされ，投与経路も静脈投与，経腸投与のどちらでも構いません．

> ●処方例
> ・オメプラゾール（オメプラール®）注　1回20 mg 1日2回点滴静注
> ・エソメプラゾール（ネキシウム®錠）　1回20 mg 1日1回内服（または経腸投与）
>
> 　また，最近経腸栄養そのものが上部消化管出血を減らすと考えられており，早期の経腸栄養を受けている人工呼吸管理患者に対するPPIは有用でない可能性が示唆されています[14]．

3. 静脈血栓塞栓症（深部静脈血栓症／肺塞栓症）

　最近では深部静脈血栓症（deep venous thrombosis：DVT）と肺塞栓症（Pulmonary Embolism：PE）は連続する病態であり，2つをあわせて静脈血栓塞栓症（venous thromboembolism：VTE）と呼びます．

　重症患者に対してヘパリンでの予防を行うことでDVTとPEの発生率が低下することが示されています[15]が，重症患者においては静脈血栓塞栓症のリスク，あるいは逆に薬物的予防の結果生じうる出血リスクが高い患者群も多く含まれ，適切なリスク評価と予防が求められます．

1 リスク評価

　外科，泌尿器科，婦人科では表3[16]に示すように低，中，高，最高の4段階に分類され，さらに患者固有の付加的リスクを加味して最終リスクを判断します．整形外科や産科では独自のガイドラインが出されています[17, 18]．

　人工呼吸管理患者を含む重症患者では一般的にリスク評価を行うことが推奨されていますが，内科系急性期患者ではVTEの評価が行われていたのは全体の41.4％，予防が行われていたのは

表3 各領域のVTEのリスクの階層化

リスクレベル	一般外科・泌尿器科・婦人科手術
低リスク	60歳未満の非大手術 40歳未満の大手術
中リスク	60歳以上，あるいは危険因子のある非大手術 40歳以上，あるいは危険因子がある大手術
高リスク	40歳以上の癌の大手術
最高リスク	VTEの既往あるいは血栓性素因のある大手術

総合的なリスクレベルは，予防の対象となる処置や疾患のリスクに，付加的な危険因子を加味して決定される．付加的な危険因子（表4）を持つ場合にはリスクレベルを1段階上げることを考慮する．大手術の厳密な定義はないが，すべての腹部手術あるいはその他の45分以上要する手術を大手術の基本とし，麻酔法，出血量，輸血量，手術時間などを参考として総合的に評価する．
日本循環器学会：肺血栓塞栓症および深部静脈血栓症の診断，治療，予防に関するガイドライン（2017年改訂版）：http://www.j-circ.or.jp/guideline/pdf/JCS2017_ito_h.pdf（2019年10月閲覧）

表4 VTEの付加的な危険因子の強度

危険因子の強度	危険因子
弱い	肥満 エストロゲン治療 下肢静脈瘤
中等度	高齢 長期臥床 うっ血性心不全 呼吸不全 悪性疾患 中心静脈カテーテル留置 癌化学療法 重症感染症
強い	VTEの既往 血栓性素因 下肢麻痺 ギプスによる下肢固定

血栓性素因：アンチトロンビン欠乏症，プロテインC欠乏症，プロテインS欠乏症，抗リン脂質抗体症候群など．
日本循環器学会：肺血栓塞栓症および深部静脈血栓症の診断，治療，予防に関するガイドライン（2017年改訂版）：http://www.j-circ.or.jp/guideline/pdf/JCS2017_ito_h.pdf（2019年10月閲覧）

第3章 重症患者対応で重要な知識

全体の16.3％というデータ[19]があり，内科系患者においては評価・予防ともに不十分なようです．

2 予防策

リスクに応じて，弾性ストッキングや間歇的空気圧迫装置（intermittent pneumatic compression：IPC）などの理学的予防と，ヘパリンなどを用いる薬物的予防を選択します．

ワルファリン（ワーファリン）・直接経口抗凝固薬（direct oral anticoagulants：DOAC）もDVT予防に利用できるため，それらを使用している患者ではヘパリン投与は不要です．一方で，抗血小板薬のDVT予防効果は限定的であり，多くの場合ヘパリン投与の併用を行いますが，その場合は出血の危険性について考慮が必要です．

表5 一般外科・泌尿器科・婦人科手術（非整形外科）患者における
VTEのリスクと推奨される予防法

リスクレベル	推奨される予防法
低リスク	早期離床および積極的な運動
中リスク	早期離床および積極的な運動 弾性ストッキングあるいはIPC
高リスク	早期離床および積極的な運動 IPCあるいは抗凝固療法*, †
最高リスク	早期離床および積極的な運動（抗凝固療法*とIPCの併用） あるいは（抗凝固療法*, †と弾性ストッキングの併用）

*：腹部手術施行患者では、エノキサパリン、フォンダパリヌクス、あるいは低用量未分画ヘパリンを使用。予防の必要なすべての高リスク以上の患者で使用できる抗凝固薬は低用量未分画ヘパリン。最高リスクにおいては、低用量未分画ヘパリンとIPCあるいは弾性ストッキングとの併用、必要ならば、用量調節未分画ヘパリン（単独）、用量調節ワルファリン（単独）を選択する。

エノキサパリン使用法：2,000単位を1日2回皮下注（腎機能低下例では2,000単位1日1回投与を考慮）、術後24〜36時間経過後出血がないことを確認してから投与開始（参考：わが国では15日間以上投与した場合の有効性・安全性は検討されていない）。低体重の患者では相対的に血中濃度が上昇し出血のリスクがあるので、慎重投与が必要である。

フォンダパリヌクス使用法：2.5 mg（腎機能低下例は1.5 mg）を1日1回皮下注、術後24時間経過後出血がないことを確認してから投与開始（参考：わが国では腹部手術では9日間以上投与した場合の有効性・安全性は検討されていない）。体重40 kg未満、低体重の患者では出血のリスクが増大する恐れがあるため、慎重投与が必要である。

†：出血リスクが高い場合は、抗凝固薬の使用は慎重に検討しIPCや弾性ストッキングなどの理学的予防を行う。
日本循環器学会：肺血栓塞栓症および深部静脈血栓症の診断、治療、予防に関するガイドライン（2017年改訂版）：http://www.j-circ.or.jp/guideline/pdf/JCS2017_ito_h.pdf（2019年10月閲覧）

●処方例

ヘパリンカルシウム（低用量未分画ヘパリン）1回5,000単位　12時間ごとに皮下注

外科、泌尿器科、婦人科におけるVTEのリスク別予防法を表5[16]に示しました。

2011年にJSEPTIC臨床研究委員会が実施したアンケート[20]によると、46.2％の施設で未分画ヘパリンを使用しており、86.4％の施設でIPCを使用しているとの結果でした。最近の研究ではICUに入室した重症成人患者に対して、ヘパリンによる抗凝固療法にIPCを併用しても、近位DVT発生率は下がらなかったとされています[21]。

2017年8月には医療事故調査・支援センターと日本医療安全調査機構が「急性肺血栓塞栓症に係る死亡事例の分析」を「医療事故の再発防止に向けた提言第2号」（以下、提言）[22]としてまとめました。提言の内容は表6[22]に示します。肺塞栓症を疑うこと、強く疑われた場合のヘパリン単回静注（3,000〜5,000単位）の重要性などが記載されています。また院内連携の重要性についての記載もあり、重症の肺塞栓症と診断された患者さんを受け入れるICUは各部署との連携が求められます。

表6 医療事故の再発防止に向けた提言（第2号）
急性肺血栓塞栓症に係る死亡事例の分析

【リスクの把握と疾患の確認】	
提言1	入院患者の急性肺血栓塞栓症の発症リスクを把握し，急性肺血栓塞栓症は"急激に発症し，生命を左右する疾患で，特異的な早期症状に乏しく早期診断が難しい疾患"であることを常に認識する．
【予防】	
提言2	《患者参加による予防》医療従事者と患者はリスクを共有する．患者が主体的に予防法を実施できるように，また急性肺血栓塞栓症，深部静脈血栓症を疑う症状が出現したときには医療従事者へ伝えるように，指導する．
提言3	《深部静脈血栓症の把握》急性肺血栓塞栓症の塞栓源の多くは下肢，骨盤内静脈の血栓である．深部静脈血栓症の臨床症状が疑われた場合，下肢静脈エコーなどを実施し，血栓を確認する．
【早期発見・早期診断】	
提言4	明らかな原因が不明の呼吸困難，胸痛，頻脈，頻呼吸，血圧低下などを認めた場合，急性肺血栓塞栓症の可能性を疑い，造影CTなどの実施を検討し早期診断につなげる．
【初期治療】	
提言5	急性肺血栓塞栓症が強く疑われる状況，あるいは診断が確定した場合，直ちに抗凝固療法（ヘパリン単回静脈内投与）を検討する．
【院内体制の整備】	
提言6	急性肺血栓塞栓症のリスク評価，予防，診断，治療に関して，医療安全の一環として院内で相談できる組織（担当チーム・担当者）を整備する．必要があれば院外への相談や転院などができるような連携体制を構築する．

急性肺血栓塞栓症 専門分析部会・再発防止委員会/医療事故調査・支援センター 平成29年8月
文献22より引用

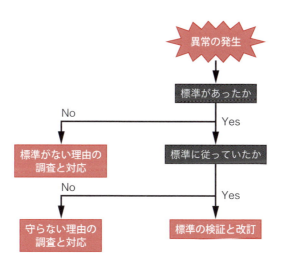

図2 「基準」の考え方

4. 医療安全的観点から一言

　インシデントやアクシデントが生じたときにはさまざまな観点から分析を行い，再発防止に努めていきます．そのなかでも重要なファクターが**「基準」の考え方**です（図2）．集中治療管理においても標準化が求められており，「基準」があるのかないのか，「基準」に沿って行動できていたのか否か．まずはその分析からしていきましょう．
　重症患者を扱うICUでは濃厚な治療とともに，さまざまな予防も併せて行っていく必要があり

ますが，予防策が現場で十分に実行できていないこともしばしばあるでしょう．「基準」の考えに基づいて，以下に「ICUでの合併症発生時」の対策案を示します．

1 そもそも予防策が文章化・公式ルール化されていない

守るべき内容が「暗黙のルール」的に決められたものでは部署全体で共有することは困難です．**部署や委員会を通して病院の公式ルールに落とし込んではじめて継続的に共有**されます．

自施設で各種予防バンドルが文章化されていないのであれば，自分で勉強したことを自分の患者さんだけに適応させるのではなく，部署のルールに落とし込めるように上級医と相談してみましょう．

2 決められた予防策が守られていない

文章化までは落とし込めていても実現可能性が低い対策では形骸化してしまいます．自施設の環境（人，物，システムなど）を十分考慮して予防策を見直す必要があるかもしれません．**なぜ遵守できないのかを考えましょう．**

3 決められた予防策の内容が不十分 / 不適切

最新のエビデンスに基づいて検討された予防策であればこのパターンはあまりないかもしれませんが，**内容がちゃんとアップデートされているかの見直しは必要かもしれません．**

おわりに

重症患者においては原疾患の治療にも難渋することが多いですが，並行してシステムとして適切な合併症予防を実施し患者の安全管理につなげていかなければなりません．院内で基準を作成し標準化された合併症予防に取り組んでください．

文献・参考文献

1) 厚生労働省院内感染対策サーベイランス事業：https://janis.mhlw.go.jp/
2) Magill SS, et al：Developing a New, National Approach to Surveillance for Ventilator-Associated Events：Executive Summary．Clin Infect Dis, 57：1742-1746, 2013
3) 「ICU感染防止ガイドライン 改訂第2版」（国立大学病院集中治療部協議会ICU感染制御CPG改訂委員会/編），pp45-57，じほう，2013
4) 「人工呼吸関連肺炎予防バンドル2010改訂版」（日本集中治療医学会ICU機能評価委員会/編），日本集中治療医学会，2010
5) Liberati A, et al：Antibiotic prophylaxis to reduce respiratory tract infections and mortality in adults receiving intensive care. Cochrane Database Syst Rev：CD000022, 2009
6) Wunderink RG：Welkommen to our world. Emergence of Antibiotic Resistance with Selective Decontamination of the Digestive Tract. Am J Respir Crit Care Med, 181：426-427, 2010
7) Gastmeier P & Geffers C：Prevention of ventilator-associated pneumonia：analysis of studies published since 2004. J Hosp Infect, 67：1-8, 2007
8) Craven DE, et al：Nosocomial pneumonia：epidemiology and infection control. Intensive Care Med, 18 (Suppl 1)：S3-S9, 1992
9) Cook D & Guyatt G：Prophylaxis against Upper Gastrointestinal Bleeding in Hospitalized Patients. N Engl J Med, 378：2506-2516, 2018
10) ASHP Therapeutic Guidelines on Stress Ulcer Prophylaxis. ASHP Commission on Therapeutics and approved by the ASHP Board of Directors on November 14, 1998. Am J Health Syst Pharm, 56：347-379, 1999

11) Alhazzani W, et al：Efficacy and safety of stress ulcer prophylaxis in critically ill patients：a network meta-analysis of randomized trials. Intensive Care Med, 44：1–11, 2018

12) Huang HB, et al：Stress ulcer prophylaxis in intensive care unit patients receiving enteral nutrition：a systematic review and meta-analysis. Crit Care, 22：20, 2018

13) Toews I, et al：Interventions for preventing upper gastrointestinal bleeding in people admitted to intensive care units. Cochrane Database Syst Rev, 6：CD008687, 2018

14) Selvanderan SP, et al：Pantoprazole or Placebo for Stress Ulcer Prophylaxis (POP-UP)：Randomized Double-Blind Exploratory Study. Crit Care Med, 44：1842–1850, 2016

15) Alhazzani W, et al：Heparin thromboprophylaxis in medical-surgical critically ill patients：a systematic review and meta-analysis of randomized trials. Crit Care Med, 41：2088–2098, 2013

16) 日本循環器学会：肺血栓塞栓症および深部静脈血栓症の診断, 治療, 予防に関するガイドライン (2017年改訂版)：http://www.j-circ.or.jp/guideline/pdf/JCS2017_ito_h.pdf (2019年10月閲覧)

17)「日本整形外科学会 症候性静脈血栓塞栓症予防ガイドライン2017」(日本整形外科学会診療ガイドライン委員会, 他/編, 日本整形外科学会/監), 南江堂, 2017

18) CQ004-1 妊娠中の静脈血栓塞栓症 (VTE) の予防は？「産婦人科診療ガイドライン—産科編2017」(日本産科婦人科学会, 日本産婦人科医会/編), pp10–14, 日本産科婦人科学会, 2017

19) Cohen AT, et al：Venous thromboembolism risk and prophylaxis in the acute hospital care setting (ENDORSE study)：a multinational cross-sectional study. Lancet, 371：387–394, 2008

20) ICUにおける静脈血栓塞栓症 (VTE) に関するアンケート (PDF)【実施日：2011.03】：http://www.jseptic.com/rinsho/pdf/questionnaire_110331.pdf

21) Arabi YM, et al：Adjunctive Intermittent Pneumatic Compression for Venous Thromboprophylaxis. N Engl J Med, 380：1305–1315, 2019

22) 急性肺血栓塞栓症 専門分析部会 再発防止委員会：「急性肺血栓塞栓症に係る死亡事例の分析」, 日本医療安全調査機構 (医療事故調査・支援センター), 2017：https://www.medsafe.or.jp/uploads/uploads/files/teigen-02.pdf

プロフィール

助永親彦（Chikahiko Sukenaga）

隠岐広域連合立隠岐病院麻酔科

島根県の離島で働きだしてはや7年目. 最近, 麻酔「を」する医師から麻酔「も」する医師に変わりつつあります. 来年の目標は隠岐民謡しげさ節大会優勝と隠岐古典相撲の参戦.

第3章 重症患者対応で重要な知識

8. ICUにおける薬剤管理

前田幹広

● Point ●

・薬物相互作用の考え方を身につける

・薬剤の投与量調節の考え方を理解する

・投与ルートを考慮して，薬剤を選択する

1. 薬物相互作用の確認はどうすればよいですか？

　薬物相互作用とは，複数の薬物を併用した場合に薬効が減弱あるいは増強されたりする作用のことをいいます．薬物相互作用はさらに**薬物動態学的相互作用**と**薬力学的相互作用**の2つに分類されます．集中治療室（ICU）では，多くの薬剤を開始するため，常に薬物相互作用の確認をする必要があります．

1 薬物動態学的相互作用

　薬物動態学とは，医薬品を中心としたさまざまな化学物質の体内での動きと，薬理効果や毒性発現の関連性を追究する学問分野です[1]．薬物動態学的相互作用は吸収，分布，代謝，排泄の過程で起こり，他の薬物の体内動態に影響を与えます．

1）吸収

　吸収の過程における相互作用の例としては，ニューキノロン系抗菌薬（内服のみ）と2価や3価のイオン（Ca^{2+}，Mg^{2+}，Fe^{2+}，Al^{3+}など）はキレートを形成するためにニューキノロン系抗菌薬の吸収が阻害されます．酸化マグネシウムを緩下薬として使用している患者が多いと思いますが，レボフロキサシン（クラビット®）を同時に服用すると32％血中濃度が低下するという報告があります[2]．そのため，服用する場合は2時間空けて服用することが推奨されます．

2）分布

　分布の過程における相互作用の例としては，フェニトイン（アレビアチン®）とバルプロ酸（デパケン®）の相互作用があります．フェニトインはタンパク結合率が約90％，バルプロ酸も80〜90％と非常に高く，フェニトインを投与しているところにバルプロ酸を開始すると，バルプロ酸がタンパクに結合したフェニトインと置換し遊離させるため，非タンパク結合フェニトインの濃度が上昇し，フェニトインの副作用のリスクが増す可能性があります[3]．

3）代謝

　代謝の過程における相互作用は，いわゆる相互作用のイメージに近いでしょうか．ICUで使用

表1 相互作用が多い薬剤の例

基質	阻害剤	誘導剤
・ワルファリン	・フルコナゾール	・リファンピシン
タクロリムス	・アミオダロン	・フェニトイン
	・ボリコナゾール	・フェノバルビタール
	・クラリスロマイシン	・カルバマゼピン
	・ベラパミル	
	・シクロスポリン	

文献4を参考に作成

される薬剤のなかで，注意が必要な薬剤の例としては，「昔ながらの」抗てんかん薬であるフェニトインやフェノバルビタールなどがあげられます．これらは，それぞれCYP3A4の誘導をします．CYP3A4で代謝される併用薬剤〔プレドニゾロン（プレドニン®）やクエチアピン（セロクエル®）など〕の代謝を促進することで，相互作用を受ける薬剤（ここではプレドニゾロンやクエチアピンなど）の血中濃度が低下します．逆に，ボリコナゾール（ブイフェント®）やイトラコナゾール（イトリゾール®）などの抗真菌薬はプレドニゾロンやクエチアピンなどのCYP3A4の代謝を阻害し，血中濃度が上昇します．

　CYPに関与するすべての相互作用を覚えることは困難なため，ICUで使用する薬剤のなかで相互作用が多い薬剤を覚えておき，それらの薬剤を処方する場合に薬剤師に確認を依頼することがよいかもしれません（表1，第4章4も参照）．

2 薬力学的相互作用

　薬力学的相互作用は，薬物動態学的相互作用と異なり，血中濃度には影響を与えませんが，薬理作用の相加作用による相互作用をさします．例としては薬剤性QT延長があり，ICUで使用される薬剤のなかでは，アミオダロン（アンカロン®），ハロペリドール（セレネース®），マクロライド系抗菌薬〔アジスロマイシン（ジスロマック®）など〕，キノロン系抗菌薬があげられます[5]．これらの薬剤を併用する場合は，薬剤性QT延長症候群のリスクとなる低カリウム血症や低マグネシウム血症を補正するなどのリスク軽減やベースのQT間隔の確認，定期的な心電図モニターが検討されます．

●ここがポイント
①相互作用が多い薬剤を把握する
②それらを開始/中止する場合は，薬剤師に確認を依頼する
吸収，分布の薬物動態学的相互作用や薬力学的相互作用は，知っているか知らないかですので，有名な相互作用を1つずつ把握していくことが求められます．

2. 腎機能障害や肝機能障害の調整はどのようにしたらいいですか？

　薬剤の全身クリアランス（CLtot）は，一般的に腎クリアランス（CLr）と肝クリアランス（CLh）の和で表されます．

$$CLtot = CLr + CLh$$

1 腎機能障害時の調整のしかた

　一般的に腎排泄型薬物は腎排泄寄与率で表され，生体内からの消失における腎臓の寄与率です．セフトリアキソンは「肝代謝だから腎障害時に投与量調節は必要ない」といわれていますが，正確に表現すると，「腎臓の寄与率（未変化体の腎排泄率）は33〜67％と，腎臓から一定の割合排泄されますが，腎障害時に腎クリアランスに影響するほどではない」ということです[7]．ここで注意が必要なのは，**腎排泄される薬剤が未変化体（肝臓などで代謝されていない状態）や活性代謝物（肝臓で代謝されているが，薬理作用をもっている代謝物）である必要があります**．例えば，ミダゾラムはその60〜70％が肝臓で代謝されますが，代謝後 1-hydroxymidazolam conjugate（1-OHMG）という活性代謝物となるため，肝障害時でも腎障害時でも蓄積することがあります[8]．

2 ICU での薬剤の投与量

　ICU では，臓器不全の患者が多く，肝障害や腎障害が多いため，薬剤の投与量に気をつけなければいけません．腎機能評価は，クレアチニンクリアランス（CrCl，mL/分）や eGFR などで推定が可能であり，薬剤ごとに投与量が設定されていることが多くあります．しかしながら，ICU に入室する患者の腎障害は AKI（acute kidney injury）であることが多く，AKI における腎機能評価を正確に行うことは困難であるため，投与量の設定も困難になります．さらに，ICU では CRRT（continuous renal replacement therapy：持続的腎代替療法）や ECMO（extra-corporeal membrane oxygenation），血漿交換など体外循環回路による治療を施行することもあり，それらが投与量の設定をさらに困難にしている要因です．したがって，例えば抗菌薬の投与量設定を例にとると，AKI を発症した場合には，残存腎機能，感染の部位，感染の重症度，患者の体重，免疫機能，抗菌薬の PK/PD（薬物動態/薬力学），菌の感受性，薬物相互作用など多くの因子を考慮して決定されます．**基本的には血清クレアチニン濃度（SCr，mg/dL）から CrCl を計算し，サンフォード感染症治療ガイドや医薬品データベースの Lexicomp などで確認することが重要**です．さらに，尿量や患者の全身状態を踏まえて，投与量調節をすると，個々の患者の状態に合わせた投与量の設定が可能になります．

3 肝機能障害時の調整のしかた

　肝障害における投与量調節は腎障害時よりも明確ではありません．一部，カスポファンギン（カンサイダス®）のように，Child-Pugh スコアによって用量設定が決められている薬剤もありますが，Child-Pugh スコアはあくまで肝硬変の重症度分類です．急性肝不全では正確に肝機能を評価する方法が確立されていないこともあり，薬剤の投与量調節も明確なものはありません．

●ここがポイント

慢性腎不全の薬剤の投与量調節は以下のプロセスで考えていくとよいと思います．
①各薬剤が肝代謝か腎排泄の割合が多いのかを把握する
②腎障害がない場合の投与量を決定する
③腎機能評価を行う〔CrCl（mL/分）を計算する〕
④減量基準を調べて投与量を決定する

3. 透析で除去されてしまう，もしくは除去できる薬剤にはどのような特徴がありますか？

1 透析で除去される薬剤，除去されない薬剤

　透析で除去される薬剤は，一般的に分子量，分布容積，タンパク結合率などにより決定されます．強心配糖体であるジギタリスは，非常に分子量が大きく透析ではほとんど除去されません．分布容積が大きい薬剤は，組織に分布し血漿中薬物量が少ないため，除去されにくい薬剤です[7]．タンパク結合率が高い薬剤は，タンパクに結合していない遊離型のみが透析で除去されるため，除去されにくいことに加えて，重症患者のように低アルブミン血症の患者では，遊離型の割合が増加し透析の除去率が増加することがあるので注意が必要です．

2 AKI時にCRRTを導入する際の投与量

　AKIでCRRTを導入する場合は，透析で除去される薬剤の投与量を見直す必要があります．一般的に，$CLr = CL_{残存腎機能} + CL_{CHDF}$（CLr：腎クリアランス，$CL_{残存腎機能}$：残存腎機能によるクリアランス，$CL_{CHDF}$：CHDFによるクリアランス）で表されます．患者がAKIを合併した場合，腎障害に伴い腎排泄型の薬剤投与量を減量する必要がありますが，CRRTを導入した際には，仮に残存腎機能が"0"だと仮定しても，CL_{CHDF}を考慮して増量が検討されます．CRRTにおける投与量は，透析の種類や条件（濾過速度など）にも依存するため，濾過流量を増やす場合は，さらなる増量が検討されます．一方AKIが改善し，残存腎機能が"0"ではない場合，CRRTによるクリアランスに加えて，患者の腎臓によるクリアランスを追加する必要があるため，投与量はさらに増量する必要があるかもしれません．

　CRRTの際の投与量（特に抗菌薬）は，CRRTの種類，CRRTの施行条件，残存腎機能，感染の部位，感染の重症度，患者の体重，免疫機能，抗菌薬のPK/PD，菌の感受性，薬物相互作用など多くの因子を考慮して決定されるため，病棟薬剤師に尋ねてみることをお勧めします．

3 中毒治療時の透析

　中毒治療では，薬剤の特性によって透析による改善が予測される場合に，透析が考慮されます．透析性※という言葉を透析膜による単なる除去率と混同しないように注意が必要です．主に肝代謝である薬剤は，腎臓に移行する濃度が低いため，仮に透析膜で除去されても，臨床的な有用性はほとんどありません．そのため，中毒治療時に透析を施行するかは，臨床的意義があるかの確認が必要となります．薬剤の透析性は中毒治療の教科書にも記載があることがありますので，参照してみてください．

> ※透析性：透析開始時の体内薬物量がどれだけ透析によって除去されたかを表す値であり，単なる血中薬物濃度変化率ではありません．

4. 内服薬で胃管から投与できない薬剤はありますか？

　錠剤やカプセルには，さまざまな製剤的な工夫が施されており，錠剤の粉砕やカプセル開封によりその特徴が失われます．粉砕や開封不可の理由には，吸湿性の増加・遮光性の消失，持続性

表2　徐放性製剤の種類

剤型	構造	例
ロンタブ型（有核錠）〔徐放性の部分を速放性の部分で覆ったもの〕	速放性部分　徐放性部分	アダラート®L錠 アダラート®CR錠
ワックスマトリックス型〔体外に排出されるワックス格子に薬を埋め込んだもの〕	ワックス格子	ケーサプライ錠 デパケン®R錠
グラデュメット型〔体外に排出されるプラスチックの穴に薬を埋め込んだもの〕	多孔性プラスチック　薬剤	フェロ・グラデュメット®錠
スパンスル型〔カプセルの中に速放性顆粒と徐放性顆粒が入っている〕	○ 速放性顆粒 ● 徐放性顆粒1 ● 徐放性顆粒2	ペルサンチンLカプセル ヘルベッサー®Rカプセル
スパンスルタブ型〔錠剤の中に速放性顆粒と徐放性顆粒が入っている〕	○ 速放性顆粒 ● 徐放性顆粒A ● 徐放性顆粒B	テオロング®錠

文献9を参考に作成

の消失，腸溶性の消失，製剤が油状，感覚上の問題（舌への刺激性など）などがあげられます．吸湿性や遮光性は保管が問題となりますので，病院によっては投与直前に粉砕してもよいとしていることもあるかもしれません．薬剤部に確認してみてください．

　粉砕やカプセルの開封で最も問題となることは，腸溶性や徐放性の消失です．腸溶性製剤は，胃への刺激性を避ける目的（例：バイアスピリン®錠）や胃液で効果が失われないようにする目的（例：オメプラール®錠）があります．表2に徐放性製剤の種類と例を示します．すべての製剤が胃管から投与することができないわけではありません．

　病院によっては，胃管からの投与の際に簡易懸濁法を使用している場合があります．一般的には，粉砕のときと同様にロンタブ型，ワックスマトリックス型，グラデュメット型は簡易懸濁法でも投与できません．スパンスル型やスパンスルタブ型は薬剤によって簡易懸濁の可否が変わります．

●ここがポイント

① 胃管の場合は，粉砕 / 散剤 / 液剤でオーダーする
② 散剤 / 液剤がなく，粉砕不可の場合は薬剤部へ問い合わせる
（薬剤によっては，投与直前で粉砕できるものもありますし，代替案を提案されることもあると思います）
③ 用法を再度確認する
例：デパケン®R錠：1日2回
　　デパケン®細粒：1日2～3回
　　（デパケン®R錠の徐放性が細粒へ変更することで失われるため，投与回数が変更になることがあります）

5. 静注薬で投与ルートに気をつける薬剤はありますか？

　血管外漏出による傷害の約25％が入院時の疾患に負荷を与えているといわれています．具体的には，痛み，身体的制約，身体機能の低下，恒久的な神経障害，皮膚の脱落，腱の障害，四肢機能の低下，死亡率などです[10]．血管外漏出の原因としては，①血管収縮薬，②高浸透圧薬剤や低浸透圧薬剤，③酸性・アルカリ性の薬剤に分類されます[10]．

1 血管収縮薬

　ノルアドレナリンなどの血管収縮薬の血管外漏出は末梢組織の皮内で高濃度となり，虚血，壊死となります．Loubaniらの研究では，今まで報告された血管収縮薬による325件の血管外漏出や血管炎のうち，318件（98％）が末梢ルート，7件（2％）が中心静脈ルートでした．この結果からも血管収縮薬の末梢ルート投与は危険であることがわかります[11]．ただし，ショック状態の際に末梢ルートしかない場合に，ノルアドレナリンを投与してはいけないというわけではありません．血管外漏出のリスクを考慮したうえで，投与する場合にはルートの挿入が正しく行われていることを確認して，可能な限り低用量・短時間で投与することも考えられます．

2 高浸透圧薬剤

　次に，高浸透圧性の薬剤によって血管炎が起こることがあります．末梢ルートから投与できる浸透圧は600～1,200 mOsm/Lといわれています[10]．ICUで使用される薬剤には，ブドウ糖（10％＝504 mOsm/L），カリウム（60 mEq/L＝763 mOsm/L）など高浸透圧の薬剤が多いため，濃度によっては投与ルートに注意が必要です．ブドウ糖は，10％を超えると浸透圧が上昇し，刺激性が高まるといわれているため，末梢ルートで投与できる最大濃度は12.5％といわれています[7]．ただし，低血糖で50％ブドウ糖20 mLを投与する際は緊急性がありますので，この限りではありません．

3 酸性・アルカリ性の薬剤

　最後に酸性・アルカリ性の薬剤でも組織障害を起こします[10]．フェニトインは溶媒としてプロピレングリコールが添加されているため，pH＝12となっており，血管炎のリスクとなっていま

す．そのためリスクが高い患者には，アルカリ性が低く，プロピレングリコールが入っていない
ホスフェニトイン（ホストイン®）を使用することも検討されます．

●ここがポイント
①添付文書を確認します
②投与ルートの制限があるかを確認します
③投与ルートによって濃度が異なるかを確認します
このように薬剤によっては末梢静脈ルートか中心静脈ルートに注意が必要です．添付文書にはあ
まりこのような情報が記載されていないことが多いため，慣れない薬剤を投与する際には，投与
する前に指導医や薬剤師に聞いてから投与することが望まれます．

おわりに

　すべての病院に病棟薬剤師は配置されていないかもしれませんが，今回まとめた内容は薬剤師
が得意な分野です．細かい内容なのでまとめて学ぶことは難しいと思いますので，積極的に病棟
薬剤師や薬剤部へ聞いてみてください．

文献・参考文献

1) 日本薬物動態学会：https://www.jssx.org/gaiyo/about/
2) 「Stockey's Drug Interactions 11th edition」(Preston C.L. ed), Pharmaceutical Press, 2016
3) Carvalho IV, et al：Drug interaction between phenytoin and valproic acid in a child with refractory epilepsy：a case report. J Pharm Pract, 27：214–216, 2014
4) PL Detail-Document, Cytochrome P450 Drug Interactions. Pharmacist's Letter/Prescriber's Letter, 2016
5) Li EC, et al：Drug-induced QT-interval prolongation：considerations for clinicians. Pharmacotherapy, 30：684–701, 2010
6) Kane-Gill SL, et al：Adverse drug events in intensive care units：Risk factors, impact, and the role of team care. Crit Care Med, 38 (6 Suppl)：S83–S89, 2010
7) Lexicomp Online, Wolters Kluwer Clinical Drug Information：https://www.wolterskluwercdi.com/lexicomp-online/
8) Bauer TM, et al：Prolonged sedation due to accumulation of conjugated metabolites of midazolam. Lancet, 346：145–147, 1995
9) 座間味義人, 他：Q-36 徐放性製剤の場合，簡易懸濁法は適用できるのですか？「経管投与の新しい手技 簡易懸濁法 Q&A Part1 基礎編 第2版」（倉田なおみ/監，簡易懸濁法研究会/編），pp114–116，じほう，2010
10) Reynolds PM, et al：Management of extravasation injuries：a focused evaluation of noncytotoxic medications. Pharmacotherapy, 34：617–632, 2014
11) Loubani OM & Green RS：A systematic review of extravasation and local tissue injury from administration of vasopressors through peripheral intravenous catheters and central venous catheters. J Crit Care. 30：653. e9-17, 2015

プロフィール

前田幹広（Mikihiro Maeda）
聖マリアンナ医科大学病院薬剤部
メリーランドメディカルセンターにて集中治療専門薬剤師レジデント修了．米国から帰国してもう
すぐ10年．集中治療のチームのなかで薬剤師が活躍できるように活動しています．

| 第3章 | 重症患者対応で重要な知識 |

9. ICU内のリハビリテーション

玉木　彰

● Point ●

・ICUにおける早期離床は今ではごく普通に行われる介入である

・ICU内で患者の筋機能は急速に低下していくため早期の介入が必要である

・早期離床は身体機能だけでなく認知機能の低下も予防できる

・早期離床を実現するためには，多職種によるチームづくりが大切である

はじめに

　2018年に診療報酬改定で「早期離床・リハビリテーション加算」が新設されたことからもわかるとおり，現在ではICUにおける早期離床は，全身状態が許す限り実施されるべき介入と位置づけられていますが，それはなぜでしょうか？本稿では，早期離床とは何か？なぜ必要なのか？どのようにして行うのか？などについて解説します．

●早期離床・リハビリテーション加算

これは特定集中治療室入室後早期から離床に向けた取組が行われた場合に，14日を限度として所定点数に加算されるものであり，患者にかかわる医師，看護師，理学療法士，臨床工学技士などの多職種と早期離床・リハビリテーションの係るチームとによる総合的な離床の取組が算定の要件となっています．

1. 早期離床とは？

　早期離床はearly mobilization（mobility）と呼ばれ，mobilizationとは「動く，可動」という意味であり，**早期に身体を動かすこと**をさします．この早期離床には，ベッド上での関節運動や筋力トレーニング，端坐位保持，ベッドサイドでの立位練習，脚踏み運動，そして歩行などの一連の運動すべてが含まれており，単に身体を起こすことのみを意味するものではありません．一方，早期という定義にはさまざまなものがありますが，現在では『疾患の新規発症，手術または急性増悪から48時間以内には開始する』という解釈が一般的となっています．つまり早期離床とは，**特に廃用性症候群の予防を目的として可及的早期から身体を動かしたり，起こしたりするすべての介入**を意味しています．

表1　長期臥床の影響による有害性

筋骨格系	・筋タンパク質合成の減少 ・筋萎縮と筋肉量減少 ・筋力低下 ・運動耐容能低下 ・結合組織の短縮と関節拘縮 ・骨密度の低下 ・褥瘡
呼吸器系	・無気肺 ・肺炎 ・最大吸気圧および努力性肺活量の低下
循環器系	・心臓全体および左室の縮小 ・下肢静脈コンプライアンスの低下 ・起立耐性能力の低下 ・心拍出量，1回拍出量および末梢血管抵抗の減少 ・微少血管機能の障害 ・頸動脈洞刺激への循環反応の低下
内分泌・代謝系	・インスリン感受性の低下 ・アルドステロンおよびプラズマレニン活動性の低下 ・心房性ナトリウム利尿ペプチドの増加

文献1より引用

2. なぜICUで早期離床が必要なのか？

1 廃用症候群が生じるため

　ICUにはさまざまな理由で全身管理が必要な重症患者が収容されています．人工呼吸器はもちろんのこと，なかには人工心肺を装着した方など，非常にリスクの高い患者が多いため，安静臥床が必要となります．しかし安静臥床は患者の状態によって治療のために必要な場合も多いですが，不必要な過度の安静臥床によって引き起こされる各種臓器の機能低下や，その結果として起こる二次障害である「**廃用症候群**」が生じると，その後の機能的回復に大きく影響を与えることになります．**表1**[1]は長期間の臥床によって発生する有害事象として筋骨格系，呼吸器系，循環器系，さらに内分泌・代謝系に対し，さまざまな影響があることを示しています．なかでも不動による筋の変性や筋量の減少は，疾患の新規発症，手術または急性増悪から48時間以内に始まり，2～3週間以内に最大になるとされています[2]．特にICUで管理されている重症患者では筋肉量の減少や筋萎縮は著しく，多臓器不全患者では100％，7日間以上人工呼吸管理を受けた患者では80％，4日間の人工呼吸管理でも50％の患者において筋萎縮が起こることが明らかにされています[3]．このような重症患者に発生する全身的な筋萎縮，筋力低下は**ICU獲得性筋力低下**（ICU-acquired weakness：ICU-AW）[4]と呼ばれています．

2 せん妄が発生するため

　これらに加え，ICU患者のおよそ1/3にせん妄が発生する[5]とされ，せん妄の発生は入院を長期化させるだけでなく，ICU退出後長期間に渡って認知機能障害を起こす[6, 7]こと，さらには死亡率との関連すること[8]も明らかとなっています．

　したがって，**早期離床は身体機能の低下だけでなく，認知機能障害を予防する意味でも重要**となります．

●ここがポイント

ICU患者に筋力低下などが起こると何が問題なのか？

ICU患者は全身管理が必要であり，あくまでも病態の治療が優先されることは間違いありません．しかし病態が改善し，患者自身が自発的に動こうとしたときからリハビリテーションを始めていては，その間に起こった廃用性症候群（筋力低下，関節可動域制限など）の影響で日常生活動作の自立までに長期間を要してしまうことは容易に想像できます．それだけでなく，ICUにおける筋力低下は予後に関連していることが指摘されています．例えば，ICU-AWを呈することは人工呼吸期間を長期化させる独立した因子であることや[9, 10]，ICUでの死亡率が高くなることが報告[11]されています．さらにICUにおける人工呼吸管理中で筋肉量が少なく，筋内脂肪量が多いなどの筋の質的低下をきたした患者は，6カ月後の死亡率が有意に高いことが明らかとなっています[12]．このようにICU患者の骨格筋機能の低下は身体機能だけでなく生命予後にも影響を及ぼすため，それらを可能な限り予防することが重要となります．

3. 早期離床は誰にするのか？

早期離床は単に関節を動かすことだけでなく，離床に向けた積極的運動も含んでいるため，実際に離床を行うためには，対象者の適応や禁忌，さらには開始基準や中止基準などを各施設で整備する必要があります．実臨床では離床を開始するかの判断は基本的には主治医に委ねられていますが，施設内に離床に関するプロトコルがあれば，ICUにかかわっているすべての職種が把握できるため，患者によって離床が遅れるなどの介入の差が生じることがなくなります．ではどのような患者を早期離床の対象とするかについてですが，日本集中治療医学会早期リハビリテーション検討委員会がまとめた，『集中治療における早期リハビリテーション～根拠に基づくエキスパートコンセンサス～』[13]の，早期離床や早期からの積極的な運動の開始基準（表2）が参考となります．

●ここがピットフォール

ICU内の患者でリハビリテーション介入ができないのは絶対安静が必要であるごくわずかな重症者のみです．人工呼吸中だからといって，リハビリテーションの処方を出せない理由にはなりません．

4. 早期離床は実際にどのようにして行うのか？

早期離床を実際に行うには，**多職種による協力が必要**であることはいうまでもありません．特に人工呼吸管理中の患者を座らせたり，立たせたり，場合によっては歩く練習を実施する場合は，全身のリスク管理を徹底し，さらに人工呼吸器や点滴のルート管理などさまざまな配慮が必要となります．そのためには，多職種連携が必須であり，医師が全体を統括しながら患者の状態を確認し，臨床工学技士が人工呼吸器を，看護師が点滴ルートなどの管理や血圧，SpO_2などのバイタルサインのチェック，そして理学療法士が実際に患者の身体を起こしたり，立たせたり，歩かせ

表2　早期離床やベッドサイドからの積極的運動の開始基準

	指標	基準値
意識	Richmond Agitation Sedation Scale（RASS）	−2≦RASS≦1 30分以内に鎮静が必要であった不穏はない
疼痛	自己申告可能な場合 numeric rating scale（NRS）もしくは visual analogue scale（VAS） 自己申告不能な場合 behavioral pain scale（BPS）もしくは Critical-Care Pain Observation Tool（CPOT）	NRS≦3 もしくは VAS≦3 BPS≦5 もしくは CPOT≦2
呼吸	呼吸回数 酸素飽和度（SaO_2） 吸入気酸素濃度（F_iO_2）	＜35回/分が一定時間持続 ≧90％が一定時間持続 ＜0.6
人工呼吸器	呼気終末陽圧（PEEP）	＜10 cmH_2O
循環	心拍数（HR） 不整脈 虚血 平均血圧（MAP） ドパミンやアドレナリン投与量	HR：≧50回/分もしくは ≦120回/分が一定時間持続 新たな重症不整脈の出現がない 新たな心筋虚血を示唆する心電図変化がない ≧65 mmHgが一定時間持続 24時間以内に増量がない
その他	・ショックに対する治療が施行され，病態が安定している ・SATならびにSBTが行われている ・出血傾向がない ・動くときに危険となるラインがない ・頭蓋内圧（intracranial pressure，ICP）＜20 cmH_2O ・患者または患者家族の同意がある	

元の血圧を加味すること．各数字については経験論的なところもあるのでさらに議論が必要である．
SAT：spontaneous awakening trial，SBT：spontaneous breathing trial（自発呼吸トライアル）．文献13より引用

表3　ABCDEF bundle

A	assess, prevent, and manage pain	痛みを評価し，予防，管理する
B	both spontaneous awakening and spontaneous breathing trials	自発的覚醒試験と自発呼吸試験の両方
C	choice of analgesic and sedation	鎮痛薬と鎮静薬の選択
D	delirium：assess, prevent, and manage	せん妄を評価し，予防，管理する
E	early mobility and exercise	早期離床と運動
F	family engagement and empowerment	家族の関与とエンパワメント

たりします．ただしその日にどの程度まで離床させるかについては，患者の状態によって判断し，段階的な基準に従って進める必要があります．特に患者の鎮静状態によって離床可能かどうかが決まりますので，現在は人工呼吸中も可能な限り鎮静をしないように管理するのが一般的となっています．ICU-AWやICU-acquired delirium（ICU-AD）を予防するための管理方法として，ABCDEF bundle[14]（現在ではABCDEFGH bundleまである）という介入方法（表3）によって，鎮静やせん妄の評価と予防をしながら，早期離床を実施するものです．またABCDEF bundleによる離床の進め方の代表的なものを図1[15]に示します．このように，毎日患者の状態を評価し，段階的に離床を進めていくことが大切です．

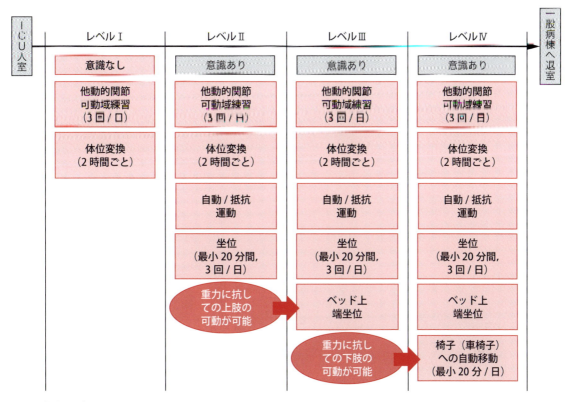

図1　離床のプロトコル
患者の状態（レベル）によって介入内容を決め周知する．文献15より引用

5. ICUにおける理学療法士・作業療法士・言語聴覚士の役割の違いは？

　ICUにおけるリハビリテーションには理学療法士だけでなく，作業療法士や言語聴覚士もかかわっています．近年，ICU専従の理学療法士や作業療法士を配置している病院も増えてきていますが，ICUにおいてどのようなことをどの職種に依頼したらよいかがわからない医師も少なくないと思います．

1 理学療法士の役割

　ICUにおいて理学療法士は主に呼吸理学療法と呼ばれる呼吸管理（人工呼吸器からの離脱の援助，痰の喀出，呼吸練習，胸郭可動域改善など）だけでなく，四肢の関節可動域運動や上下肢筋力トレーニング，ベッド上での動作練習（ヘッドアップ坐位，端坐位など），そして可能であれば立位や歩行練習など，呼吸および身体機能の改善を目的としたさまざまな介入（図2）を行い，ICU退出後も継続して実施します．

2 作業療法士の役割

　一方作業療法士は，生活に関連した動作の指導や認知機能を高めるために，さまざまな作業（アクティビティ）を利用した介入を実施します．例えばICUでは，人工呼吸中であっても可能であれば髪の毛をとく，文字を書く，服を着替えるなどの上肢を使った動作が可能であるため，それらを積極的に実施することができます．

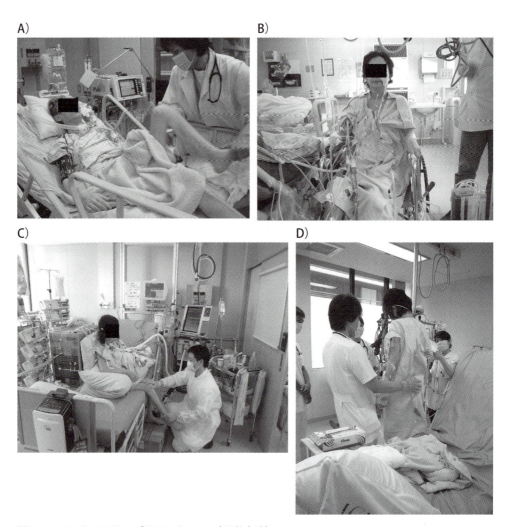

図2　ICUにおけるリハビリテーション（理学療法）
A）臥位で下肢筋力トレーニング．B）車椅子坐位の練習．C）端坐位練習および下肢筋力トレーニング．D）立位の練習（Color Atlas③参照）

　このような早期からの離床を含めた理学療法・作業療法の積極的な介入によって，ICU患者の人工呼吸期間の短縮やせん妄期間の減少，さらには日常生活動作能力の改善などの有効性[16]が明らかとなっています．またICUの高齢患者に対する早期からの集中的な作業療法は，せん妄発生率の低下やせん妄期間の短縮をもたらし，退院時の認知機能を維持する[17]ことが示されています．

3 言語聴覚士の役割

　言語聴覚士は，主に人工呼吸器からの抜管後における摂食・嚥下機能，また発声力などの評価および治療を行います．特にICUにおける気管挿管神経筋弱化などの影響によって発生する嚥下機能の障害は，ICU-acquired swallowing disorderと呼ばれ[18]，これらは誤嚥，再挿管，肺炎，入院の長期化などにつながるため，言語聴覚士による早期からの評価や介入が重要となります．

おわりに

　早期離床を含めたICU内のリハビリテーションは，患者の予後改善に有効であることが明らかとなっています．ただしそれらを実践するためには，多職種によるチームつくりと離床のプロトコル作成が大切です．

文献・参考文献

1) Truong AD, et al：Bench-to-bedside review：mobilizing patients in the intensive care unit--from pathophysiology to clinical trials. Crit Care, 13：216, 2009

2) Gruther W, et al：Muscle wasting in intensive care patients：ultrasound observation of the M. quadriceps femoris muscle layer. J Rehabil Med, 40：185-189, 2008

3) Koukourikos K, et al：Muscle atrophy in intensive care unit patients. Acta Inform Med, 22：406-410, 2014

4) Schweickert WD & Hall J：ICU-acquired weakness. Chest, 131：1541-1549, 2007

5) Rood P, et al：Effect of organisational factors on the variation in incidence of delirium in intensive care unit patients：A systematic review and meta-regression analysis. Aust Crit Care, 31：180-187, 2018

6) Mehta S, et al：Prevalence, risk factors, and outcomes of delirium in mechanically ventilated adults. Crit Care Med, 43：557-566, 2015

7) Wolters AE, et al：Long-term outcome of delirium during intensive care unit stay in survivors of critical illness：a prospective cohort study. Crit Care, 18：R125, 2014

8) Devlin JW, et al：Clinical Practice Guidelines for the Prevention and Management of Pain, Agitation/Sedation, Delirium, Immobility, and Sleep Disruption in Adult Patients in the ICU. Crit Care Med, 46：e825-e873, 2018

9) Garnacho-Montero J, et al：Effect of critical illness polyneuropathy on the withdrawal from mechanical ventilation and the length of stay in septic patients. Crit Care Med, 33：349-354, 2005

10) De Jonghe B, et al：Does ICU-acquired paresis lengthen weaning from mechanical ventilation? Intensive Care Med, 30：1117-1121, 2004

11) Leijten FS, et al：The role of polyneuropathy in motor convalescence after prolonged mechanical ventilation. JAMA, 274：1221-1225, 1995

12) Looijaard WG, et al：Skeletal muscle quality as assessed by CT-derived skeletal muscle density is associated with 6-month mortality in mechanically ventilated critically ill patients. Crit Care, 20：386, 2016

13) 日本集中治療医学会早期リハビリテーション検討委員会：集中治療における早期リハビリテーション ～根拠に基づくエキスパートコンセンサス～．日集中医誌，24：255-303, 2017

14) Barnes-Daly MA, et al：Improving Health Care for Critically Ill Patients Using an Evidence-Based Collaborative Approach to ABCDEF Bundle Dissemination and Implementation. Worldviews Evid Based Nurs, 15：206-216, 2018

15) Morris PE, et al：Early intensive care unit mobility therapy in the treatment of acute respiratory failure. Crit Care Med, 36：2238-2243, 2008

16) Schweickert WD, et al：Early physical and occupational therapy in mechanically ventilated, critically ill patients：a randomised controlled trial. Lancet, 373：1874-1882, 2009

17) Álvarez EA, et al：Occupational therapy for delirium management in elderly patients without mechanical ventilation in an intensive care unit：A pilot randomized clinical trial. J Crit Care, 37：85-90, 2017

18) Macht M, et al：ICU acquired swallowing disorders. Crit Care Med, 41：2396-2405, 2013

プロフィール

玉木　彰（Akira Tamaki）
兵庫医療大学大学院医療科学研究科リハビリテーション科学領域　教授
専門理学療法士（内部障害），認定理学療法士（呼吸），臨床工学技士，
呼吸療法認定士，呼吸ケア指導士
集中治療から在宅でまで，幅広い領域での呼吸ケアリハビリテーションの臨床および研究を行っています．

第4章　重症患者の評価でできるようになっておきたい

1. 重症患者管理におけるエコー

舩冨裕之, 櫻谷正明

●Point●

・気道エコーは, 食道挿管の同定, 気管挿管の確認, 輪状甲状靭帯の同定に有用である

・呼吸不全の鑑別にBLUE-protocol, ショックの鑑別にRUSH examをできるようになろう

・ONSDやTCCFIで脳圧評価を行うことができる

はじめに

　重症患者の生理学的異常を見つけだすために, エコーは欠かせないツールです. 生理学的異常とは具体的には下記をさします.

Airway（気道）の異常
Breathing（呼吸）の異常
Circulation（循環）の異常
Dysfunction of Central Nervous System（神経）の異常

　本稿では, 上記の異常の同定や確認に有用となるエコーの使い方を解説します.

1. Aの異常：気管挿管の確認, 輪状甲状靭帯の同定

　気道確保は重症患者の管理における最優先事項であり, 気管挿管は確実な気道確保の第一選択です. 気管挿管の確認方法として視診・聴診や呼気CO_2モニターなどがありますが, 心肺停止患者や呼気CO_2モニターが用意できない場合など, 気管挿管の確認が困難なことも多くあります. また, "CICO（cannot intubate, cannot oxygenate）" と呼ばれる挿管も換気もできず酸素化を保つことができない, 気道確保における最大の危機的状況に陥った場合, 外科的気道確保が必要な場合もあります. その際には輪状甲状靭帯の同定が必要ですが, 体表からの触知が困難な場合が多くあります[1].

　ここではエコーによる気管挿管の確認方法と輪状甲状靭帯の同定について述べていきます.

1 エコーによる気管挿管の確認

　気道をエコーで評価する際には高周波リニア型プローブを用います. 胸骨上窩にリニアプロー

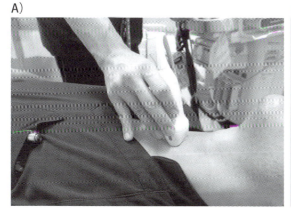
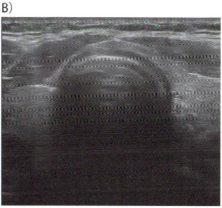
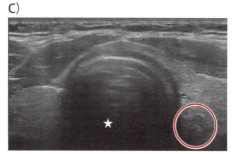

図1 気道の横断像
　A）プローブを当てている様子．B）気道の横断像．C）Bと同一画像．食道が気管（☆）の左側（○）に描出されている（Color Atlas④参照）

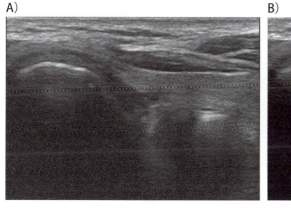
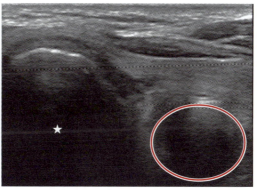

図2 double tract sign
　食道挿管の場合，気管（☆）の左側に挿管チューブで拡張した食道（○）が描出され，2つの管腔にみえる（double tract sign）

ブを当てて横断像を観察すると，気管軟骨輪の前面がC型の低輝度（軟骨部）と高輝度（組織と空気の境界部）の構造物として描出されます（図1）[2]．また気管の片側（通常は左側）に食道が描出されます．

　気管挿管時にこの像をリアルタイムで観察し，気管内に挿管手技によるモーションアーチファクトがあれば気管内に挿管チューブがあると確認できます．食道挿管の場合には，気管と食道の2つが管腔に見える"double tract sign"がみられます（図2）．また肺エコーでlung sliding（後述）を観察することでも間接的に気管内挿管や気管支内挿管を確認することができます．

　メタアナリシスでは感度98.7（95％CI 97.8〜99.2％），特異度97.1％（95％CI 92.4〜

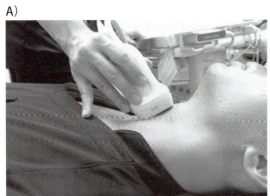
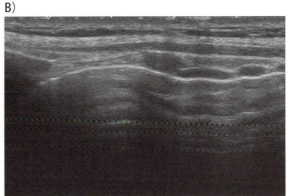
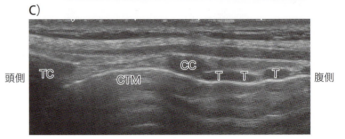

図3　気道の矢状断像
A) プローブを当てている様子．B) 気道の矢状断像．C) Bと同一画像に名称を追加．TC：甲状軟骨，CTM：輪状甲状靱帯，CC：輪状軟骨，T：気管軟骨
(Color Atlas⑤参照)

99.0％)，確認までの平均時間は13.0秒と報告されており，迅速かつ十分な精度があるといえるでしょう[3]．

2 輪状甲状靱帯の同定

輪状甲状靱帯の同定は，矢状断像で確認する方法と短軸像で確認する方法があります．

1) 矢状断での観察

頸部にリニア型プローブを当てて正中矢状断で観察すると，高輝度に描出される気管前面の前方に，低輝度の気管軟骨が数珠状に並んで描出されます．気管軟骨の頭側には，気管軟骨より大きく，より前方に位置する輪状軟骨が描出されます．輪状軟骨のさらに頭側に甲状軟骨が描出され，その間に輪状甲状靱帯があります（図3）．

2) 短軸像による観察

短頸や頸部伸展制限がある場合など，矢状断での観察が困難な場合は短軸像で同定します．甲状軟骨レベルで短軸像を観察すると，甲状軟骨が低輝度の三角形状に描出されます（図4A）．尾側にプローブをスライドさせると，輪状甲状靱帯が高輝度の円弧状に描出されます（図4B）．さらに尾側にスライドさせて低輝度のC形状に描出される輪状軟骨を確認し（図4C），少し頭側に戻ってもう一度輪状甲状靱帯を確認します（図4B）．

3) 輪状甲状靱帯の同定のメリット

エコーによる輪状甲状靱帯の同定は特に頸部に解剖学的異常がある場合に有用であり，体表からの触知による同定と比べて，同定の成功率が8％から81％に上昇したとの報告もあります[4]．CICOに陥ってからではすでに手遅れですので，挿管前のリスク評価で換気・挿管困難が予測される場合には，**あらかじめエコーで輪状甲状靱帯を同定しておくべき**だと思います．

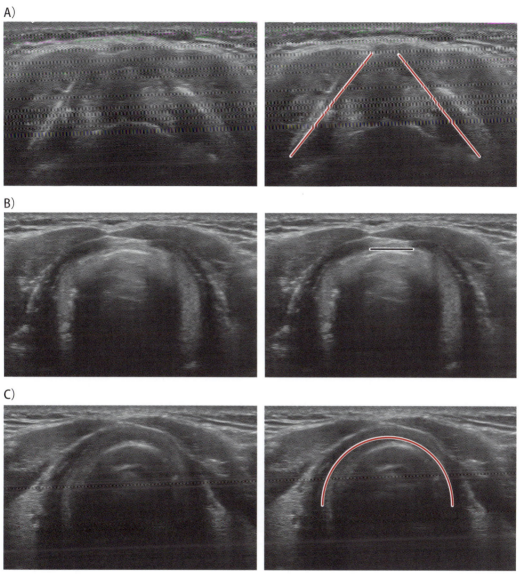

図4 気道の短軸像
A）甲状軟骨（━），B）輪状甲状靱帯（━），C）輪状軟骨（⌒）（右の列の写真は左の列の写真に説明を追加）

2. Bの異常：急性呼吸不全の鑑別

　従来肺は空気を大量に含む臓器であるため，エコーによる評価は適さない臓器と考えられてきました．しかしながら1990年代から主にLichtensteinらによりアーチファクトを利用した肺エコー所見が体系化され，近年では呼吸不全の鑑別や人工呼吸器関連合併症の早期同定など救急・集中治療領域を中心に急速に広まりつつあります．ここでは肺エコーによる代表的な急性呼吸不全の鑑別方法"BLUE（bedside lung ultrasound in emergency）-protocol"[5]について紹介します．

1 肺エコーの基本

　肺エコーでは体表に近い胸膜や胸膜下を評価する際には高周波リニアプローブを，肺実質や胸水を評価する際にはセクタ型またはコンベックスプローブを使用します．プリセット設定は"lung"を使用し，"lung"がなければ"superficial"，"vascular"，"cardiac"などで代用します．肺エコーでは**アーチファクト所見が重要**ですので，アーチファクトを軽減する設定にしている場合はできるだけオフにしましょう．

2 肺エコーでみられる所見

1）bat sign

　プローブを肋骨と直行するように当てると，左右に肋骨が描出され，その間に高輝度の胸膜ラインが描出されます．肋骨をコウモリの羽，胸膜ラインをコウモリの体に見立ててbat signと呼ばれます（図5）．胸膜を正しく同定するために，まずはこのbat signを描出することから始めます．

2）lung sliding

　胸膜ラインが呼吸性に左右にスライドする所見をlung slidingと呼びます．スライドしているのは臓側胸膜であり，観察部位に気胸がないことを示します．lung slidingが消失している場合は，①壁側胸膜と臓側胸膜の間に空気がある状態（気胸など），②胸膜の癒着（肺炎や開胸術後など），③観察部位が換気されていない状態（片肺挿管など）が考えられます．

3）lung pulse

　胸膜ラインが心拍と同期して振動する所見をlung pulseと呼びます．壁側胸膜と臓側胸膜が接していること，すなわち観察部位に気胸がないことを示します．換気されていなくても確認できます．

4）comet tail artifact

　胸膜ラインから伸びる彗星状の高輝度ラインをcomet tail artifactと呼びます（図6）．lung slidingやlung pulseと同調して移動します．正常肺でもみられる所見です．

5）seashore sign

　正常肺をMモードで観察すると皮膚から壁側胸膜は動きがないため水平線状になり（図7★より上方），臓側胸膜より深部は呼吸性に動くため砂状になります（図7★より下方）．波と砂浜に見立ててseashore signと呼ばれます（図7）．

6）stratosphere sign

　lung slidingやlung pulseが消失している場合，Mモードで観察すると水平線が連続する所見がみられます（図8）．成層圏に見立ててstratosphere signと呼ばれ，気胸の補助診断となります．

7）A-line

　A-lineはプローブと胸膜ラインの多重反射アーチファクトであり，等間隔の高輝度の水平線として観察されます．胸膜ラインより深部で含気が多い状態を示しており，正常肺のほかに気胸や気管支喘息，COPD（chronic obstructive pulmonary disease：慢性閉塞性肺疾患）などでみられます（図9）．

8）B-line

　B-lineはcomet tail signの一種で，画面端まで減衰せずに伸びるレーザー状の高輝度アーチファクトとして観察されます．1画面で3本以上のB-lineが描出される場合はmultiple B-lines

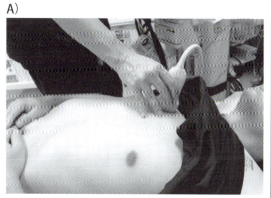
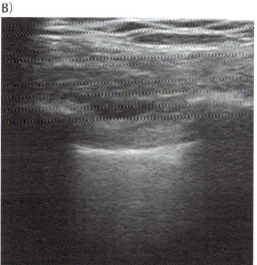
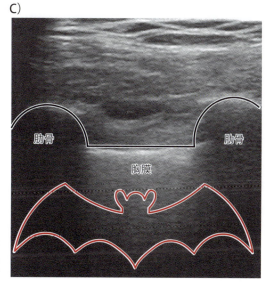

図5 bat sign
A）肋骨と直行するようにプローブを当てる．B) bat sign．C）Bと同一画像に説明を追加．肋骨と胸膜をコウモリに見立てている（Color Atlas⑥参照）

と呼ばれ（図10），その部分の間質や肺胞内の水分量が増加している状態を示します．肺水腫や肺炎，ARDS（acute respiratory distress syndrome：急性呼吸窮迫症候群）などでみられる所見です．

9) lung point

呼吸とともにlung slidingが出現，消失をくり返す部位をlung pointと呼びます．壁側胸膜と臓側胸膜が接する部位と接しない部位の境界であり，lung pointがあれば気胸の診断はほぼ確定的となります．

3 BLUE-protocol

BLUE-protocolでは片側3カ所，両側あわせて6カ所を観察します．

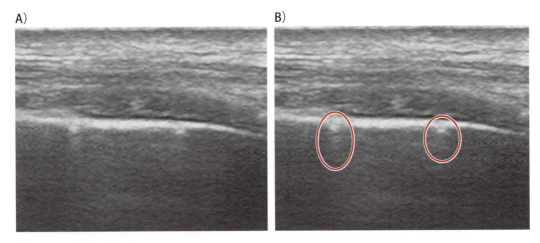

図6 comet tail artifact
○に彗星状の高輝度ラインを認める

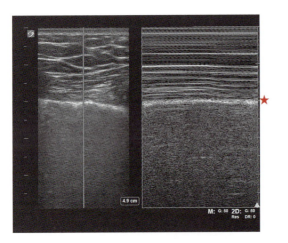

図7 seashore sign

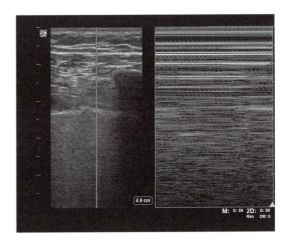

図8 stratosphere sign

1) BLUE-protocolの観察部位

観察部位を決めるために，まずは患者の横に立って両手を胸壁に置きます（図11A）．頭側の手は小指を検者側の鎖骨下縁（図11A ---）に沿わせて，指尖部が身体の正中線上（図11A ---）にくるように置きます．尾側の手は頭側の手の直下になるように置きます．頭側の手の中心（中指と環指の付け根付近）を"upper BLUE-point"，尾側の手掌の中心を"lower BLUE-point"とします（図11A）．これらはなるべく心臓を避けるように決めます．

lower BLUE-pointの水平線上と後腋窩線の交点を"PLAPS-point"とします（図11B）．PLAPS-pointあるいはさらに背側にプローブを当てて観察します．

2) BLUE-protocolによる鑑別

観察部位を決めた後は，プロトコルに沿って進めていきます（図12）．

lung slidingの有無を確認したのち，4つのBLUE-pointでの肺エコー所見を確認してA, B, C, A/B, A', B' profileに6つに分類します．さらにDVT（deep venous thrombosis：深部静脈血

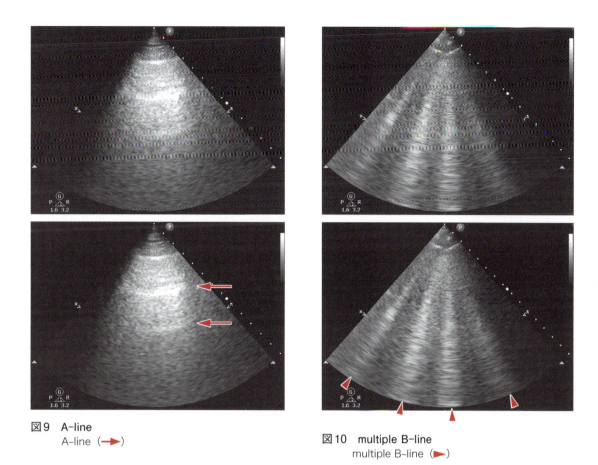

図9 A-line
　A-line（→）

図10 multiple B-line
　multiple B-line（▶）

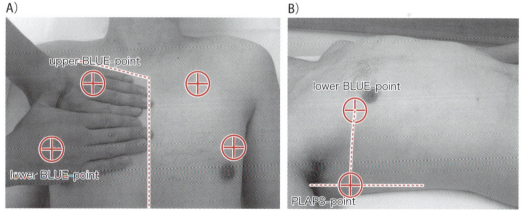

図11 BLUE-protocol の観察部位
　A）BLUE-point，B）PLAPS-point

栓症）所見，PLAPS-point での PLAPS（posterolateral alveolar and/or pleural syndrome：胸水や肺炎，無気肺による肺所見の総称で，肺実質内の含気が少なくなり，実質臓器にみえる tissue-like sign などがある），lung point を確認して急性呼吸不全の原因を鑑別します．

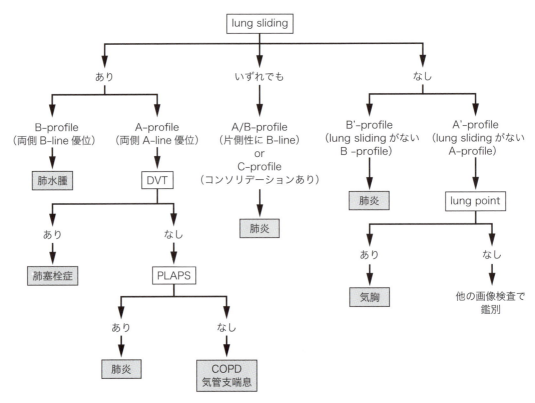

図12　BLUE-protocol
文献5を参考に作成

　BLUE-protocolでは呼吸不全の原因となる主要な疾患（肺炎，うっ血性心不全，COPD，気管支喘息，肺塞栓症，気胸）を90％以上の正確性で鑑別できるように考案されており，稀な疾患まで鑑別するものではありません．しかし胸部X線写真よりも検査精度が高く，ベッドサイドで迅速かつ安全に，誰でも施行できる有用なプロトコルです．

3. Cの異常：ショックの鑑別

　ショックの原因は心原性ショック，閉塞性ショック，循環血液量減少性ショック，血液分布異常性ショックの4つに分類され，**適切な初期治療のために早期の鑑別が重要**です．しかしながら病歴や身体所見だけではショックを鑑別することが困難なことが多くあります．そのような場合にはショックの原因検索にエコーが非常に有用であり，エコーのプロトコルを使用することで診断精度が60.6％から85.0％に上昇したと報告されています[6]．ここではショックの原因検索の代表的なプロトコルである **RUSH（rapid ultrasound in shock）exam**[7] を紹介します．

　RUSHは①Pump（心臓），②Tank（循環血液量），③Pipes（血管）の3つのパートで構成されます．各パートで得られた所見から，**表**のようにショックの原因を鑑別することができます．

1 Pump

　心エコーで傍胸骨左縁長軸断面像，傍胸骨左縁短軸断面像，心窩部四腔断面像，心尖部四腔断

表　RUSH exam によるショックの鑑別

	循環血液量減少性ショック	心原性ショック	閉塞性ショック	血液分布異常性ショック
Pump	過収縮 左室内腔狭小化	低収縮 心拡大	過収縮 心嚢液貯留 心タンポナーデ 右室拡大 心内血栓	過収縮（early sepsis） 低収縮（late sepsis）
Tank	下大静脈虚脱 頸静脈虚脱 胸腔内液体貯留 （胸腔内出血） 腹腔内液体貯留 （腹腔内出血）	下大静脈拡張 頸静脈拡張 multiple B-lines（肺水腫） 胸腔内液体貯留（胸水） 腹腔内液体貯留（腹水）	下大静脈拡張 頸静脈拡張 lung sliding 消失（気胸）	下大静脈正常～縮小 胸腔内液体貯留（膿胸） 腹腔内液体貯留（腹膜炎）
Pipes	腹部大動脈瘤 大動脈解離	正常	DVT	正常

文献7より引用

面像の4つの断面を評価し，①心嚢液貯留，②左室収縮力，③右室拡大の3つの所見を確認します．

①心嚢液貯留

まずは心嚢液の有無を確認し，心嚢液貯留による拡張期の右室虚脱が認められれば心タンポナーデによる閉塞性ショックと判断します．

②左室収縮力

次に心機能を大まかに評価し，左室収縮力が低下している場合には心原性ショックを，過収縮している場合は循環血液量減少性ショックや血液分布異常性ショックを考えます．

③右室拡大

最後に，心尖部四腔像で右室拡大（右室短径/左室短径＞1）やMcConnell's sign（心尖部以外の右室壁運動の低下），または傍胸骨左縁短軸断面像でD-shapeがあれば肺塞栓症による閉塞性ショックの可能性を考えます．ただし，肺塞栓症におけるこれらの所見の感度はいずれも低く，肺塞栓症を除外できるものではありません．また，COPDや肺高血圧症などの慢性疾患でも右心負荷所見が認められるため注意が必要です．

2 Tank

最初に下大静脈（IVC）径を右房合流部から2 cm尾側または肝静脈合流部で測定し，血管内容量の評価を行います．IVC径＜2.1 cmで呼吸性変動＞50％の場合には循環血液量減少性ショックや血液分布異常性ショックを考えます．IVC径＞2.1 cmで呼吸性変動＜50％の場合は心原性ショックや閉塞性ショックを考えます．

次に血管内からの胸腔内・腹腔内への漏出を評価します．外傷における超音波プロトコルであるFAST（focused assessment with sonography in trauma）を行い，胸腔内，Morrison窩，脾周囲，Douglas窩の液体貯留の有無を確認します．

最後に肺エコーを行い，lung slidingやcomet tail signが消失している場合には緊張性気胸による閉塞性ショックの可能性を考慮します．

3 Pipes

まずは腹部大動脈瘤の有無を確認します．短軸・長軸の両方で心窩部から総腸骨動脈に分枝する部位まで観察します．大動脈径が3 cm以上であれば異常であり，5 cm以上であれば破裂のリスクが高くなります．救急医によるエコー検査で感度93〜100％，特異度100％と報告[7]されており，非常に有用と考えられます．

また胸部大動脈および腹部大動脈を観察し，大動脈解離の有無を確認します．大動脈起始部の径が3.8 cm以上に拡大（特に大動脈弁逆流や血性心嚢液がある場合），または大動脈内にflapがあれば大動脈解離が疑われます．しかしながらエコーの感度は65％と低く，大動脈解離を疑う場合は深追いせずに造影CTで確認することが大事です．

最後にDVTの有無を確認します．高周波リニアプローブで総大腿静脈と膝窩静脈を描出し，プローブによる圧迫で静脈が圧排されなければDVTが疑われます．肺塞栓症の半数以上では深部静脈内に血栓が残っておらず，肺塞栓症を除外できるものではありません．しかし肺塞栓症が疑われる経過でDVTが認められれば，肺塞栓症の可能性は非常に高くなります．

以上のようにPump, Tank, Pipesの3つを順に確認することですばやくショックを鑑別することができます．ショックの患者は早期治療が肝要である一方で，検査室に移動することが困難なことも多く，ベッドサイドでできるエコーは"次の一手"を決めることができる重要な検査といえます．

4. Dの異常：頭蓋内圧評価

心停止蘇生後，頭部外傷など脳圧評価を行いたいケースはしばしばありますが，頭蓋内圧（intracranial pressure：ICP）モニタリングは侵襲を伴います．また，ICPセンサーの有用性は不確かですので，適応を考えないといけません．ここでは，エコーで脳圧評価を行う方法を2つご紹介します．

1 視神経鞘径（optic nerve sheath diameter：ONSD）

視神経は軟膜，脳脊髄液，くも膜，硬膜に囲まれ，視神経鞘を形成しています．視神経を取り囲むくも膜下腔は頭蓋内のくも膜下腔と連続しているため，ICPが上昇すると視神経鞘は膨張します．高周波（7.5 MHz以上）リニア型プローブを用い，上眼瞼で眼裂に対して水平および垂直にプローブを当て，ONSDの平均値を求めます．視神経鞘は内側から視神経（低エコー），軟膜（高エコー），髄液（無エコーまたは低エコー），硬膜（高エコー）に描出され，この最も外側である硬膜と硬膜の距離を測定するのがONSDです．視神経円板から3 mm後方で測定するようにします（図13）．超音波とはいっても，人体への影響がないわけではなく，特に眼球や胎児の観察においては超音波によるエネルギーが害になる可能性があり，最小限のエネルギーで，短時間で行うことが望ましいとされます．眼球エコーを行う前に，眼球に対する使用が可能であるか確認しておきましょう．国内のほとんどのプローブは眼球への使用が認可されておらず，リニアプローブL25x/13-6（FUJIFILM SonoSite, Inc.）のような認可されているものを使用することが望ましいです．

前述のようにICPが亢進すると視神経鞘径が大きくなりますが，診断のための「ONSDのカットオフ値については4.8〜6.3 mmとばらつきがあります[8]．また，ICP＞50 mmHgと脳圧亢進

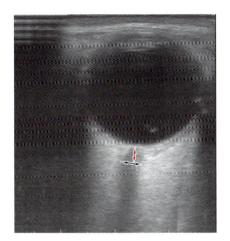

図13　視神経鞘径のエコーによる測定
視神経円盤から3 mm（←→）後方で
測定した視神経鞘は3.9 mm（←→）

していた患者に脳室ドレナージを行ったところ，ICPは10 mmHgまで著明に低下したものの，ONSDは5.5〜5.3 mmと大きな変化はなく，ONSDは4.0 mmと縮小したのは4時間後と時間差がありました．よって，ICPの変動がある場合は，ONSDはリアルタイムではないことがあり，解釈には注意が必要です[9]．

2 経頭蓋エコー（transcranial color flow imaging：TCCFI）

経頭蓋エコーでは，低周波（2〜3 MHz）でセクター型プローブを用い，骨が比較的薄い側頭骨ウィンドウ（こめかみに銃口を押し付けるあたりです）から，中大脳動脈などを観察することができます（他にも，大後頭孔ウィンドウがあります）．血流速度の評価なので，前述のONSDよりはリアルタイムな情報を得ることができます．脳圧の評価としては，拡張期の血流速度とPI（pulsatility index）を用います．PIは収縮期最高血流速度と拡張末期血流速度の差を平均血流速度で割った値です．脳圧が高くなれば，拡張期の血流が低下するため，PIは上昇します．PIとICPは線形の関係にあり，ざっくりいうとPIのおよそ10倍がICPに近似しており[10]，脳圧の経時的評価に用いることができます．例えば，PI 1.5ならICP 15 mmHgという感じです．また図14AのようなICPが高度に上昇している患者では，通常の血流波形（図14B）と比較して，拡張期の逆流がみられます（図14C）．

軽症から中等症の頭部外傷患者（GCS 9〜15，CTでは異常なし，もしくは軽度の異常）を対象に，TCCFIを行い中大脳動脈の血流速度を評価した前向きコホート研究では，神経所見の悪化（GCSが2点以上低下）の予測に，拡張期血流速度が25 cm/秒未満，PI 1.25以上が有効であったと報告されています[11]．これらに着目することで重症化を予測することができるかもしれません．

文献・参考文献

1) Aslani A, et al：Accuracy of identification of the cricothyroid membrane in female subjects using palpation：an observational study. Anesth Analg, 114：987-992, 2012
2) You-Ten KE, et al：Point-of-care ultrasound（POCUS）of the upper airway. Can J Anaesth, 65：473-484,

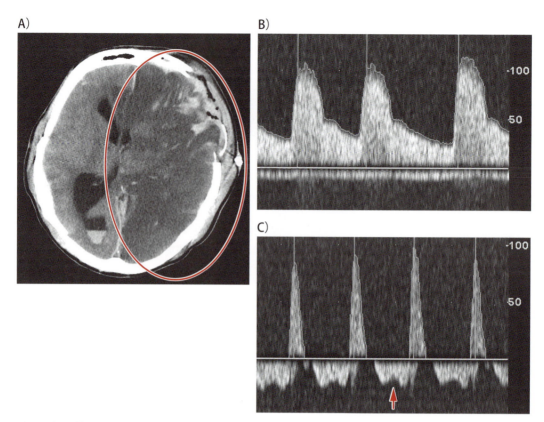

図14 経頭蓋エコーの測定
A）頭部CT：左大脳半球の広範な脳梗塞（◯）により，頭蓋内圧が上昇しています．B）TCCFI：左中大脳動脈の波形を示します．プローブに対して向かってくる方向のため，通常の動脈圧波形と同様な上向きの波形がみられます（正常）．C）TCCFI：Aの患者での左中大脳動脈の波形を示します．拡張期血流の逆流を認め（→），著明に脳圧亢進していることが示唆されます（Color Atlas⑦参照）

2018
3) Chou EH, et al：Ultrasonography for confirmation of endotracheal tube placement：a systematic review and meta-analysis. Resuscitation, 90：97-103, 2015
4) Siddiqui N, et al：Ultrasound Is Superior to Palpation in Identifying the Cricothyroid Membrane in Subjects with Poorly Defined Neck Landmarks：A Randomized Clinical Trial. Anesthesiology, 129：1132-1139, 2018
5) Lichtenstein DA：BLUE-protocol and FALLS-protocol：two applications of lung ultrasound in the critically ill. Chest, 147：1659-1670, 2015
6) Sasmaz MI, et al：Effect of Focused Bedside Ultrasonography in Hypotensive Patients on the Clinical Decision of Emergency Physicians. Emerg Med Int, 2017：6248687, 2017
7) Perera P, et al：The RUSH Exam 2012：Rapid Ultrasound in Shock in the Evaluation of the Critically Ill Patient. Ultrasound Clin, 7：255-278, 2012
8) Robba C, et al：Optic nerve sheath diameter measured sonographically as non-invasive estimator of intracranial pressure：a systematic review and meta-analysis. Intensive Care Med, 44：1284-1294, 2018
9) Rajajee V, et al：Comparison of accuracy of optic nerve ultrasound for the detection of intracranial hypertension in the setting of acutely fluctuating vs stable intracranial pressure：post-hoc analysis of data from a prospective, blinded single center study. Crit Care, 16：R79, 2012
10) Bellner J, et al：Transcranial Doppler sonography pulsatility index (PI) reflects intracranial pressure (ICP). Surg Neurol, 62：45-51, discussion 51, 2004
11) Bouzat P, et al：Transcranial Doppler to screen on admission patients with mild to moderate traumatic brain injury. Neurosurgery, 68：1603-1609, discussion 1609-10, 2011

参考文献・もっと学びたい人のために

1) Pourmand A, et al：Point-of-care ultrasound utilizations in the emergency airway management：An evidence-based review. Am J Emerg Med, 35：1202-1206, 2017
　↑緊急気管挿管時のエコー活用に関するreview．挿管前，挿管時，挿管後の3つに分けて解説されている．

2) Mojoli F, et al：Lung Ultrasound for Critically Ill Patients. Am J Respir Crit Care Med, 199：701-714, 2019
　↑重症患者における肺エコーのreview．肺エコー所見について詳しくまとめられている．

3) Long B, et al：Misconceptions in acute heart failure diagnosis and Management in the Emergency Department. Am J Emerg Med, 36：1666-1073, 2018
　↑救急外来における急性心不全のエコーによる診断とマネージメントについてのreview．肺エコーだけでなく，心エコー，IVCも含めて評価することが勧められている．

4) 「LiSAコレクション ABCD sonography　あなたもできる！病態生理の"ナゾ解き"超音波テクニックー」（鈴木昭広，他/編），メディカル・サイエンス・インターナショナル，2017
　↑ABCD sonographyが提供している気道・肺エコーや心エコーの教育コースの内容を中心として，各臓器のエコーについて，わかりやすくまとめられている．

プロフィール

舩冨裕之（Hiroyuki Funatomi）

倉敷中央病院救急科

楽しい仲間達と倉敷の救急を盛り上げようと日々頑張っています．倉敷中央病院に所縁のある有志で結成した超音波勉強会グループJUMP（Japanese Ultrasound Meeting for emergency Physicians）でも活動しています．興味がある方はFacebookページをチェックしてみてください．

櫻谷正明（Masaaki Sakuraya）

JA広島総合病院救急・集中治療科

2018年度に，私は倉敷中央病院 集中治療科に所属し，当時チーフレジデントだった舩冨先生たちと一緒に救急ICUで働いておりました．公私ともに充実していた舩冨先生のおかげで大変楽しく勤務することができました．舩冨先生は救急外来でもICUでも，飲み会でも大変ご活躍されておりました．

興味がある方は，集中治療医学会が主催するICUエコーハンズオンやABCD sonographyが主催するワークショップなどさまざまなエコーハンズオンセミナーが増えてきておりますので，ぜひお申し込みください．お会いできるのを楽しみにしております．

> 第4章 重症患者の評価でできるようになっておきたい

2. 循環動態のモニタリング

小尾口邦彦

● Point ●

・Frank-Starling 曲線を用いて輸液反応性を評価する

・静的指標と動的指標の違いを理解することが重要

・輸液指標として静的指標より動的指標が重視される

・輸液チャレンジテストと passive leg raising（PLR）テストを使いこなす

・フロートラックの精度について理解する

1. 輸液の指標としてかつてCVPが重視された

　古くから2000年代まで，**CVP（中心静脈圧）** が低ければ輸液過小，CVPが高ければ輸液過大とおそらく大半の医療者が信じていました．2000年代まで主流の考えであったといってよいかもしれません．国際敗血症ガイドライン[1]においても，2012年版まではCVP8〜12 mmHgをめざすことが強調されました．

　実際，例えば，非常に安定している患者において「CVPが1 mmHg．ハイポやなー．輸液を入れよう」といったシーンを少なからずみてきました．筆者自身は，研修医時代から「心臓という袋の中の圧と容積が正比例のように語られるがホンマかいな？？？」と不思議でした．CVPに反映される要素の1つとして，**循環血液量**があり，静脈の縮小や拡張，静脈血管抵抗，心機能，胸腔内圧などさまざまな因子の影響を受けます．「CVPをもとに輸液量を決めることはコイントスで輸液量を決めるのと同じ[2]」などと揶揄され厳しくCVPは糾弾されるようになり，国際敗血症ガイドラインにおいて2012年版までは推奨されましたが，2016年版[3]においてCVP推奨は消失しました．

　最近，「IVC径が8 mmなのでハイポだと考えます．輸液負荷をします」といった発言を若手医師からしばしば聞きます．そして，「おいおい，『CVPが1 mmHgであることを根拠に輸液負荷指示』のCVPがIVC径に変わっただけだよ．そんな単純なものかい？」と思います．

2. Frank-Starling 曲線

　われわれ臨床医は，輸液量や血管作動薬の量を，過小すぎず過多すぎず設定したいです．その生理的評価の手段として用いられてきたのが，**Frank-Starling 曲線**です（図1）．

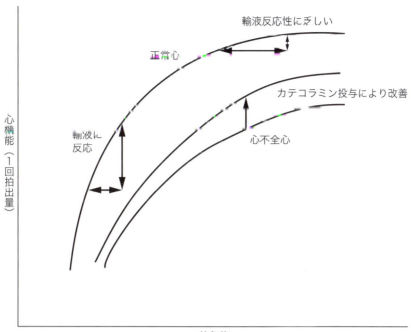

図1 Frank-Starling曲線
前負荷が低いとき輸液負荷により1回拍出量は増大する（輸液反応性あり）．さらに前負荷を増大させると輸液負荷による1回拍出量の変化が減る（輸液反応性なし）．心不全心においては全体的に曲線が低下，平たくなっており血管作動薬（カテコラミン）により曲線を上昇させることを考慮する．文献4より引用

　前負荷を増やすことにより1回拍出量が増加すれば輸液反応性（前負荷反応性と表現されることもある）があり，前負荷を増やしても1回拍出量の増加が少ないとき，輸液反応性が低いとされます．また，心機能が低下していれば曲線が低くなっているため，輸液反応性が落ちます．カテコラミンなど循環作動薬を用いて，曲線を持ち上げることを考慮することとなります．
　輸液反応性とは，輸液負荷により**心拍出量**が増える反応性をみるものです．血圧上昇の反応性ではないことに注意してください．心拍出量（心拍出量については**第1章1**と**第2章2**も参照）のモニタリングについては後程説明します．

3. 静的指標・動的指標とは？[4]

　静的指標とは，圧や容量の情報を1点でとらえたものです．心拍数，血圧，CVP，IVC径，1回拍出量（stroke volume：SV）などはすべて静的指標です．**動的指標**とは，これら静的指標の変化を捉えたものです．動的指標においては，どの静的指標を採用し，どのように介入し（例：輸液250 mL負荷），どの程度変化したら有意ととるのか？を検討することとなります．
　輸液反応性の評価手段として静的指標の評価はきわめて低く，近年動的指標が重視されています．国際敗血症ガイドライン2016年版[3]において，初期蘇生の新出項目として，「使用できるのであれば，輸液反応性の評価に静的な指標より動的な指標での評価を提案する（弱い推奨，低い

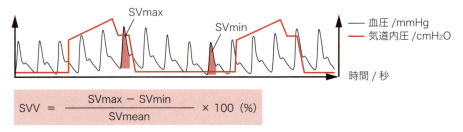

図2　人工呼吸時のSVV算出法
1回拍出量（SV）の最大値（SVmax），最小値（SVmin），平均値（SVmean）から演算される．エドワーズライフサイエンス社提供

エビデンスレベル）」とあります．

1 呼吸性変動を利用した動的指標

動的指標のうちまず，広く普及したといえるのが呼吸性変動を利用した動的指標です．
1回拍出量の呼吸性変動（stroke volume variation：SVV，図2），脈圧の呼吸性変動（pulse pressure variation：PPV），**収縮期圧の呼吸性変動**（systolic pressure variation：SPV）などがあります．パルスオキシメーターの信号強度の呼吸性変動を用いたもの（pleth variability index：PVI）もあります．

2 呼吸性変動を利用した動的指標の評価

これら呼吸性変動を利用した動的指標が発揮される理想的条件，逆にいえば限界を知らなければなりません．SVVは以下の条件を満たしたとき信頼性が高くなります[5]．他の呼吸性変動を利用した動的指標においてもおおむね同じと考えてよいでしょう．

- 不整脈がない
- 陽圧呼吸下であり自発呼吸がない
- 8 mL/kg以上の1回換気量

すなわち，筋弛緩薬を用いた全身麻酔中の患者において有用です．一方，集中治療室における敗血症患者管理において考えてみましょう．重症ARDS（acute respiratory distress syndrome：急性呼吸窮迫症候群）患者への時間を限定した筋弛緩薬投与以外は，自発呼吸を温存するであろうし，1回換気量も上限で8 mL/kg，ARDS患者においては上限を6 mL/kgとすることを考えると，呼吸性変動を利用した動的指標の有用性は限定的であることになります．

実際，筆者の周囲の多くの麻酔科医は呼吸性変動を利用した動的指標に好意的であるし，筆者を含めた集中治療室を主たる活動の場とする集中治療医においてはあまり評価されていないと感じます（あくまで個人的感想です）．SVVは10〜15％で輸液反応性ありと判定されます．筆者はあまりSVVを信頼していませんが，「SVV15％以上なら私は自発呼吸下でも輸液反応性ありと捉えます」という集中治療医がいるかもしれません．**患者管理を通じて自分なりの評価基準をつくることも重要です**．

4. 輸液チャレンジテスト

先のFrank Starling曲線において，前負荷の増加による1回拍出量変化をとらえて輸液反応性を評価します[6]．前負荷を増大させる手段として，輸液を用いるのが輸液チャレンジテスト（fluid challenge test）です．輸液負荷量や輸液種類が必ずしも統一されてはいませんが，例えば晶質液250 mLを5分以上かけて投与します．SVやCO（cardiac output；心拍出量）が輸液負荷により10～15％上昇すれば，反応性ありと判定します．

輸液チャレンジテストは比較的容易に行えますが，輸液過剰となりかねないところに難を抱えます．「500 mL入れたけど反応性がない＝患者に害を加えた」となりかねません．そこで，mini fluid challengeテストが提唱されました[7]．加圧バッグを用いて輸液100 mLを1分程度で投与し，SVやCOが輸液負荷により6～7％上昇すれば，反応性ありと判定します．

5. 実臨床は難しい!!

① 輸液チャレンジテストの実際

どうみてもハイポな患者に対しては，迷わず大量輸液を開始します．例えば数リットル脱水があると予想される高浸透圧高血糖症候群に対して，輸液チャレンジテストをくり返しながら輸液する必要があるでしょうか？急速輸液をすることにより，当初心拍数130回/分であったのが，100回/分となり，乳酸値は減少し，末梢冷汗は改善し，心エコーにおけるIVCの虚脱所見も消失し尿が出始め…といった具合です．

輸液チャレンジテストに"チャレンジせざるをえない"状況を考えてみましょう．

●研修医A君のはじめての輸液チャレンジテスト〜前編

下部消化管穿孔に対して緊急開腹手術が行われた．術後ショック状態が遷延している．もともとの心機能は悪くないと家族からの情報がある．自信があるとはいえない心エコーをすると，左室壁全体の動きが悪いような気がする．手術中麻酔科医によって4 L輸液されているが，血圧低値が続いている．ER時点から検討するとさらに相当量輸液されている．

このようなシーンは珍しくありません．ショック症状で来院直後の患者に対しての1～2 L程度の輸液は今や反射的に行われます．問題はそこから先です．「すでに大量輸液をしているのに（多くのケースはカテコラミンも高用量ですでに開始されている），びくともしない血圧．自分は正しいことをしているのだろうか？」と治療者は自分自身との闘いが始まります．

●研修医A君のはじめての輸液チャレンジテスト〜後編

「生理食塩水は塩素過多となりやすいとK先生は言っていたな．細胞外液でチャレンジテストをしてみよう．500 mLを投与しよう．フロートラック（後述）のCOが2.8 L/分から3.2 L/分まで上昇した!! 14％アップか．『輸液反応性あり』だな．よし輸液負荷を続けよう！！」
（30分が経過し…）
「上がってほしい血圧は一向に上がってこないな…．酸素化が悪くなってきた．人工呼吸器の酸素濃度が40％から60％に上げざるを得なくなってきた…
『輸液反応性あり』だから輸液したのに，正しいことをしているのかな…」

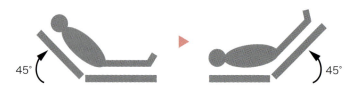

図3　passive leg raising test
エドワーズライフサイエンス社提供

研修医A君にとっては，試練であったかもしれません．「輸液反応性あり＝輸液をすることが適当である」ではないのです．超重症患者における輸液方針は，あらかじめの正解などおそらくありません．さまざまな情報を統合しながら，悩みながら，苦しみながら行うことになります．循環動態としては輸液が必要ですが，肺環境においてはそれが悪となることもあります．敗血症であれば抗菌薬が効くのに相当時間がかかります．循環動態がガタガタであるのを耐え忍ばなければならないかもしれません．

2 passive leg raising（PLR）テスト

輸液反応性を評価するテストとしてpassive leg raising（PLR：受動的下肢挙上）テストもあります．PLRは，下肢を挙上することにより前負荷を増加させSVやCOの変化をみるものです[8, 9]．輸液チャレンジテストのように輸液過多となるリスクがなく何度でも施行できることに利点があります．メタ解析において，感度89.4％，特異度91.4％，AUC0.95ときわめて輸液反応性指標として信頼性が高いとされました[8]．また，人工呼吸や不整脈の影響によらないとされました．

仰臥位から両下肢を挙上させる方法と，上半身を起こした状態から，上半身を下げ下肢を挙上させる方法（図3）がありますが，輸液反応性をみるうえでは，上半身挙上→下肢挙上の方が優れていると考えられます[10]．

●ここがピットフォール
・血圧や脈圧の変化は予測能が低いとされ[9]判定項目となりません．
・下肢挙上による前負荷増大の最大効果は30〜90秒以内に起こるため，この期間以内に評価しなければなりません[11]．
・ベッドのリクライニング機能を使って体位変化を行います．「介助者が手で患者の足を挙上」といったことをしがちですが，体位変換時の痛みなどにより結果が不正確になるとされます．

6. フロートラックの仕組みと精度

SVやCOを経胸壁心エコーにより計測することはもちろん可能ですが，信頼性・再現性かつ迅速性をもちながら心エコーによるSV・CO測定をできる自信がある医療者はそれほどいないでしょう．結局，大半の医療者はフロートラック（エドワーズライフサイエンス社）のようなモニ

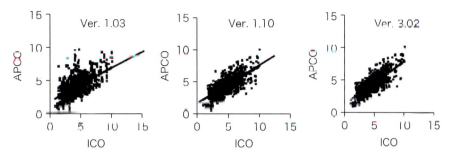

図4　APCOとICOの比較
Ver.1.03：y = 0.51x + 1.9　r = 0.63, Bias：− 0.22, Precision：± 1.09
Ver.1.10：y = 0.57x + 1.8　r = 0.71, Bias：− 0.16, Precision：± 1.00
Ver.3.02：y = 0.65x + 1.3　r = 0.78, Bias：− 0.22, Precision：± 0.87
高心拍出状態ではない症例を対象としている．
文献12より転載

タリング装置が測定するSVやCOを利用せざるを得ません．SVVやPRLテスト評価において，フロートラックのような心拍出量測定装置は必須であるといえます．

1 フロートラックの仕組み

　フロートラックは，動脈圧波形をいったん細かく分割して解析し20秒ごとに更新する（1秒間に100回を20秒，2,000ポイント）というユニークなアルゴリズムです．細かくバラバラにした圧波形からSVやCOを測定する（推定するといった方が正確かもしれません）というすごいテクノロジーです．以前は期外収縮に弱いとされましたが，20秒間に6拍までの期外収縮を除外して1回拍出量変化を補正できる（現在も心房細動患者における使用意義はない）などアルゴリズムもアップデートがなされさまざまな状況に対応できるようになりました．

2 フロートラックの限界

　ニューテクノロジーを盲信しがちですが，デバイスの限界を臨床医は知らなければなりません．フロートラックの開始時に性別と年齢の入力をします．これを，同社が数十例の解剖検体から求めた大血管のデータにあてはめて血管コンプライアンスの数値としています．性別と年齢が一致すれば，同じ血管コンプライアンスとしているのです．高齢になるほど，特に血管性状において患者の個人差が著しく大きくなることを感じる実臨床において，やや無理があるようにも思われます（筆者の感想です）．高心拍出症例に対して難を抱えるとされることも（以前よりは改善したとされます），結局血管コンプライアンスを一律としていることに関係するのでしょう．また，フロートラックが右心不全や開胸心に対しても弱いことも知らなければなりません．

3 フロートラックによるCOと熱希釈法によるCOの精度の比較

　従来からのデバイスと新デバイスの精度の比較は常に難しさを抱えます．フロートラックによるCO（arterial pressure CO：APCO）と熱希釈法（冷水による血液温の低下から心拍水量を計測）によるCO（intermittent CO：ICO）を比較したデータ[12]（図4）においては，アルゴリズムのアップデートよって相関関係が高まっていることがわかります．古くからある熱希釈法によるICOが比較的正確であると仮定し考えてみましょう．r = 0.78（Ver. 3.02）は，ほどほど強い相関関係があるといえます．それでは，読者が求めたAPCOが5.0 L/分なら，患者のICOが5.0

L/分近くと考えてよいのでしょうか？ 図4のVer. 3.02のグラフにあてはめて考えると，ICOは3近くかもしれないし8近くかもしれないのです．仮に2つの検査法に「完全に相関関係がある」なら回帰式は y = 1.0x となります．それが y = 0.65x + 1.3 となるのは，まさに分散していることによります（バージョンアップに伴いグラフの傾きが0.51から0.65と1に近づき，y軸切片が1.9から1.3に減少していることが印象的です）．

●ここがポイント

筆者が強調したいのは，APCOの値はマス（集団）としてデータを解析するときには使用しうるが，目の前の重症患者のその瞬間のAPCOが5.0 L/分ならICOが5.0 L/分に近いと言い切れるほどの精度ではなく，さまざまな有益な情報の1つにはなるであろうということです．そして，絶対値よりそのトレンドの方が意味をもつと考えます．SVVやPLRテストは前負荷の変化による変化を求めるものであり，その点において意義があるかもしれません．

おわりに

研修医A君が遭遇した状況に筆者が出合ったとします．

輸液チャレンジテストやPLRは行うでしょう．PLRは何度でもできるので筆者は大好きです．

しかし，それだけで判断しません．それまでの輸液量も計算するであろうし，乳酸値の推移もみるし，目視による動脈圧の呼吸性変動もみるし，心エコーによるIVC径もみます．静的指標はバカにされがちですが，「入院時のCTであんなにIVCがぺちゃんこだったのだから輸液負荷がまだ足りないのかもしれない」と勇気をもらうのに利用するかもしれません．そして，「輸液反応性がある」は「輸液をしなければならない」ではありません．例えば，重症ARDS患者であれば，輸液に頼るのではなく血管作動薬を優先的に駆使するかもしれません．

結局，自分のなかでさまざまな指標の重みづけをしながら，すべての情報を統合し判断することが重要なのです．

文献・参考文献

1) Dellinger RP, et al：Surviving sepsis campaign：international guidelines for management of severe sepsis and septic shock：2012. Crit Care Med, 41：580-637, 2013

2) Marik PE, et al：Does central venous pressure predict fluid responsiveness? A systematic review of the literature and the tale of seven mares. Chest, 134：172-178, 2008

3) Rhodes A, et al：Surviving Sepsis Campaign：International Guidelines for Management of Sepsis and Septic Shock：2016. Crit Care Med, 45：486-552, 2017

4) 橋本 悟：静的指標と動的指標（特集 ICUにおける循環のモニタリング）. ICUとCCU, 38：177-183, 2014

5) Michard F：Changes in arterial pressure during mechanical ventilation. Anesthesiology, 103：419-428, 2005

6) Michard F & Teboul JL：Using heart-lung interactions to assess fluid responsiveness during mechanical ventilation. Crit Care, 4：282-289, 2000

7) Biais M, et al：Mini-fluid Challenge of 100ml of Crystalloid Predicts Fluid Responsiveness in the Operating Room. Anesthesiology, 127：450-456, 2017

8) Cavallaro F, et al：Diagnostic accuracy of passive leg raising for prediction of fluid responsiveness in adults：systematic review and meta-analysis of clinical studies. Intensive Care Med, 36：1475-1483, 2010

9) Cherpanath TG, et al：Predicting Fluid Responsiveness by Passive Leg Raising：A Systematic Review and Meta-Analysis of 23 Clinical Trials. Crit Care Med, 44：981-991, 2016

10) Jabot J, et al：Passive leg raising for predicting fluid responsiveness：importance of the postural change. Intensive Care Med, 35：85-90, 2009

11) Blais M, et al：Changes in stroke volume induced by passive leg raising in spontaneously breathing patients；comparison between echocardiography and Vigileo/FloTrac device. Crit Care, 13：R195, 2009

12) 福田 功：フロートラックシステムの有用性の検討. 日本臨床麻酔学会誌, 31：81-90, 2011

プロフィール

小尾口邦彦（Kunihiko Kooguchi）

京都市立病院集中治療科

20年ぶりに転職しました．旧病院において周囲に支えられていたことを日々感じます．新病院でも新たな仲間ができつつあり，研修医時代を思い出しています．研修医をいかに ICU パラダイスに引き込むか策略を練る日々です．

第4章　重症患者の評価でできるようになっておきたい

3. 協働とは

小西竜太

● Point ●

- 多様なリーダーシップを理解して，状況や環境によって使い分ける
- 協働には，医師のリーダーシップと信頼が不可欠である
- チーム医療を導くノンクリニカルスキルは，重症管理において臨床知識や技術に匹敵する

2年目研修医の研修日誌

症例1：10月2日未明　救急外来

　来院時心肺停止患者に対して，指導医のもとでACLSリーダーとして実施．当直医師や看護師に投薬や処置の指示出し．10分後には自己心拍再開．結局は高カリウム血症によるPEA（pulseless electrical activity：無脈性電気活動）だったので，カルチコールIVとGI療法を指示して，ICU当直に引き継いで透析する方針となった．すべてのスタッフが指示に従い，流れるような心肺蘇生でリーダーとして完璧な仕事だった．

症例2：10月4日午後　一般病棟

　右被殻出血で保存的に血圧管理中の患者．3日目になり，ようやく血圧安定したのでリハビリテーションを開始を指示．看護師に嚥下介助するように指示するも，忙しいからできないと返答．病棟担当のPTにリハビリテーション依頼するも，まだ血圧が不安定であると拒否される．発症3日以内のリハビリテーション開始が推奨されているにもかかわらず，この有様だ．この病棟のスタッフはやる気がなく，いつも指示にも従わないから働きにくい．

はじめに

　皆さんは重症患者を診療するなかで，症例のようなことを経験したことはありませんか？流れるように仕事が進むとき，医学的に正しいのにもかかわらず，周囲のスタッフが思い通りに動かないときなど，診療に対する自分の考えと他人の考えが一致しないことはありませんか？このギャップを解明しながら，「**協働**」について考えていきましょう．

表1　リーダーシップ理論

・特性理論	リーダーの人間特性から構築された理論
・行動理論	リーダーの行動パターンから構築された理論
・条件適応理論	環境や状況で最適なリーダーシップを明らかにした理論
・リーダー・メンバー交換理論	リーダーとフォロワーの関係性に注目した理論
・取引型・リーダーシップ理論	フォロワーの行動を報酬や罰則など取引で管理する理論
・ビジョナリー・リーダーシップ理論	ビジョンやカリスマ性が影響するリーダーシップ理論
・サーバント・リーダーシップ理論	組織やフォロワーの支援によるリーダーシップ理論

救急外来（心肺停止患者対応）

状況：危機的状況
メンバー：
　ACLSが最優先
　リーダーとして認識

リーダーシップ：指示型
※危機的状況では指示命令系統が確立していることが良好な結果につながる．

一般病棟（脳出血患者3日目）

状況：待機的状況
メンバー：
　他にも業務あり
　信頼がない研修医

リーダーシップ：支援型　or　参加型
※ルールや病棟の状況を判断して，多職種を尊重した事前準備や依頼方法があっただろう．

図1　環境や状況に応じて変わるリーダーの行動パターン

1. 医療におけるリーダーシップとは

　皆さんは「**リーダーシップ**」という言葉に，どのような印象をもちますか？先頭に立ってチームを率いるリーダー，チームを盛り立て支援しながら一緒に困難を乗り越えていくリーダーなどいろいろな印象があると思います．皆さんは，医師として，リーダーシップを意識した経験はありませんか？例えば，心肺蘇生の場面では，必ずリーダーを決めます．手術室では外科医がリーダーとして指示を出していきます．脳出血の症例では，研修医はリーダーとして医学的に正しい指示をしたと思っているので不満が募りました．

1 状況適合型リーダーシップモデル

　リーダーシップ理論にはさまざまなモデルがあり（表1），いまだにリーダーシップ理論は確立されていないともいわれています[1]．今回，取り上げる状況適合型リーダーシップモデルではチームメンバーの能力や経験，リーダーとメンバーの人間関係，チームを巡る環境や状況に応じて，高い業績や結果をもたらすリーダーの行動パターンがあると説明しています．リーダーには4つの行動パターンがあり，メンバーにきっちりと指示してチームをコントロールする「**指示型**」，メンバーを支援して行動を促す「**支援型**」，自ら参加して意見交換や決断を行う「**参加型**」，設定した目標に応じて導いていく「**目標達成型**」になります．症例の状況は図1のように考えられます．リーダーはメンバーの顔ぶれや状況に応じて，適切なリーダーシップを選択するべきであると，モデルでは解説しています[2]．

表2　信頼の背後にある5つの側面
①誠実さ
②専門的能力
③一貫している行動や思考
④他者への思いやり
⑤他者への受容性

表3　信頼を構築するための提言
① 隠しごとをしない
② 公平になる
③ 思いを語る
④ 真実を話す
⑤ 一貫性を示す
⑥ 約束を守る
⑦ 秘密を守る
⑧ 自身を示す

文献3を参考に作成

2 医療現場で信頼をつくる

　医療機関という組織で働く場合には，**スタッフとの信頼関係はきわめて重要な要素**です．特に多職種スタッフに対してリーダーシップをもって業務を進めるには，それぞれとの信頼感が絶対に必要です．

　一般的に信頼の背後には，表2に示した5つの側面があると，組織行動学的に分析されています[3]．つまり，誰からも信頼を得るような医師は，医学的技術が高く，診療に対して誠実で，スタッフを尊重して，自分と異なる意見や注意も受け入れ，常に一貫した診療スタイルをもっているような方でしょうか．そんな医師になるのは容易ではありませんが，信頼関係を構築していくには表3を心がけてみてください．当たり前の言葉が並んでいますが，厳しい臨床研修において，診療のプレッシャー，仕事の疲れ，乏しい知識や技術，困難な患者診療の現実などさまざまな課題を抱えている状況では容易ではありません．どんなエビデンスや手技を覚えるよりも，この信頼関係を構築する技術の方が，結局は患者のためになるでしょう．

　医療に対して謙虚で感受性の高い若い年代のうちに，信頼関係をつくることを意識的に行うことが何よりも大切です．危機的状況はともかく，それ以外の日常の臨床現場では「信頼」を得なければ，自分が思い描くような診療は進みません．特に研修医のときには，これらの5つがなければ，看護師や技師などのスタッフはともかく，患者や家族からも，「信頼」を得ることはできないでしょう．

2. 協働とは

　さて本題に入りましょう．「協働」という言葉は比較的新しい言葉で，1977年に米国インディアナ大学のVincent Ostrom教授が著作のなかで用いたcoproductionという言葉を「協働」と翻訳したのがはじめだそうです．ここで注目するべきはproductionであり，何かを生み出すという意味が入っています．医療現場で生み出すゴールは，正しい診断と，正しい病態把握，治癒や改善，さらには患者・家族が診療に納得してともに進むことになります．これらに向かって関連する多職種スタッフが，それぞれの専門領域を通じて「協働」していく，つまり**チーム医療**を展開していきます．重症治療管理における「協働」の場合，限られた時間的・空間的な状況において，医師のオーダーのもとで診療が進んでいくことを考えると，医師の「リーダーシップ」とスタッフとの「信頼」は不可欠です．皆さんは前項のように「リーダーシップ」にはさまざまなパター

ンがあり、「信頼」をつくる重要性を理解しました。この視点から「協働」を考えてみましょう。

1 リーダーシップの視点から

皆さんが重症管理を行う場合には、指導医に状況や問題を「ホウ・レン・ソウ」（報告・連絡・相談）して指示を受け、現場スタッフと共有します。危機的状況でない限りは「指示型」とはならず、診療最前線に参加して一緒に戦っていく「参加型」が適するでしょう。重症管理に豊富な経験と知識をもっているメンバーがいる場合には、**皆さんはエキスパートの意見を尊重して、診療に参加することが重要**です。というのも、彼らの判断は研修医よりも正しく、彼らから学ぶべきことが多いのです。こうした「協働」の経験を積み重ねながらも、ACLSやT&A（triage and action）などの急変時対応シミュレーションを学習しておくと、危機的状況に陥ったときに適切な指示型リーダーシップが取れるでしょう。

2 信頼の視点から

重症管理での「協働」を可能にするのは、**平時からの信頼関係の構築が何よりも重要**です。医療機関内では、研修医は医学的技術・能力が乏しく、まだ臨床判断や決断が不安定な存在として認識されています。この認識自体は皆さんを卑下するものではなく、病院やスタッフは皆さんの研修をしっかり見守ってくれているのです。だからこそ「誠実さ」と「他者への思いやり」、「他者への受容性」の3つのポイントを意識しましょう。

研修医が多職種スタッフと協働するときに意識することは、それぞれの専門性を尊重して、必要に応じて彼らに教えを乞うことです。臨床現場で「知らないこと」「わからないこと」に対して「知ったかぶり」をする研修医を多くみてきました。受験戦争や大学教育の弊害なのか、医師としてのプライドなのか、医師以外の職種に教えてもらうことを恥と考えるのでしょうか？このような態度が「協働」への大きなハードルになるのです。また専門性だけではなく、それぞれの職種には仕事のルールや業務の優先事項があります。その前提として**「医師はオーダーする側で自由裁量権が多く、それ以外の医療職はオーダーを受ける側で自由の範囲がきわめて狭い」**ことを理解してください。よって他職種の働き方も認識する、つまり思いやりをもつことで、さらに「協働」しやすい状況に近づくはずです。

3 患者・家族との協働

重症管理において、**患者・家族との協働する意識をもつことは重要**です。医師は診療方針を決定、臨床判断の責任をもつ存在であり、患者・家族には正しく方針や状況を伝えて、彼らの思いや不安を受け止めなければなりません。たとえ研修医であったとしても、指導医にはできないような安心感と回復への意欲を与える可能性をもっています。

一方で看護師はベッドサイドの一番近くにいて、患者や家族が医師には言えないような悩みや不安を引き出したり、彼らを励ましていく存在になります。特に重症管理の場合、患者・家族は生死に直面して、想像を絶するストレスや不安と戦っており、まずはそこに対して医師と看護師は「協働」しなければなりません。診療録を読むだけではなく、直接、看護師から苦痛や辛さなどベッドサイドの状況を聞いて、診療方針や治療内容を決定します。また担当看護師を日々の病状や診療方針の説明に同席させて、「医師の説明」と「説明後のフォローアップ」の両方を行います。入院初日であっても、3日目であっても、そうした医療者側の積み重ねが、患者側にも無意識に伝わって一緒に戦う関係、つまり「協働」する関係になるのです。たとえ転帰が死亡だった

としても，残された遺族が医療者と一緒に協働して戦った経験は，彼らの想いにプラスの影響を与えると考えます．

おわりに

　重症管理を行う際，チーム医療としての協働することは何よりも必要です．臨床知識や診療技術ではないノンクリニカルスキルに注目して，リーダーシップと信頼関係の両輪をもつことで，医療職だけではなく，患者・家族とも協働することにつながるでしょう．何よりも日常からの意識をもつことが重要です．

文献・参考文献

1）「新版　組織行動のマネジメント　入門から実践へ」（スティーブン P. ロビンス/著，髙木晴夫/訳），ダイヤモンド社，2009
　　↑組織行動学の入門書であり，組織から個人の行動まで学ぶことができる．
2）「医療現場で働く管理職1年目の教科書」（小西竜太/著），メディカル・サイエンス・インターナショナル，2018
　　↑よくある現場の事例から24つのノンテクニカルスキルを学ぶことができる．
3）「マネジメント入門　グローバル経営のための理論と実践」（スティーブン P. ロビンス，他/著，髙木晴夫/訳），ダイヤモンド社，2014
　　↑マネジメント理論全般を俯瞰．日本のケースも掲載されて理解しやすい．

プロフィール

小西竜太（Ryota Konishi）
独立行政法人労働者健康安全機構（非常勤）
沖縄県立中部病院/南部医療センター総合内科，関東労災病院救急総合診療科にて内科系急性期管理，病院経営に従事．現在は民間企業にてヘルスケア全般に関連する仕事を行い，医療現場で頑張るミドルマネジャーの教育を趣味に頑張っています．刺激的で，やり甲斐があり，絶対に必要な重症管理の場に一人でも多くの若手医師が集まってくれることを切望しています！

第4章　重症患者の評価でできるようになっておきたい

4. 重症患者の管理で他に大事なこと

瀬尾龍太郎

● Point ●

- ・by system に「内分泌」「チューブ・皮膚/筋骨格系」も入れておこう！
- ・「医療倫理」「患者安全」「感染制御」「ガバナンス」の基礎を理解しておこう！
- ・重症患者管理お助けツールを上手に使おう！

1. その他の by system の項目

　付録にて私たちの施設で回診時に利用している評価表を示しました．これまでの章でby system として扱っていない項目としては，「**内分泌**」「**皮膚/筋骨格系・チューブ**」があります．これらも，もれなくダブりなく全身評価するためには重要な項目ですので，簡単になりますが触れておきます．

1 内分泌

　重症患者さんで問題になる内分泌にかかわる異常として比較的頻度が高いものに，副腎機能異常と甲状腺機能異常があります．

　重症関連コルチコステロイド障害（critical illness–related corticosteroid insufficiency：CIRCI）という概念があり，重症状態では相対的にコルチコステロイドが少ない，もしくは効きづらくなる病態のことをさします[1]．特に有名なのは**敗血症性ショックにおけるCIRCI合併**で，敗血症の世界的ガイドラインであるSSCG 2016（Surviving Sepsis Campaign Guidelines 2016）[2]ではショックが難治性である場合にステロイドの投与（ヒドロコルチゾン静注 200 mg/日）が弱く推奨されています．これまでの研究結果から，敗血症性ショックにおいてACTH負荷試験は一般的に行われていませんが，その他の病態でCIRCIを疑った場合には，血中総コルチゾール値と合わせてACTH負荷試験を行うこともあります．

　また，もともと副腎ホルモン製剤（ステロイド）や甲状腺ホルモン製剤を内服していた患者さんに対して，どのように補充を行うか，もしくは再開するかについても，この項目で考えます．

2 チューブ・皮膚/筋骨格系

　チューブ類に関しても毎日必ず評価しなければなりません．患者さんに挿入されているすべてのチューブ類に関して，どのようなチューブが，何のために，どこに入っていて，ちゃんと機能しているかを確認します．そして，すべてのチューブに関して，**必ず毎日抜去できるかどうか考**

えることが重要です.

> ● **ここがピットフォール**
>
> 医師が注目しづらい項目として，皮膚と軟部組織・筋骨格系の異常があげられます．カテーテル刺入部を毎日観察するのは当然のこと，褥瘡や皮疹，発赤など可能な限り観察しましょう．医師以外の医療スタッフ（特に看護師と理学療法士）がよく観察しているので，情報共有を十分に行うようにするとよいでしょう．

2. 重症患者管理における重要な視点

患者さんやその家族と一緒にゴールをめざすにあたり，次の4つの視点があると有用です．これらの知識や技術は，重篤な患者さんではより重要性が増します．少なくとも後期研修が終わるころまでに，この4つの視点を理解し活用できるようにしておくとよいでしょう．

1 医療倫理

どんな患者さんのどんな検査や治療を行う際にも，医療倫理的視点は欠かせません．次の4つの原則を理解しておくことが有用です．

1）自律性尊重原則（respect for autonomy）

「患者本人の自由意思による決定を尊重しましょう」というものです．意識障害を合併するなど，重症であればあるほど，患者さんの方針に関して家族の意向で決定してしまいがちですが，原則的には「**患者さん本人の希望はなんだろうか**」という問いに対して，**本人，家族，医療者を含むみんなで考えること**が重要です．

2）善行原則（beneficence）と無危害原則（non-maleficence）

これらは医療者の義務で，「患者さんに対していいことをしましょう，悪いことをしないようにしましょう」というものです．

3）公正原則（justice）

「すべての患者さんを十分に治療しましょう，加えて医療資源を等しく配分しましょう」ということです．身分や年齢，性別，資産，職業などで差別してはいけません．

この4原則をどのように活用するか，Albert R. Jonsenらの「臨床倫理学第5版―臨床医学における倫理的決定のための実践的なアプローチ」[3] などを読んだり，医療倫理の4分割表を用いたカンファレンスに参加したりすると，理解が進むでしょう．

2 患者安全

2016年にMartin MakaryとMichael Danielは「医療におけるエラーは，米国の3番目の死因である」という研究結果を発表[4] しました．1977年，Ivan Illichは医療を「殺人まがいの行為」という強い表現で非難しましたが，30年近く経った今でもこの表現を重い忠告の言葉として強く認識しておく必要があります．

でも，患者安全っていうと，なんだか堅っ苦しくて，窮屈なイメージがあって，とっつきにくいかもしれません．そこで，以下のいくつかのポイントを理解しておくと，少し馴染みのあるも

のになるでしょう．

1）「エラーをなくすのではなく，エラーが患者の害にならないようにするにはどうしたらいいかを考える」

エラーを減らすことはできても，エラーをなくすことはできません．すなわち，エラーの発生だけに気を配るのは不十分です．そこで，エラーが起こったときにどういう構造や仕組みがあれば患者の害につながらないかも一緒に考えるようにすると，よりよい結果につながります．

2）「安全に関する仕組みを頑なに守ることが重要なのではなく，現在ある仕組みを新しい仕組みにつくり変えていくことが有用である」

例えば『患者さんの診察前後で，手指衛生を徹底しましょう！』というのは現在の医療における常識です．でも，それが100％できていると自分自身で言えますか？また，チームで100％できていると言えますか？『当たり前』『やるべき』ということがわかっていても，実践するのは非常に難しいです．「じゃあ，どういうふうにしたら自分自身ができるようになるか，チームで実践できるようになるか」を考えるようにして，それらを仕組みのなかに組み込んでいくと，医療チームがあるべき姿に近づくことができます．

ちなみに，患者さんと家族に「医者や看護師，リハビリスタッフなどが来たときに『アルコールで手をきれいにしましたか？』と聞いてください」とお願いすると手指衛生遵守率が上がるのでは？というアイディアが検証されています．もしこのアイディアを皆さんの施設で導入するとして，受け入れることはできますか？受け入れられないとすると，それはなぜですか？

3）「患者安全には仕組みも必要だし，医療者の学習も必要である」

なんとなく仕組みがちゃんとしていれば患者安全が担保されると思ってしまうかもしれませんが，そうではありません．皆さんの周りにも形骸化したチェックリストはありませんか？それぞれの医療者が当事者意識を感じて医療安全に参画しなければ，結果はついてきません．医療安全の仕組みに対して各医療者が能動的に行動できるために，誰かがサポートする必要があります．

以上，3つのポイントに関連しているのは「**創造性**」です．いろんなアイディアを出して，みんなで考えながら患者さんに害が及ばないようにしていきましょう．

参考図書として，「ワシントンマニュアル 患者安全と医療の質改善」[5] か，Charles Vincent の「患者安全」[6] はオススメです．

3 感染制御

感染は患者さんや家族，医療者，地域住民の安全を脅かす存在です．そのため，各医療施設において，感染制御に関してはかなりのコストがかけられています．各医療者が感染制御に関してどれだけ理解し参画するかが大きなポイントになります．

感染制御に関しては，同じ施設の感染制御が得意な人に教えてもらうのが手っ取り早いです．さっそく感染制御部門のドアを叩きにいきましょう！

4 ガバナンス

この概念の理解が医療組織のなかではとっても重要です．でも，ここでガバナンスを論じるのはすごく大変なので…，ぜひ検索してみてください！

3. 重症患者管理お助けツール

重症患者さんをみる部署でも他の部署と同様に医療者は忙殺されています．そのため，仕事の精度を高く保ちながら極力仕事量を減らすために，いろいろなツールを活用することになります．他の章でもいくつか表やチャートとして紹介されています．

ここでは当院で活用しているツールをいくつか紹介いたします．

1 UpToDate®

重症な状態は臨床疑問（clinical question）の宝庫です．1人の患者さんから，大抵1日10〜20個の臨床疑問があがるはずです．例えば，胃潰瘍薬は内服でもいいんだろうか？ DVT（deep venous thrombosis：深部静脈血栓症）予防は弾性包帯じゃダメなんだろうか？ 大動脈破裂の術後はいつから経腸栄養が開始できるんだろうか？ 抗凝固薬投与中でも冠動脈ステント留置後だったらアスピリンは投与しなきゃいけないのか？ などなど，たくさんありますよね！ せっかくの勉強する機会ですから，精度が高くなくともいいからそれらの臨床疑問をできるだけ調べたいところです．ただ，研修医の皆さんには時間がありません．

そこで**二次資料を最大限に活用**します．二次資料とは，一次資料（個々の論文）をもとに決まったフォーマットで批判的吟味がされたレビューのことで，だいたい70％の臨床疑問は二次資料に記載があります．広く知られている二次資料にUpToDate®があります．これらは利用にコストがかかりますが，時間の節約と信頼度の高さを考えると毎日の活用を推奨します（可能であれば病院で契約してほしいところですが…）．

2 薬剤データベース

UpToDate®のユーザーはLexicomp®の一部分を利用することができます．これは，薬剤のデータベースです．薬剤情報はもちろんのこと，非常に重宝する機能として「薬物相互作用チェック」があります．担当の患者さんが使っているすべての薬剤をリストに入れると，考慮すべき薬物相互作用とその介入方法が出てきます．これにより1つずつ添付文書をみる時間が省けて，さらに薬物相互作用の確認漏れが防げると同時に，薬物相互作用に機序などについて知ることもできます．

他にもLiverTox（http://livertox.nih.gov）やPneumotox（http://www.pneumotox.com）などがあります．これらも上記のような薬剤データベースですが，それぞれ薬剤性肝障害，薬剤性肺障害に特化したものです．無料です．

3 計算機系ツール（Mediquationsなど）

重症患者さんの管理ではたくさんの計算をしなくてはなりません．カテコラミンの投与速度，理想体重，A-aDO$_2$，重症度スコア，栄養目標量，検査後確率，補正フェニトイン血中濃度，クレアチニンクリアランス，FENa/FEUN，網状赤血球の絶対数，Winterの公式…と，あげていけばきりがありません．計算が簡単なものもあれば，時間がかかるものもあります．一番問題なのは，時間がかかるという理由でそれらの計算をしなくなってしまうことです．そこで計算機系のツールを用いれば，労力を少なくすることができます．スマホに入れておくと便利でしょう．ちなみに，筆者はMediquationsというアプリを使用しています．

4 FCCS（Fundamentals of Critical Care Support）

これはツールではなく教育コースです．米国集中治療医学会が行っている集中治療医以外の医療スタッフに対する集中治療のコースで，日本でも年に20〜30回ほど全国各地で行われています．講義，シミュレーション・ハンズオンを2日間にわたりみっちり行うもので，初期研修医の先生方もたくさん参加されています．私もインストラクターとして参加させていただいています．集中治療の基礎をつくるのには最適で，とてもオススメです！

おわりに

以上，重症患者の全身評価について，複数の視点から説明してきました．

本書に記載されていた内容は，集中治療室にいる患者さんにだけ利用できるというのではありません．一般病棟にいる自分の担当患者さんが重症化し，酸素需給バランスの異常や多臓器にわたる障害が疑われる場合にももちろん活用できます．すなわち重症患者さんに適した思考プロセスであるということです．

そして，ここで最後にとってもとってもとっても大切なことを記します．

結局，すべての項目でちゃんと問題点をあげて鑑別診断を考えるという「基本」が大切だということです．ARDSやAKI，DICといった症候群に惑わされてはいけません．実際，臨床上はこれらのラベルを付けたからといって方針が大きく変わるということはありません．低酸素血症，尿量減少，血小板減少をみたら，それぞれ**ちゃんと鑑別診断をあげて，各鑑別診断がどれくらいの確率で存在するかを推測し，検査によってその可能性がどれくらい変化するかを想定し，検査や介入の方針を考えることが重要**です．

まぁ，非常に重症な患者さんに対しても，一般病棟や外来で普通に行っていることを普通に行うということです．

皆さまの施設における重症患者さんに対する研修において，今回の企画が少しでもお役に立てれば幸いです．

文献・参考文献

1) Annane D, et al：Guidelines for the Diagnosis and Management of Critical Illness–Related Corticosteroid Insufficiency（CIRCI）in Critically Ill Patients（Part I）：Society of Critical Care Medicine（SCCM）and European Society of Intensive Care Medicine（ESICM）2017. Crit Care Med, 45：2078-2088, 2017

2) Rhodes A, et al：Surviving Sepsis Campaign：International Guidelines for Management of Sepsis and Septic Shock：2016. Intensive Care Med, 43：304-377, 2017

3) 「臨床倫理学第5版―臨床医学における倫理的決定のための実践的なアプローチ」（Albert RJ, 他/著, 赤林 朗, 他/監訳）, 新興医学出版社, 2006

4) Makary MA & Daniel M：Medical error–the third leading cause of death in the US. BMJ, 353：i2139, 2016

5) 「ワシントンマニュアル 患者安全と医療の質改善」（加藤良太朗, 本田 仁/監訳）, メディカル・サイエンス・インターナショナル, 2018

6) 「患者安全 原書第2版」（Charles V/著, 相馬孝博, 藤澤由和/訳）, 篠原出版新社, 2015

プロフィール

瀬尾龍太郎（Ryutaro Seo）

神戸市立医療センター中央市民病院 救命救急センター・EICU

21世紀型スキルって知ってます？ ひょんなことからこの概念を知って，数年前に当院集中治療室の教育をすべて見直してみました．既存の概念で太刀打ちできなくなってきているのは，医療業界も同じですねぇ．学生・研修医・フェローも合わせて，みんなで変わりゆく時代を楽しみながら乗り切っていきたいと考えています．

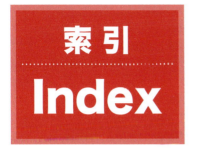

数　字

- 1回換気量 ……………………… 131, 132
- 1回拍出量の呼吸性変動 ……………… 208
- 1時間バンドル ………………………… 167

欧　文

A〜C

- A-line ……………………………………… 196
- ABCDEF bundle ………………… 159, 188
- abdominal compartment syndrome ……………………………………… 89
- ACS ………………………………………… 89
- acute interstitial nephritis ……………… 67
- acute kidney injury ……………………… 64
- acute tubular necrosis …………………… 67
- AG ………………………………………… 116
- AIN ………………………………………… 67
- Airway ………………………………… 19, 56
- AIUEO TIPS ……………………………… 38
- AKI ………………………………………… 64
- AKI bundle ……………………………… 65
- AKIの鑑別疾患 ………………………… 66
- ALP ……………………………………… 93
- ALT ……………………………………… 92
- AST ……………………………………… 92
- ATN ……………………………………… 67
- B-line …………………………………… 196
- bat sign ………………………………… 196
- Behavioral Pain Scale ………………… 153
- beneficence …………………………… 220
- BLUE-protocol ………………………… 197
- BPS ……………………………………… 153
- Breathing …………………………… 19, 56
- by system ……………………………… 35
- cannot intubate, cannot oxygenate ……………………………………… 192
- capillary refill time ……………………… 21
- CHD ……………………………………… 69
- CHDF …………………………………… 69
- CHF ……………………………………… 69
- CICO …………………………………… 192
- CIRCI …………………………………… 219
- Circulation ……………………………… 20
- CLtot = CLr + CLh …………………… 180
- comet tail artifact …………………… 196
- continuous hemodiafiltration ………… 69
- continuous hemodialysis ……………… 69
- continuous hemofiltration ……………… 69
- continuous renal replacement therapy ………………………… 68, 180
- CPAPモード …………………………… 123
- critical illness-related corticosteroid insufficiency ………………………… 219
- CRRT ……………………………… 68, 180
- CRT ……………………………………… 21
- cryptic shock …………………………… 48
- CVP ……………………………………… 206

D〜H

- D-shape ………………………………… 201
- de-escalation ………………………… 109
- deep venous thrombosis …………… 172
- definitive therapy …………………… 108
- DIC ……………………………………… 98
- disseminated intravascular coagulation ……………………………… 98
- double tract sign ……………………… 193
- DVT ……………………………………… 172
- ECMO …………………………………… 180
- empiric therapy ……………………… 108
- EN ……………………………………… 146
- enteral nutrition ……………………… 146
- extra-corporeal membrane oxygenation …………………………… 180
- FAST …………………………………… 201
- FCCS …………………………………… 223
- F₁O₂ …………………………………… 131
- focused assessment with sonography in trauma ……………………………… 201
- FOUR score …………………………… 38
- Frank-Starling曲線 ……………… 206, 209
- Full Outline of Unresponsiveness score ………………………………… 38
- gastrointestinal bleeding …………… 171
- GCS ……………………………………… 38
- GIB ……………………………………… 171
- Glasgow Coma Scale ………………… 38
- glomerulonephritis …………………… 67
- GN ……………………………………… 67
- Henderson-Hasselbalchの式 ……… 113
- HFNC …………………………… 121, 125
- high flow nasal cannula ……… 121, 125
- Hour-1 bundle ………………………… 167

I〜P

- ICU-acquired delirium ……………… 188
- ICU-acquired weakness ………… 43, 186
- ICU-AW …………………………… 43, 186
- ICU獲得性筋力低下 ………………… 186
- intermittent pneumatic compression ……………………………………… 173
- intermittent RRT ……………………… 68
- IPC ……………………………………… 173
- IRRT …………………………………… 68
- Japan Coma Scale …………………… 38
- JCS ……………………………………… 38
- justice ………………………………… 220
- lower BLUE-point …………………… 198
- lung point …………………………… 197
- lung pulse …………………………… 196
- lung sliding …………………… 193, 196
- MAP ……………………………………… 67
- McConnell's sign …………………… 201
- medical emergency team …………… 32
- MET …………………………………… 32
- MEWS ………………………………… 32
- modified early warning score ……… 32
- mottling score ………………………… 48
- NCSE …………………………………… 43
- NOMI …………………………………… 87
- non-invasive positive pressure ventilation ………………………… 121
- non-maleficence ……………………… 220
- non-occlusive mesenteric ischemia ……………………………………… 87
- NPPV …………………………………… 121
- ODS ……………………………………… 78
- ONSD ………………………………… 202

optic nerve sheath diameter ······· 202

osmo-regulation ···························· 75

overfeeding ································ 144

parenteral nutrition ·················· 148

passive leg raising ·················· 210

PE ··· 172

PEEP ····································· 131

permissive hypercapnia ············· 137

physiological approach ·············· 113

Pipes ····································· 202

PLAPS ···································· 199

PLAPS-point ··························· 198

pleth variability index ··············· 208

PLR ······································· 210

PN ··· 148

positive end-expiratory pressure
··· 131

posterolateral alveolar and/or
pleural syndrome ················· 199

PPV ······································· 208

Primary survey ·························· 27

PS圧 ······································· 123

PTH ··· 82

Pulmonary Embolism ················ 172

pulse pressure variation ············· 208

Pump ····································· 200

PVI ··· 208

Q〜V

quick SOFAスコア ····················· 104

R value ····································· 92

rapid response system ················ 31

rapid response team ·················· 32

renal replacement therapy ·········· 68

respect for autonomy ················ 220

Ret ··· 97

reticulocyte ······························ 97

review of system ······················ 107

ROS ······································· 107

RRS ··· 31

RUSH（rapid ultrasound in shock）
exam ································ 200

S/Tモード ································ 123

Sモード ··································· 124

SBT ·· 138

seashore sign ··························· 196

Secondary survey ····················· 28

sequential organ failure assessment
score ································ 104

SOFAスコア ····························· 104

spontaneous breathing trial ········ 138

SPV ·· 208

stratosphere sign ····················· 196

stroke volume variation ············· 208

SVV ·· 208

systolic pressure variation ·········· 208

Tモード ··································· 124

Tank ······································ 201

TCCFI ····································· 203

TeamSTEPPS® ·························· 31

transcranial color flow imaging ··· 203

underfeeding ···························· 144

upper BLUE-point ···················· 198

UpToDate® ······························ 222

VAE ·· 170

VAP ·· 170

venous thromboembolism ·········· 172

ventilation ································ 59

ventilator-associated events ······· 170

ventilator-associated pneumonia
··· 170

volume-regulation ······················ 75

volume status ···························· 67

VTE ·· 172

和　文

あ行

アシデミア ································ 114

アシドーシス ···························· 114

アドレナリン ···························· 166

アニオンギャップ ······················ 116

アルカリ血症 ···························· 114

アルカレミア ···························· 114

アルカローシス ·························· 114

アルドステロン ···························· 79

一次評価 ·································· 16

医療倫理 ·································· 220

栄養リスク ······························ 145

か行

拡散障害 ··································· 58

活性型ビタミンD ························· 82

ガバナンス ······························ 221

換気 ·································· 59, 131

換気/血流不均衡 ·························· 57

肝機能異常の鑑別 ························ 92

肝クリアランス ·························· 179

間歇的空気圧迫装置 ···················· 173

患者安全 ·································· 220

感染巣の評価 ···························· 162

感染制御 ·································· 221

気管挿管 ·································· 192

気道 ··· 56

急性間質性腎炎 ·························· 67

急性出血 ··································· 97

急性腎障害 ································ 64

急性尿細管壊死 ····················· 67, 71

吸入酸素濃度 ···························· 131

凝固・線溶系の管理 ······················ 99

強心薬 ····································· 51

協働 ······································ 214

筋萎縮 ···································· 186

筋骨格系 ·································· 219

筋内脂肪量 ······························ 187

グリコカリックス ························ 165

経口摂取 ·································· 145

計算機系ツール ·························· 222

経静脈栄養 ························· 145, 148

経頭蓋エコー ···························· 203

経腸栄養 ·························· 145, 146

経腸栄養プロトコール ·················· 147

血液透析 ··································· 68

血管作動薬 ································ 51

血管収縮薬 ································ 51

血小板減少症 ···························· 98

血糖管理 ·································· 149

下痢 ·· 89

言語聴覚士 ······························ 190

高カリウム血症 ·························· 79

膠質液 ···································· 165

鉱質コルチコイド ························ 79

公正原則 ·································· 220

高ナトリウム血症 ························ 76

高二酸化炭素許容人工換気法 ········· 137

高二酸化炭素血症 ······················ 135

高流量鼻カニュラ ······················ 121

呼気終末陽圧 ···························· 131

呼吸 ……………………………… 56
呼吸回数 ………………… 131, 132
呼吸仕事量 ………………………… 60
呼吸不全 …………………………… 57
骨格筋機能 ……………………… 187
根本治療 …………………………… 50

さ行

作業療法士 ……………………… 189
参加型 …………………………… 215
酸血症 …………………………… 114
酸素化 ………………………… 57, 131
酸素サイクル ……………………… 50
支援型 …………………………… 215
糸球体腎炎 ………………………… 67
死腔 ……………………………… 136
死腔換気 …………………………… 59
指示型 …………………………… 215
支持療法 …………………………… 50
視神経鞘径 ……………………… 202
持続的血液透析 …………………… 69
持続的血液濾過 …………………… 69
持続的血液濾過透析 ……………… 69
自発呼吸トライアル …………… 138
シャント …………………………… 58
収縮期圧の呼吸性変動 ………… 208
重症関連コルチコステロイド障害 … 219
重症度評価 …………………… 16, 104
重症熱性血小板減少症候群 ……… 99
受動的下肢挙上 ………………… 165
循環血漿量 ………………………… 67
昇圧薬 …………………………… 165
消化管出血の評価 ………………… 90
状況適合型リーダーシップモデル … 215
晶質液 …………………………… 164
上部消化管出血 ………………… 171
静脈血栓塞栓症 ………………… 172
初期評価 ………………………… 104
ショック …………………………… 47
ショックのフェーズ …………… 52
ショックを見抜く3つの窓 ……… 48
自律性尊重原則 ………………… 220
腎クリアランス ………………… 179
人工呼吸器 ……………………… 130
人工呼吸器関連肺炎 …………… 170
腎前性腎不全 ……………………… 71

迅速評価 …………………………… 16
腎代替療法 ………………………… 68
浸透圧 ……………………………… 75
浸透圧性脱髄症候群 ……………… 78
深部静脈血栓症 ………………… 172
頭蓋内圧評価 …………………… 202
静的指標 ………………… 165, 207
生理学的アプローチ …………… 113
赤血球恒数 ………………………… 97
全血凝固検査 …………………… 100
善行原則 ………………………… 220
全身クリアランス ……………… 179
せん妄 …………………………… 158
臓器障害の評価 ………………… 163
臓器障害を伴う敗血症 ………… 161
早期離床 ………………………… 185

た行

代償性変化 ……………………… 115
多職種連携 ……………………… 187
チーム医療 ……………………… 216
チューブ ………………………… 219
張度 ……………………………… 75
鎮静 ……………………………… 153
鎮痛 ……………………………… 152
低カリウム血症 …………………… 80
低カルシウム血症 ………………… 82
低酸素血症 …………………… 56, 133
低ナトリウム血症 ………………… 77
低マグネシウム血症 ……………… 81
低リン血症 ………………………… 83
動的指標 ………………… 165, 207
トータルフェイスマスク ……… 121
ドパミン ………………………… 166
ドブタミン ……………………… 166
トリアージ ………………………… 17

な行

内分泌 …………………………… 219
二次障害 ………………………… 186
二次評価 …………………………… 16
ノルアドレナリン ……………… 166

は行

肺エコー ………………………… 196
敗血症 …………………………… 104

敗血症性ショック …………… 104, 161
肺塞栓症 ………………………… 172
肺胞低換気 ………………………… 59
廃用症候群 ……………………… 186
播種性血管内凝固 ………………… 98
バソプレシン …………………… 166
白血球数異常 ……………………… 96
鼻マスク ………………………… 121
非痙攣性てんかん重積状態 ……… 43
非侵襲的陽圧換気 ……………… 121
皮膚 ……………………………… 219
非閉塞性腸管虚血 ………………… 87
病原微生物の評価 ……………… 162
貧血 ……………………………… 97
副甲状腺ホルモン ………………… 82
腹部コンパートメント症候群 …… 89
フルフェイスマスク …………… 121
フロートラック ………………… 210
プロトコル ……………………… 187
分画異常 …………………………… 96
分時換気量 …………………… 60, 131
平均血圧 …………………………… 67
便通障害 …………………………… 88
便秘 ……………………………… 88

ま行

脈圧の呼吸性変動 ……………… 208
無危害原則 ……………………… 220
毛細血管再充満時間 ……………… 21
網状赤血球 ………………………… 97
目標達成型 ……………………… 215

や行

薬剤データベース ……………… 222
薬物相互作用 …………………… 178
薬物動態学 ……………………… 178
薬物動態学的相互作用 ………… 178
薬力学的相互作用 ………… 178, 179
輸液チャレンジテスト ………… 209

ら行

リーダーシップ ………………… 215
理学療法士 ……………………… 189
離床のプロトコル ……………… 189
リフィーディング症候群 …… 145, 149
輪状甲状靱帯の同定 …………… 194

■執筆者一覧

■編 集

瀬尾龍太郎 神戸市立医療センター中央市民病院 救命救急センター・EICU

■執筆（掲載順）

是永　章 日本赤十字社和歌山医療センター救急部

齋藤隆介 聖隷浜松病院救命救急センター/救急科

渥美生弘 聖隷浜松病院救命救急センター/救急科

江川悟史 TMGあさか医療センター神経集中治療部/集中治療室

亀井　純 倉敷中央病院集中治療科

岡本洋史 聖路加国際病院集中治療科

中島幹男 東京都立広尾病院救命救急センター

岡本賢太郎 聖マリアンナ医科大学救急医学

下薗崇宏 神戸市立医療センター中央市民病院麻酔科・集中治療部

鈴木秀鷹 武蔵野赤十字病院救命救急センター

安田英人 亀田総合病院集中治療科

今長谷尚史 東京大学大学院医学系研究科社会医学専攻医療倫理学分野

日比野将也 藤田医科大学救急総合内科

植西憲達 藤田医科大学救急総合内科

金城昌志 奈良県総合医療センター集中治療部

岩永　航 奈良県総合医療センター集中治療部

森實雅司 済生会横浜市東部病院臨床工学部

田中竜馬 Intermountain LDS Hospital 呼吸器内科・集中治療科

野浪　豪 神戸市立医療センター中央市民病院麻酔科

伊藤次郎 神戸市立医療センター中央市民病院麻酔科

卯野木　健 札幌市立大学看護学部成人看護学（急性期）

土屋りみ 横須賀市立うわまち病院救急総合診療部

牧野　淳 横須賀市立うわまち病院集中治療部

助永親彦 隠岐広域連合立隠岐病院麻酔科

前田幹広 聖マリアンナ医科大学病院薬剤部

玉木　彰 兵庫医療大学大学院医療科学研究科リハビリテーション科学領域

舩冨裕之 倉敷中央病院救急科

櫻谷正明 JA広島総合病院救急・集中治療科

小尾口邦彦 京都市立病院集中治療科

小西竜太 独立行政法人労働者健康安全機構

編者プロフィール

瀬尾龍太郎（Ryutaro Seo）

神戸市立医療センター中央市民病院 救命救急センター　EICU室長

平成15年	北海道大学医学部卒業
平成15年	神戸市立中央市民病院（現・神戸市立医療センター中央市民病院）内科初期研修医
平成17年	神戸市立中央市民病院（現・神戸市立医療センター中央市民病院）呼吸器内科後期研修医
平成20年	神戸市立医療センター中央市民病院 麻酔科・集中治療部　医員
平成27年	現職

昔，尊敬する先輩医師がこんなことをおっしゃっていました．「僕は研修医のとき，救急を勉強するのにすごい大変な思いをしました．僕が救急の教育を頑張るのは，今の研修医の先生たちにそんな辛い思いをさせたくないと思っているからなんです」．この本を企画したときに，この言葉を思い出しました．ぜひこの本で，集中治療に関して，少しでも楽しい思いで取り組めるようになっていただければ幸いです．

本書はレジデントノート誌2016年11月号の特集「ICUの基本となる重症患者の全身評価」を全面的に刷新し，さらに新規項目を大幅に加えたものです．

レジデントノート　Vol.21　No.14（増刊）

集中治療の基本、まずはここから！

臓器別の 評価のしかたと 重症 患者管理のポイントがわかる

編集／瀬尾 龍太郎

レジデントノート 増刊

Vol. 21　No. 14　2019〔通巻288号〕
2019年12月10日発行　第21巻　第14号
2021年 6月25日第2刷発行
ISBN978-4-7581-1636-7

定価5,170円（本体4,700円＋税10%）［送料実費別途］
年間購読料
　定価26,400円（本体24,000円＋税10%）
　　［通常号12冊，送料弊社負担］
　定価57,420円（本体52,200円＋税10%）
　　［通常号12冊，増刊6冊，送料弊社負担］
　※海外からのご購読は送料実費となります
　※価格は改定される場合があります

© YODOSHA CO., LTD. 2019
Printed in Japan

発行人	一戸裕子
発行所	株式会社 羊 土 社
	〒101-0052
	東京都千代田区神田小川町2-5-1
	TEL　03（5282）1211
	FAX　03（5282）1212
	E-mail　eigyo@yodosha.co.jp
	URL　www.yodosha.co.jp/
装幀	野崎一人
印刷所	広研印刷株式会社
広告申込	羊土社営業部までお問い合わせ下さい．

本誌に掲載する著作物の複製権・上映権・譲渡権・公衆送信権（送信可能化権を含む）は（株）羊土社が保有します．
本誌を無断で複製する行為（コピー，スキャン，デジタルデータ化など）は，著作権法上での限られた例外（「私的使用のための複製」など）を除き禁じられています．研究活動，診療を含み業務上使用する目的で上記の行為を行うことは大学，病院，企業などにおける内部的な利用であっても，私的使用には該当せず，違法です．また私的使用のためであっても，代行業者等の第三者に依頼して上記の行為を行うことは違法となります．

JCOPY ＜（社）出版者著作権管理機構 委託出版物＞
本誌の無断複写は著作権法上での例外を除き禁じられています．複写される場合は，そのつど事前に，（社）出版者著作権管理機構（TEL 03-5244-5088，FAX 03-5244-5089，e-mail：info@jcopy.or.jp）の許諾を得てください．

乱丁，落丁，印刷の不具合はお取り替えいたします．小社までご連絡ください．

レジデントノート

プライマリケアと救急を中心とした総合誌

月刊 毎月1日発行　B5判　定価（本体2,000円＋税）

日常診療を徹底サポート！

医療現場での実践に役立つ
研修医のための必読誌！

研修医指導にも役立つ！

特徴
1. 医師となって最初に必要となる**"基本"**や**"困ること"**をとりあげ，ていねいに解説！
2. **画像診断，手技，薬の使い方**など，すぐに使える内容！日常の疑問を解決できる
3. 先輩の経験や進路選択に役立つ情報も読める！

☐ **年間定期購読料**（国内送料サービス）
- 通常号（月刊）　　　　　　　　　：定価（本体24,000円＋税）
- 通常号（月刊）＋WEB版（月刊）　　：定価（本体27,600円＋税）
- 通常号（月刊）＋増刊　　　　　　　：定価（本体52,200円＋税）
- 通常号（月刊）＋WEB版（月刊）＋増刊：定価（本体55,800円＋税）

詳細はコチラ ▶ www.yodosha.co.jp/rnote/

患者を診る　地域を診る　まるごと診る

Gノート
[総合診療のGノート]
General practice

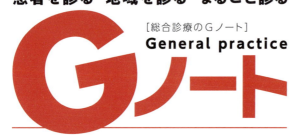

隔月刊 偶数月1日発行　B5判　定価（本体2,500円＋税）

あらゆる 疾患・患者さんを まるごと診たい！
そんな医師のための**実践雑誌**です

- **現場目線の具体的な解説**だから，かゆいところまで手が届く
- 多職種連携，社会の動き，関連制度なども含めた**幅広い内容**
- 忙しい日常診療のなかでも，**バランスよく知識をアップデート**

☐ **年間定期購読料**（国内送料サービス）
- 通常号（隔月刊 年6冊）：定価（本体15,000円＋税）
- 通常号＋WEB版※　　　 ：定価（本体18,000円＋税）
- 通常号＋増刊（年2冊）　：定価（本体24,600円＋税）
- 通常号＋WEB版※＋増刊：定価（本体27,600円＋税）

※WEB版は通常号のみのサービスとなります

詳細はコチラ ▶ www.yodosha.co.jp/gnote/

発行 羊土社 YODOSHA

〒101-0052　東京都千代田区神田小川町2-5-1　TEL 03(5282)1211　FAX 03(5282)1212
E-mail：eigyo@yodosha.co.jp
URL：www.yodosha.co.jp/

ご注文は最寄りの書店，または小社営業部まで

増刊 レジデントノート バックナンバー

☐ 年6冊発行 ☐ B5判

Vol.21 No.11 増刊（2019年10月発行）
臨床写真図鑑ーコモンな疾患編
集まれ！よくみる疾患の注目所見
あらゆる科で役立つ、知識・経験・
着眼点をシェアする81症例
編集／忽那賢志

☐ 定価（本体4,700円＋税）
☐ ISBN978-4-7581-1633-6

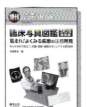

Vol.21 No.8 増刊（2019年8月発行）
ホスピタリスト直伝！入院診療 虎の巻
"いつ""何をすべきか"がわかり、
内科急性期に強くなる！
編集／平岡栄治、江原 淳

☐ 定価（本体4,700円＋税）
☐ ISBN978-4-7581-1630-5

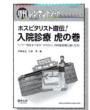

Vol.21 No.5 増刊（2019年6月発行）
同効薬、納得の使い分け
根拠からわかる！症例でわかる！
編集／片岡仁美

☐ 定価（本体4,700円＋税）
☐ ISBN978-4-7581-1627-5

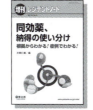

Vol.21 No.2 増刊（2019年4月発行）
心電図診断ドリル
波形のここに注目！
編集／森田 宏

☐ 定価（本体4,700円＋税）
☐ ISBN978-4-7581-1624-4

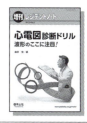

Vol.20 No.17 増刊（2019年2月発行）
免疫不全患者の発熱と感染症をマスターせよ！
化学療法中や糖尿病患者など、
救急や病棟でよくみる
免疫不全の対処法を教えます
編集／原田壮平

☐ 定価（本体4,700円＋税）
☐ ISBN978-4-7581-1621-3

Vol.20 No.14 増刊（2018年12月発行）
研修医に求められる消化器診療のエッセンス
病棟、救急外来で必要な対応力と
領域別知識が身につく！
編集／矢島知治

☐ 定価（本体4,700円＋税）
☐ ISBN978-4-7581-1618-3

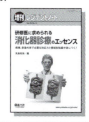

Vol.20 No.11 増刊（2018年10月発行）
救急・ICUの頻用薬を使いこなせ！
薬の実践的な選び方や
調整・投与方法がわかり、
現場で迷わず処方できる
編集／志馬伸朗

☐ 定価（本体4,700円＋税）
☐ ISBN978-4-7581-1615-2

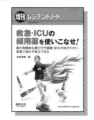

Vol.20 No.8 増刊（2018年8月発行）
COMMON DISEASE を制する！
「ちゃんと診る」ためのアプローチ
編集／上田剛士

☐ 定価（本体4,700円＋税）
☐ ISBN978-4-7581-1612-1

Vol.20 No.5 増刊（2018年6月発行）
循環器診療のギモン、百戦錬磨のエキスパートが答えます！
救急、病棟でのエビデンスに
基づいた診断・治療・管理
編集／永井利幸

☐ 定価（本体4,700円＋税）
☐ ISBN978-4-7581-1609-1

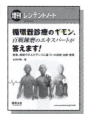

Vol.20 No.2 増刊（2018年4月発行）
電解質異常の診かた・考え方・動き方
緊急性の判断からはじめる
First Aid
編集／今井直彦

☐ 定価（本体4,700円＋税）
☐ ISBN978-4-7581-1606-0

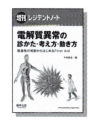

発行 **羊土社 YODOSHA**　〒101-0052 東京都千代田区神田小川町2-5-1　TEL 03(5282)1211　FAX 03(5282)1212
E-mail：eigyo@yodosha.co.jp
URL：www.yodosha.co.jp/

ご注文は最寄りの書店、または小社営業部まで

羊土社のオススメ書籍

救急での精神科対応 はじめの一歩
初期対応のポイントから退室時の
フォローまで基本をやさしく教えます

北元 健／著

妄想のある患者，向精神薬服用中の患者，自殺企図にどう対応する？精神科医であり長らく救急で勤務した著者が，救急で困りがちな状況ごとに患者との接し方や治療の進め方をやさしく解説．救急に関わる医師必携の書！

- 定価(本体3,600円＋税)　■ A5判
- 171頁　■ ISBN 978-4-7581-1858-3

ICUから始める離床の基本
あなたの施設でできる
早期離床のヒケツ教えます！

劉 啓文，小倉崇以／著

ICUで離床を始めたい医師やメディカルスタッフ必携！患者の社会復帰をめざした早期離床プロトコールを大公開．離床を行うためのしくみ作りから実践的スキルまで，対話形式でやさしく楽しく学べます！

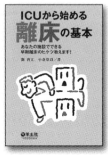

- 定価(本体3,500円＋税)　■ A5判
- 224頁　■ ISBN 978-4-7581-1853-8

ICU実践ハンドブック 改訂版
病態ごとの治療・管理の進め方

清水敬樹／編

ICUに必須の知識，重症患者の治療・管理の進め方がわかる定番書．各エキスパートが"実践"重視で解説．コントロール目標値，薬剤投与量など具体的な数値を明記．ガイドラインやエビデンス，臨床経験をもとに役立つ情報を提示．

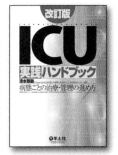

- 定価(本体6,600円＋税)　■ A5判
- 719頁　■ ISBN 978-4-7581-1845-3

せん妄診療実践マニュアル

井上真一郎／著

せん妄診療で，やるべきこと，気をつけるべきことを，現場に即して具体的に解説．診療フローに沿った構成と，情報やポイントをまとめた豊富な図表で，知りたいことがすぐわかる．薬剤の処方例，使い分けも多数掲載！

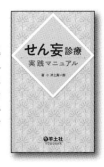

- 定価(本体3,300円＋税)　■ B6変型判
- 197頁　■ ISBN 978-4-7581-1862-0

発行　羊土社 YODOSHA　〒101-0052　東京都千代田区神田小川町2-5-1　TEL 03(5282)1211　FAX 03(5282)1212
E-mail：eigyo@yodosha.co.jp
URL：www.yodosha.co.jp/

ご注文は最寄りの書店，または小社営業部まで